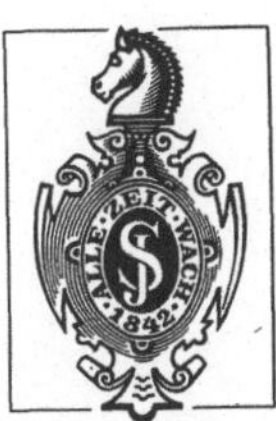

Jürgen Drews

Immunpharmakologie

Grundlagen und Perspektiven

Mit 55 Abbildungen und 10 Tabellen

Springer-Verlag
Berlin Heidelberg New York Tokyo

Professor Dr. med. Jürgen Drews
F. Hoffmann-La Roche u. Co. AG
Pharmazeutische Forschung
Grenzacherstr. 124

CH-4002 Basel

ISBN-13: 978-3-540-15456-3   e-ISBN-13: 978-3-642-70502-1
DOI: 10.1007/978-3-642-70502-1

CIP-Kurztitelaufnahme der Deutschen Bibliothek. Drews, Jürgen: Immunpharmakologie :
Grundlagen u. Perspektiven / Jürgen Drews. – Berlin ; Heidelberg ; New York ; Tokyo :
Springer, 1986.

Gesamtherstellung: Appl, Wemding
2127/3140-543210

Vorwort

Die Anfänge der Immunpharmakologie reichen zurück bis in die Tage, in denen Julius Wagner von Jauregg chronische Infektionen mit künstlich induziertem Fieber behandelte und in denen George Bernard Shaw die Stimulation der kurz zuvor von Metschnikoff beschriebenen Phagozyten literarisch zum therapeutischen Prinzip der Zukunft erhob (‚The doctor's dilemma'). Lange Zeit war die Stimulation der ‚unspezifischen Abwehr' ein etwas vages und schlecht beleumundetes Gebiet. Dies lag einmal daran, daß die Wirksamkeit von Antikörpern als Träger spezifischer Immunität den relativ bescheidenen Beitrag der unspezifischen Resistenz bei der Abwehr von Infektionen in den Schatten zu stellen schien, zum anderen hatte es damit zu tun, daß die zellulären und humoralen Träger der unspezifischen Abwehr zu wenig bekannt waren. Etwas von dieser Skepsis hat sich bis in unsere Tage hinein fortgesetzt: Begriffe wie ‚Immunmodulation', ‚Immunstimulation', ‚immunotrope Substanzen', lösten bei Immunologen und Pharmakologen strenger Observanz bis vor kurzem eher Unbehagen aus. ‚Das Gute daran ist nicht neu und das Neue nicht gut', so etwa lautete der Tenor dieser abwehrenden Haltung.

Inzwischen hat sich die Situation geändert. Das Immunsystem wird heute in seinen strukturellen und funktionellen Grundzügen nicht weniger gut verstanden als das Zentralnervensystem oder andere funktionelle Systeme. Einerseits sind damit die Voraussetzungen gegeben, die Wirkung von Arzneimitteln auf das Immunsystem zu analysieren und therapeutisch zu nützen, andererseits bieten sich Möglichkeiten, Komponenten des Immunsystems zunächst als experimentelle Werkzeuge und schließlich auch als therapeutische Instrumente zu verwenden. Von beiden methodischen Ansätzen ist in diesem Buch die Rede. Um dem häufig, aber nicht einheitlich verwendeten Begriff ‚Immunpharmakologie' zu klaren Konturen zu verhelfen, wurde der hier abgehandelte Stoff nach klinisch-pragmatischen Gesichtspunkten gegliedert: die Einteilung in Immunsubstitution, Immunsuppression, antiallergische Substanzen und Immunstimulation gibt dem recht heterogenen Stoff vorläufig noch ein festeres Gerüst als eine Klassifikation nach Kategorien der Herkunft, der chemischen Struktur oder der Wirkungsmechanismen.

Unsere Kenntnisse von immunologischen Funktionen, von deren Störungen und von therapeutischen Eingriffen in das Immunsystem wachsen so rasch, daß eine zuverlässige Orientierung über die

Grundlagen und die klinischen Anwendungen der Immunpharmakologie immer schwieriger wird. Der Wunsch, Medizinstudenten,
klinisch tätigen Ärzten, aber auch nicht ausdrücklich immunologisch orientierten Pharmazeuten und Pharmakologen den Zugang
zu diesem theoretisch und therapeutisch wichtigen Gebiet zu erleichtern, bildete den Anstoß zu diesem Buch. Anregungen zur Darstellung einzelner Themen kamen von den Hörern der Heidelberger
Pharmakologievorlesungen und von vielen Basler, Heidelberger
und Wiener Kollegen, denen ich mit der Vorlage dieses Buches
herzlich danke. Ein besonderer Dank gilt meiner Frau, Dr. med.
Helga Drews, die der formalen Richtigkeit des Textes und der Abbildungen viel Aufmerksamkeit widmete. Dennoch vorhandene
Fehler gehen natürlich zu meinen Lasten.

Basel, 16. Januar 1986   Jürgen Drews

Inhaltsverzeichnis

1 Definition und Geschichte

Die Immunpharmakologie ist eine noch junge pharmakologische und therapeutische Disziplin, die aus einer immer enger werdenden Berührung zwischen den „klassischen" Wissensgebieten Immunologie und Pharmakologie entstanden ist. Der Ausdruck Immunpharmakologie wird erst seit etwa 12 Jahren regelmäßig, aber auch etwas uneinheitlich, verwendet. Für die einen beschreibt die Immunpharmakologie die Beeinflussung des Immunsystems und seiner Funktionen durch Pharmaka; dabei ist die Herkunft dieser „Pharmaka" nicht wesentlich: es kann sich um körpereigene Substanzen, um synthetisch hergestellte Verbindungen oder um Wirkstoffe mikrobiellen Ursprungs handeln. Für andere steht der Begriff Immunpharmakologie eher für die Erzielung pharmakologischer Effekte mit immunologischen Produkten, also mit Antikörpern, Lymphokinen und anderen meist aus Proteinen bestehenden Faktoren. Schließlich neigen die Kliniker dazu, Immunpharmakologie als die Grundlage der Behandlung von Krankheiten des Immunsystems, in erster Linie der Autoimmunkrankheiten und der anaphylaktischen und atopischen Krankheiten, anzusehen.

Eine einführende Darstellung der Immunpharmakologie muß diese verschiedenen Gesichtspunkte berücksichtigen. Dies scheint auch historisch gerechtfertigt: das Immunsystem ist in den letzten drei Jahrzehnten so weit erforscht worden, daß es ähnlich wie andere große funktionelle Systeme des Körpers, etwa das Herz-Kreislaufsystem oder das Zentralnervensystem, zum Gegenstand pharmakologischer Untersuchungen werden kann. Die zellulären und biochemischen Mechanismen, die das Immunsystem zur Unterscheidung von „selbst" und „nicht selbst" befähigen, die Ereignisse, die nach dem Eintritt eines Fremdstoffes, eines Antigens, in den Organismus im Immunsystem ablaufen und zur Elimination des als fremd erkannten Materials führen, sind in großen Zügen bekannt. Ebenso hat das Studium der Oberflächenstrukturen von Lymphozyten und Makrophagen einerseits und der von Immunzellen sezernierten Signalproteine, der Lymphokine und Monokine andererseits, ein besseres Verständnis der kybernetischen Zusammenhänge innerhalb des Immunsystems und zwischen Immunsystem und anderen funktionellen Systemen des Körpers ermöglicht. Von hier führen auch heute mit Hilfe der Gentechnik begehbare Wege zur experimentellen oder therapeutischen Verwendung der von Immunzellen produzierten und sezernierten Antikörper und Lymphokine.

Die Erkenntnisse der klinischen Immunologie haben deutlich gemacht, daß viele Krankheiten mit vor Jahren noch unbekannter Ätiologie heute als Autoimmunkrankheiten eingestuft werden dürfen. Hierher gehören der juvenile Diabetes, die rheumatoide Arthritis, der Lupus erythematodes, die multiple Sklerose und viele andere häufig beobachtete Störungen. Die Aussicht, immunpathologisch erklärbaren Erkrankungen durch eine pharmakologische Beeinflussung des Immunsystems begegnen zu können, bildete eine starke Motivation für die Suche nach neuen, selektiv wirkenden Immunsuppressiva [3].

Schließlich hat die Entwicklung der Immunpharmakologie auch davon profitiert, daß die Grenzen der Chemotherapie sowohl in der Infektiologie als auch in der Onkologie deutlicher geworden sind. Eine Verbesserung in der Behandlung von Infektionen bei immunologisch kompromittierten Patienten ist von weiteren Antibiotika mit noch breiterem Spektrum und noch größerer Wirkintensität als sie die Cephalosporine der dritten Generation, die Carbapeneme oder die Monobaktame, bereits aufweisen, wohl weniger zu erwarten als von therapeutischen Maßnahmen, die das vorhandene Immundefizit kompensieren oder sogar zu einer Steigerung der Immunantwort über die „Norm" hinaus führen. Jüngere Entwicklungen in der experimentellen Krebsforschung haben gezeigt, daß aktivierte Makrophagen und natürliche Killerzellen (NK-Zellen) Tumorzellen von normalen Zellen unterscheiden und abtöten und daß diese Funktionen pharmakologisch gesteigert werden können. Das von klinisch-onkologischer Seite häufig geäußerte Bedürfnis, die per se immunsuppressive Chemotherapie maligner Erkrankungen durch immunstimulierende Maßnahmen zu ergänzen, hat die Entwicklung der Immunpharmakologie ebenfalls gefördert [1, 2, 4].

Wenn man die hier kurz geschilderten Entwicklungslinien zusammenfaßt, kann man Immunpharmakologie als eine medizinische Disziplin definieren, deren Ziel es ist, die zellulären und biochemischen Grundlagen der Immunregulation zu verstehen, den Einfluß körpereigener, synthetischer und aus natürlichen Quellen stammender Stoffe auf die Immunantwort zu untersuchen und aus den gewonnenen Erkenntnissen Vorstellungen für die Therapie von Krankheiten abzuleiten, die entweder selbst durch Fehlfunktionen des Immunsystems bedingt sind oder über eine Beeinflussung der Immunantwort behandelt werden können. Das Immunsystem wird als ein in sich geschlossenes System betrachtet, dessen Funktion durch eine sehr begrenzte Anzahl therapeutischer Strategien beeinflußt werden kann: zunächst können Bestandteile oder Produkte des Immunsystems, an denen aus krankhafter Ursache ein qualitativer oder quantitativer Mangel besteht, substituiert werden. Dieser therapeutische Ansatz betrifft natürlich in erster Linie Antikörper. Wenn das Kapitel, in dem der therapeutische oder prophylaktische Gebrauch von Antikörpern beschrieben wird, unter das Motto „Immunsubstitution" gestellt wurde, so dürfen zwei Dinge dabei nicht übersehen werden: einmal, daß Immunsubstitution auch mit anderen Komponenten des Immunsystems betrieben werden kann, z.B. mit Leukozyten, und zum anderen, daß nicht jeder therapeutische oder prophylaktische Gebrauch von Antikörpern Immunsubstitution sensu strictu ist.

Als Immunsuppression könnte im weitesten Sinn jede pharmakologische Maßnahme verstanden werden, die zu einer Reduzierung immunologischer Effektormechanismen führt. Eine solche weit gespannte Definition müßte auch die Unterdrückung immunologischer Reaktionen bei der akuten Überempfindlichkeit, also die antiallergische Therapie, sowie die medikamentöse Entzündungshemmung einschließen. Aus gleichermaßen pharmakologischen und therapeutischen Erwägungen heraus schien es gerechtfertigt, den verschiedenen Typen der Immunsuppression, also der Unterdrückung der Transplantationsreaktionen und der Überempfindlichkeit vom verzögerten Typ einerseits und der Hemmung der akuten Überempfindlichkeit andererseits, getrennte Kapitel zu widmen. Auf eine separate Darstellung der antientzündlichen Therapie wurde in diesem Rahmen aus zwei Gründen verzichtet: einmal wegen der nur sehr indirekten Beziehungen der nichtsteroidalen Entzündungshemmer zum Immunsystem und zum anderen deshalb, weil diese Stoffe in allen traditionellen Lehrbüchern der Pharmakologie ausführlich abgehandelt werden.

Alle Maßnahmen, die zu einer Steigerung der Immunantwort führen können, wurden unabhängig von den zugrunde liegenden Mechanismen unter dem Titel „Immunstimulation" zusammengefaßt. Hierbei ist wohlverstanden, daß die Erzielung eines positiven, also über die Ausgangslage hinausgehenden Summeneffektes oft nur eine Frage der Dosierung ist, und daß mit niedrigeren oder häufiger höheren Dosen auch immunsuppressive Wirkungen gezeigt werden können. Die in diesem Kapitel besprochenen Stoffe sind therapeutisch aber nur im Sinne einer Stimulation verwendbar; ihre Auswahl erfolgte also unter utilitaristischen Aspekten.

Letztlich soll die Immunpharmakologie die Grundlage für klinische Behandlungen abgeben. Es schien deshalb angebracht, zum Abschluß dieses Buches die therapeutische Anwendung immunpharmakologisch wirksamer Substanzen noch einmal aus klinischer Sicht zu kommentieren und in zumindest partieller Kenntnis der in verschiedenen Laboratorien zur Zeit bearbeiteten Projekte einen Ausblick auf die therapeutischen Möglichkeiten der nächsten Jahre zu versuchen.

2 Bau und Funktion des Immunsystems

Das Immunsystem besteht aus etwa 2×10^{12} Lymphozyten, die entweder frei im Blut zirkulieren oder in den Lymphknoten, dem Thymus, der Milz und dem Knochenmark in organspezifische räumliche Strukturen einbezogen sind. Im weiteren Sinne sind die Makrophagen, die wichtige antigenpräsentierende Funktionen haben und darüber hinaus Effektorfunktionen wahrnehmen, sowie die Granulozyten, die Mediatorzellen oder ebenfalls Effektorzellen sind, auch dem Immunsystem zuzurechnen. Die Gesamtheit aller Immunzellen besitzt mindestens die gleiche Zellmasse wie die Leber oder wie das zentrale Nervensystem und damit auch die gleiche räumliche Ausdehnung wie diese Organsysteme.

Da die Zellen des Immunsystems im höheren Organismus fast ubiquitär verteilt sind, kann man sich von der anatomischen Ausdehnung dieses Systems nur dann eine realistische Vorstellung machen, wenn man einmal versucht, es sich als einzelnes Organ vorzustellen.

Das Immunsystem hat die Fähigkeit, körpereigene Strukturen von körperfremden Strukturen zu unterscheiden. Als „selbst" erkannte Strukturen werden toleriert, „fremde" Strukturen werden aus dem Verband eigener Zellen und Organe wieder ausgeschieden. Jedes höhere Lebewesen muß seine eigene genetisch definierte Identität ja ständig gegen den Angriff von Infektionserregern, die von außen eindringen, verteidigen. Für das Individuum bedeutet der Besitz eines funktionierenden Immunsystems also die Möglichkeit zur Bewahrung der eigenen Identität und Integrität gegenüber einer Vielzahl von Bedrohungen. Evolutionstheoretisch war die Entwicklung des Immunsystems eine der Voraussetzungen dafür, daß sich „individualisiertes" Leben in großer Vielfalt überhaupt entwickeln konnte.

Das Immunsystem des Menschen ist im wesentlichen zu drei Leistungen befähigt. Es kann fremde Strukturen *erkennen,* es kann diese fremden Strukturen durch eine Reihe humoraler und zellulärer Mechanismen angreifen und damit *eliminieren,* und es kann Informationen über bereits erfolgte Reaktionen gegen fremde Antigene *speichern* und im Bedarfsfalle wieder abrufen. Diese Eigenschaften des immunologischen Gedächtnisses äußern sich in der alten Erfahrung, daß Menschen, die einmal eine bestimmte Infektionskrankheit durchgemacht haben (Masern, Röteln), diese Krankheit nicht oder in nur sehr abgeschwächter Form wieder bekommen.

Alle diese Funktionen können gestört sein. Mängel oder Störungen im Bereich der Erkennungsfunktion führen zu Autoimmunkrankheiten, wenn körpereigene Strukturen aus irgendeinem Grund als fremd erkannt werden. Umgekehrt kann eine fehlerhafte Erkennungsfunktion dazu führen, daß „fremde" Bestandteile, zum Beispiel Virusantigene, nicht erkannt werden und sich im Organismus unangefochten vermehren.

Störungen der Effektorfunktionen findet man bei einigen angeborenen Immun-

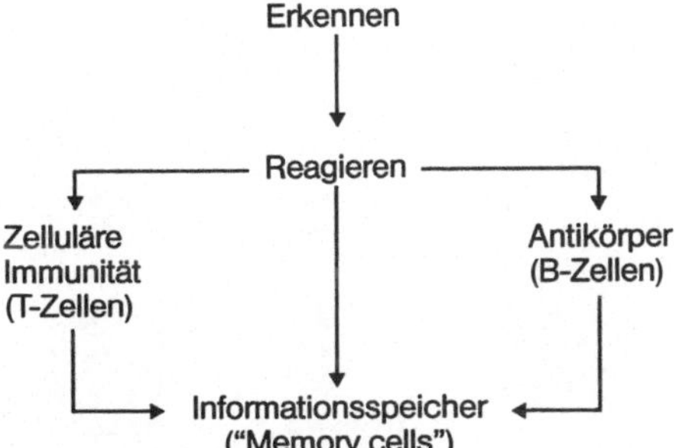

Abb. 2.1. Schematische Darstellung der wichtigsten Funktionen des Immunsystems

defekten. Sie betreffen häufig die Funktion von Granulozyten oder Makrophagen und führen immer zu einer erhöhten Anfälligkeit des Organismus gegenüber verschiedensten Infektionserregern.

Schließlich können iatrogene Maßnahmen wie die Anwendung ionisierender Strahlen oder die Chemotherapie mit alkylierenden Verbindungen oder Antimetaboliten zu einer Beeinträchtigung aller drei Funktionen bis hin zur temporären oder dauernden immunologischen „Wehrlosigkeit" des betreffenden Individuums führen *(Abb. 2.1)*.

2.1 Die Zellen des Immunsystems

2.1.1 T- und B-Lymphozyten

Wie bereits erwähnt, sind die Lymphozyten die eigentlichen Träger der drei Immunfunktionen *erkennen, antworten, sich erinnern.*

Man unterscheidet zwei große Klassen von Lymphozyten: T-Zellen und B-Zellen. T-Zellen entwickeln sich im Thymus und sind nach ihrer Reifung für die zelluläre Immunantwort, das heißt für die Entstehung der Überempfindlichkeit vom verzögerten Typ verantwortlich, während B-Zellen außerhalb des Thymus heranreifen und für die humorale Immunantwort, also für die Bildung der verschiedenen Klassen von Antikörpern verantwortlich sind. Die Benennungen T und B beziehen sich einerseits auf den Thymus, der für die Reifung von T-Lymphozyten unerläßlich ist, andererseits auf die Bursa fabricii, ein lymphatisches Organ im Enddarm, in dem bei Vögeln die Reifung von B-Lymphozyten erfolgt. Entfernt man frisch geschlüpften Küken die Bursa fabricii, dann sind sie zeitlebens außerstande, Antikörper zu bilden.

Entfernt man ihnen (oder neugeborenen Nagern) hingegen die Thymusdrüse, dann sind diese Tiere unfähig zur Lancierung einer zellulären Immunreaktion. Interessanterweise bleibt aber unter diesen Umständen auch ihre Kapazität zur humoralen Immunreaktion deutlich hinter derjenigen intakter Tiere zurück. Dieser Befund war ein früher Hinweis darauf, daß T-Lymphozyten auch eine wesentliche Rolle beim Zustandekommen einer von B-Zellen getragenen Immunantwort spielen. Die Zellen, die diese Funktion übernehmen, sind heute als sogenannte T-Helferzellen identifiziert.

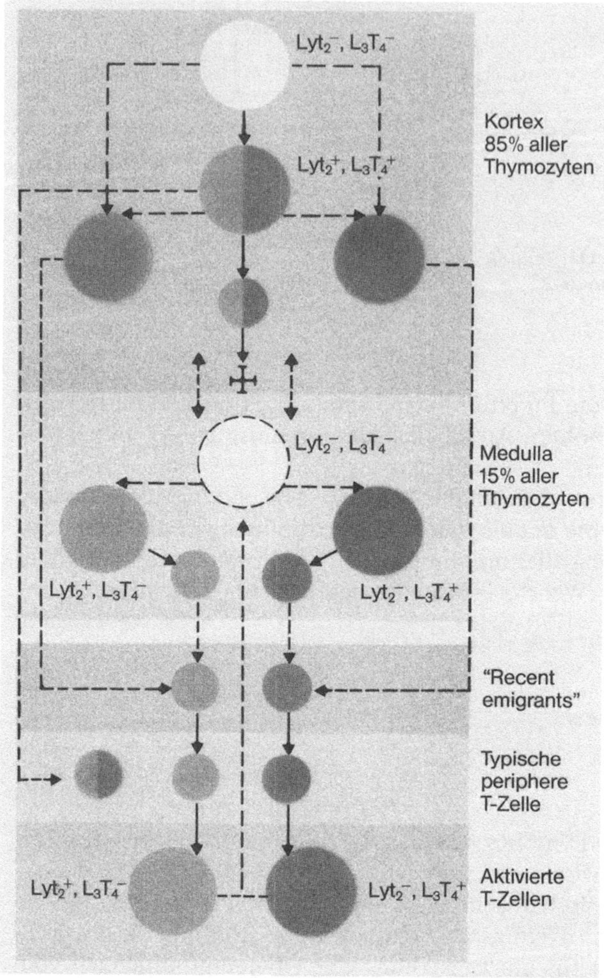

Abb. 2.2. Differenzierungsweg von T-Lymphozyten im Thymus. Die mit ausgezogenen Pfeilen dargestellten Beziehungen dürfen als erwiesen gelten; die gestrichelten Linien stellen noch hypothetische Beziehungen dar. Auf dem Schema sind die wichtigen Antigene Lyt 2 und L3T4 dargestellt. Auf die Darstellung des Verhaltens anderer Antigene in den verschiedenen Entwicklungsstadien wurde bewußt verzichtet. Die beiden wichtigen Untergruppen von T-Lymphozyten, die entstehen, haben die Antigenformeln Lyt_2^+, $L_3T_4^-$ (T-Killerzellen) und Lyt_2^-, $L_3T_4^+$ (T-Helferzellen).

Alle Lymphozyten sind Differenzierungsprodukte pluripotenter Stammzellen des Knochenmarkes. Sie wandern – im Falle der B-Lymphozyten direkt, im Falle der T-Lymphozyten auf dem Umweg über den Thymus – in die peripheren lymphatischen Gewebe, also in die Lymphknoten, Tonsillen, Peyerschen Plaques, und können dort mit Antigen reagieren. Ein großer Teil der Lymphozyten rezirkuliert ständig, das heißt, er verläßt die lymphatischen Organe auf dem Weg über die ableitenden Lymphgefäße, die schließlich in den Ductus thoracicus münden, und gelangt somit wieder in das zirkulierende Blut. Auf diese Weise wird eine permanente Durchmischung und eine ubiquitäre Interaktion aller Immunzellen des Organis-

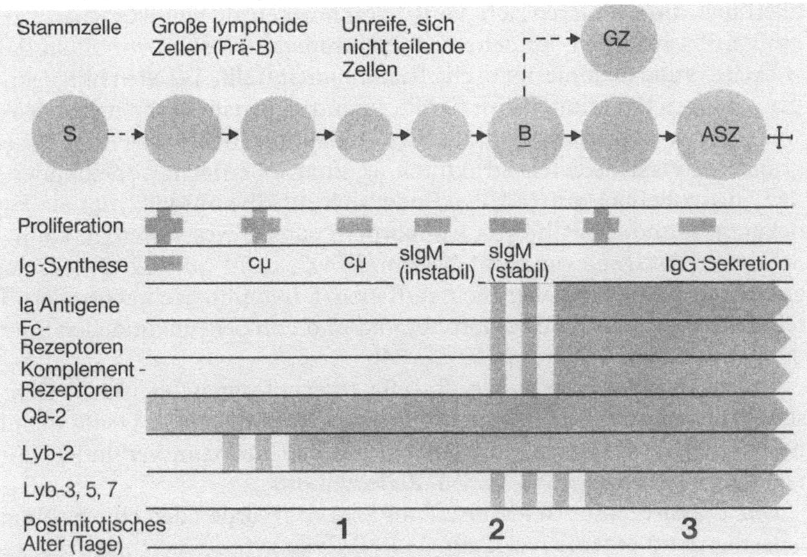

Abb. 2.3. Schematische Darstellung der Entwicklung von B-Zellen in der Maus. Zunächst entwikkeln sich aus einer bereits „festgelegten" Stammzelle Prä-B-Zellen, die proliferieren. Im Stadium der unreifen, sich nicht mehr teilenden Zellen wird zum ersten Mal Oberflächen-IgM an der Zelloberfläche exprimiert. Diese Expression wird in der nächsten Phase stabil. Die Zelle kann nun auf Antigen reagieren und entwickelt sich unter Antigenreiz zu einer antikörpersezernierenden Zelle. Plus- und Minuszeichen sowie die Pfeile bezeichnen die Zeiträume, in denen die links aufgezählten Funktionen bzw. Merkmale beobachtet werden können.

Abkürzungen

cμ   zytoplasmatisches Auftreten der schweren Kette der Klasse IgM
sIgM   Oberflächen-IgM
GZ   Gedächtniszelle
ASZ   Antikörpersezernierende Zelle

mus untereinander erreicht. Der Differenzierungsweg von T-Zellen im Thymus ist in seinen Grundzügen bekannt. Man kann ihn aufgrund des sequentiellen Erscheinens von Oberflächenantigenen, des schrittweisen Funktionszuwachses und der Veränderung physikochemischer Parameter verfolgen *(Abb. 2.2)* [25, 28, 31].

Der Differenzierungsweg von B-Zellen ist hingegen weniger klar. In der Bursa fabricii entsteht aus einer großen Stammzelle, die weder im Zytoplasma noch an ihrer Oberfläche μ-Antigen (schwere Kette von IgM) aufweist, eine reife B-Zelle, die sowohl zytoplasmatisch als auch an der Oberfläche μ+ ist. An diesem Differenzierungsschritt wirkt möglicherweise eine sekretorische Zelle mit, die sich nicht nur in der Bursa fabricii, sondern auch in der weißen Pulpa der Milz sowie im periarteriolären Gewebe und den Keimzentren dieses Organs findet. Vielleicht ist der Analogieschluß erlaubt, daß die Reifung von B-Zellen bei Säugetieren in der Milz und vielleicht auch in anderen lymphatischen Organen durch dieselbe Zellart induziert wird, die diese Funktion bei Vögeln in der Bursa fabricii auszuüben scheint *(Abb. 2.3)* [11, 18, 22].

T- und B-Zellen sind licht- und auch elektronenmikroskopisch kaum voneinander zu unterscheiden, solange sie nicht auf einen Antigenreiz reagiert haben. Dann allerdings differenzieren sich die B-Lymphozyten zu charakteristisch strukturierten großen Plasmazellen, an denen im Elektronenmikroskop vor allem das reich entwickelte rauhe endoplasmatische Retikulum auffällt. T-Zellen hingegen nehmen in der analogen Situation nur an Größe zu und zeigen im Zytoplasma viele freie Ribosomen, aber kein endoplasmatisches Retikulum. Beide Zellarten lassen sich aufgrund der verschiedenen Strukturen an ihrer Oberfläche voneinander unterscheiden: ausschließlich auf T-Zellen findet sich ein Glykoprotein, das als Thy1-Antigen bekannt ist und mit Hilfe von Antikörpern nachgewiesen werden kann.

Weitere Antigene wie Lyt1, Lyt2 und Lyt3, L3T4 und B2A2 kommen zwar nur auf T-Zellen vor, sind aber nicht auf allen T-Lymphozyten exprimiert. Ihre Anwesenheit hängt vom Differenzierungsgrad und von der funktionellen Spezialisierung der betreffenden T-Zelle ab [19, 28, 34].

Jeder Lymphozyt, ob T- oder B-Zelle, trägt auf seiner Oberfläche Rezeptoren, die sich mit einer ganz bestimmten antigenen Determinante, das heißt mit einer nur innerhalb enger Grenzen variablen chemischen Struktur, verbinden können. Man nennt diese Rezeptoren B- bzw. T-Zellrezeptoren.

Der B-Zellrezeptor ist identisch mit dem Antikörper, den eine bestimmte B-Zelle herstellen und sezernieren kann. Jede B-Zelle synthetisiert zunächst membrangebundene Antikörper und trägt etwa 10^5 solcher in die Zytoplasmamembran inserierter Moleküle auf ihrer Oberfläche. Erst nach dem Kontakt mit dem „passenden" Antigen teilt sich eine B-Zelle und entwickelt sich durch weitere Zellteilungen zu einem Zellklon. Jede B-Zelle beginnt bereits nach der ersten Zellteilung mit der Synthese sekretorischer löslicher Antikörper. Gleichzeitig reifen die B-Zellen zu Plasmazellen heran, die ihren gesamten Proteinsyntheseapparat in den Dienst der Antikörpersynthese stellen und etwa 1000 bis 2000 Antikörpermoleküle/Sekunde herstellen und sezernieren. Solche Zellen sind zu keinen anderen Leistungen mehr in der Lage und sterben nach einigen Tagen der „maximalen" Produktion ab [2].

Die Struktur des T-Zellrezeptors ist erst vor kurzem bekannt geworden. Er besteht ebenfalls aus zwei schweren Ketten, die als α- und β-Ketten bezeichnet werden, und zeigt einen Grundaufbau, der einem Antikörper recht ähnlich ist. Die Bindung des T-Zellrezeptors an ein Antigen bildet das Signal für das Wachstum und die Teilung einer T-Zelle und zur Ausübung ihrer Funktion [1, 9, 10, 26, 39]. Nicht mit dem T-Zellrezeptor identische, ihm aber eng benachbarte Oberflächenstrukturen wie der T 3-Komplex spielen dabei eine wichtige „modulierende" Rolle [37].

2.1.1.1 Immunologisches Gedächtnis

Die Art und Weise, in der das immunologische Gedächtnis funktioniert, ist keineswegs in allen Einzelheiten verstanden. Nur so viel kann gesagt werden: wenn virginale, also noch nicht mit Antigen in Berührung gekommene T- oder B-Lymphozyten durch die Präsentation eines Antigens aktiviert werden, dann entwickelt sich ein Teil der Zellen zu T-Helferlymphozyten, zu zytotoxischen T-Zellen oder – im Falle von B-Lymphozyten – zu antikörpersezernierenden Plasmazellen. Ein anderer Teil dieser „aktivierten" Lymphozyten bildet sich zu „Gedächtniszellen" um. Das heißt, daß diese Zellen an der aktuellen Immunreaktion nicht teilnehmen, wohl aber an der antigenvermittelten klonalen Expansion. Wenn bei einer späteren Gelegenheit

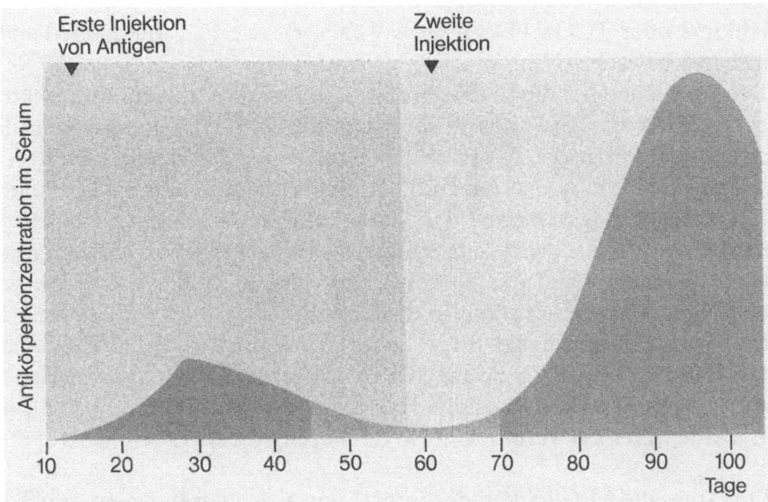

Abb. 2.4. Schema einer humoralen Immunantwort. 15–20 Tage nach der ersten Injektion eines Antigens kommt es zu einer relativ schwachen Immunantwort, die im Laufe einiger Wochen wieder abklingt. Eine zweite Injektion desselben Antigens bewirkt einen relativ raschen Anstieg der Antikörpertiter auf viel höhere Werte. Dieses Phänomen ist auf die Existenz von Gedächtniszellen zurückzuführen.

das gleiche Antigen, das eine Immunreaktion ausgelöst hat, wiederum in den Organismus gelangt, so trifft es auf die „Gedächtniszellen", die nun allein aufgrund ihrer größeren Zahl eine schnellere und stärkere Immunantwort bewirken können. Man nennt diese zweite – und stärkere – Immunreaktion eine *sekundäre* Immunantwort. Sie kann zellulär oder humoral sein. Offenbar bilden sich während einer sekundären Immunantwort wiederum Gedächtniszellen: jedenfalls verlaufen alle weiteren Auseinandersetzungen mit einem Antigen nach der Kinetik einer sekundären Immunantwort *(Abb. 2.4)*.

2.1.1.2 Effektorfunktionen von T-Zellen

Verschiedene Gruppen oder sogenannte „subsets" von T-Zellen können nach Kontakt mit einem Antigen unterschiedliche Aufgaben wahrnehmen. Zytotoxische T-Zellen töten Zellen, auf deren Oberfläche sie Fremdantigene zusammen mit den eigenen Histokompatibilitätsantigenen „erkannt" haben. Es handelt sich hierbei vor allem um virusinfizierte Zellen, gelegentlich auch um Tumorzellen, die Virusantigene an der Oberfläche tragen. Der Mechanismus dieses Geschehens ist noch wenig erforscht. T-Helferzellen verstärken sowohl die von B-Zellen getragene humorale als auch die durch zytotoxische T-Zellen vermittelte zelluläre Immunantwort [6]. Sie bewerkstelligen dies durch die Sekretion bestimmter Proteine oder Glykoproteine, die zur Proliferation der an der Immunreaktion beteiligten Lymphozyten nötig sind. Ein solches Signalprotein, das bei der T-Helferfunktion für zytotoxische T-Zellen, nach neueren Arbeiten aber auch für B-Zellen eine wichtige Rolle spielt, ist das Interleukin 2 oder TCGF (T-cell growth factor). Dieses Protein wird späterhin noch eingehender beschrieben.

T-Suppressorzellen üben eine bremsende Funktion auf Immunreaktionen von B- oder T-Zellen aus. Sie müssen ihrerseits durch T-Helferzellen stimuliert werden, hemmen dann aber die Funktion der Helferzelle. Zwischen T-Helfer- und T-Suppressorzellen besteht also ein funktioneller Zusammenhang, den man vereinfacht als „Rückkopplungsschleife" darstellen kann: eine T-Helferzelle, die eine T-Suppressorzelle aktiviert, wird selbst durch diese Suppressorzelle wieder gehemmt.

Das Zusammenspiel der als „regulatorische T-Zellen" bezeichneten T-Helfer- oder T-Suppressorzellen sorgt für das funktionelle Gleichgewicht innerhalb des Immunsystems. Über die Art und Weise, wie regulatorische T-Zellen mit zytotoxischen T-Zellen und B-Lymphozyten interagieren, gibt es verschiedene Vorstellungen. Die Möglichkeit, daß solche Interaktionen humoral durch Lymphokine erfolgen, wurde bereits erwähnt. Auf die Bedeutung dieser Stoffe wird später eingegangen.

Eine spezielle Möglichkeit der Interaktion zwischen B-Zellen und T-Helferzellen wurde schon vor vielen Jahren beschrieben: kleine Moleküle, wie z. B. Dinitrophenol, sind nur immunogen, wenn sie an ein größeres Molekül, zum Beispiel an ein Protein, gebunden sind. In Versuchen an ganzkörperbestrahlten Mäusen konnte nun gezeigt werden, daß B-Lymphozyten gegen Dinitrophenol (DNP) nur dann Antikörper bildeten, wenn sie durch T-Lymphozyten, die gegen das mit DNP ver-

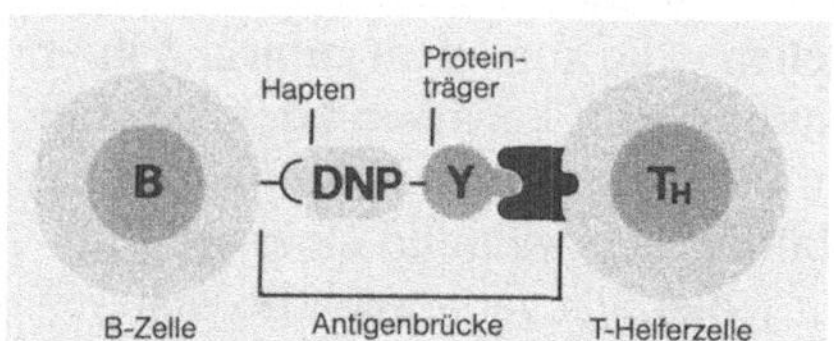

Abb. 2.5. Mögliche Interaktion zwischen einem B-Lymphozyten und einer T-Helferzelle über eine Antigenbrücke. Die B-Zelle reagiert gegen Dinitrophenol, ein an das Protein gekoppeltes Hapten. Die T-Helferzelle wiederum reagiert gegen eine antigene Determinante des Proteinmoleküls. Auf diese Weise entsteht eine Antigenbrücke. DNP = Dinitrophenol.

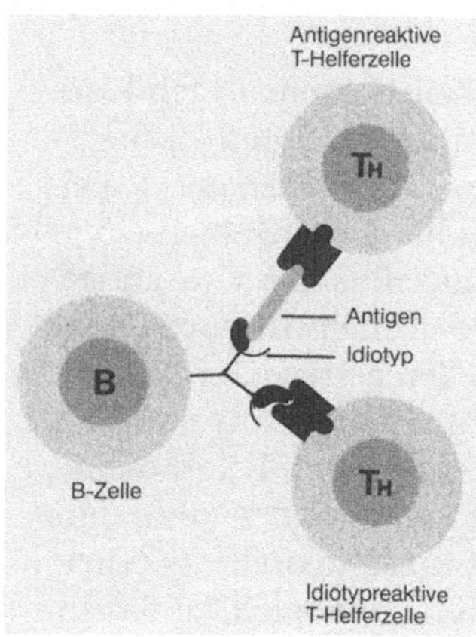

Abb. 2.6. Regulatorische T-Zellen können mit anderen T-Lymphozyten einmal dadurch in Verbindung treten, daß sie gegen Antigen auf der Lymphozytenoberfläche reagieren (s. auch Abb. 2.5.). Andere T-Helferzellen reagieren gegen die Idiotypen der Rezeptoren.

koppelte Trägerprotein reagieren, „unterstützt" wurden. T-Lymphozyten aus Mäusen, die gegen ein anderes Protein immunisiert wurden, sind als Helferzellen für die Bildung von DNP-Antikörpern unwirksam. Die zur „Hilfe" und zur Antikörperbildung notwendige Interaktion von B-Zelle und T-Helferzelle könnte über eine aus Hapten und Trägerprotein zusammengesetzte Antigenbrücke erfolgen *(Abb. 2.5)*. Auch in diesem Falle aber wäre mit der Abgabe eines humoralen Signals wie Interleukin 2 durch die Helferzellen zu rechnen. Eine andere Form der Interaktion von Regulatorzellen einerseits und zytotoxischen T-Zellen andererseits könnte über antiidiotypische Wechselwirkungen stattfinden *(Abb. 2.6)*.

2.1.1.3 *Transplantationsreaktionen und MHC-Antigene*

Wenn Gewebe (z. B. Haut) von einem Individuum auf ein anderes Individuum der gleichen Spezies (Allotransplantation) übertragen wird, kann man in den allermeisten Fällen mit einer Abstoßung des transplantierten Hautstückes rechnen. Ebenso werden Transplantate von fremden Spezies (Xenotransplantate) abgestoßen. Nach der Übertragung von Lymphozyten eines Spenders A auf einen Empfänger B beobachtet man die sogenannte „graft versus host reaction", eine Reaktion des Transplantates gegen die Gewebe des neuen Wirtes. Beide Reaktionen, die Abstoßungs- und die „Transplantat gegen den Wirt"-Reaktion, beruhen auf der Tatsache, daß die T-Lymphozyten von Spender und Empfänger sich gegenseitig als „fremd" erkennen und gegeneinander reagieren. Man kann ein Äquivalent dieser Reaktion auch in vitro erzeugen und zwar dadurch, daß man Lymphozyten zweier Individuen miteinander inkubiert (mixed lymphocyte reaction). Im Verlauf einer solchen Reaktion bilden die beiden T-Zellpopulationen zytotoxische T-Zellen aus, die eine Lysis der jeweils fremden Zellart einleiten. Zur besseren Quantifizierung einer solchen Reaktion werden die Lymphozyten eines Individuums vor der Reaktion letal bestrahlt oder mit Zytostatika behandelt. Solche Zellen wirken dann zwar noch als antigener Stimulus für die nicht geschädigten Lymphozyten des anderen Partners, können sich aber selbst nicht mehr teilen. Unter diesen Umständen ist die Bildung von Lymphoblasten also den Zellen des nicht-bestrahlten Partners eindeutig zuzuordnen. Die geschilderten Transplantationsreaktionen in vivo oder in vitro kommen allerdings dann nicht zustande, wenn Transplantationen oder Lymphozytenkulturen mit Geweben oder Zellen von eineiigen Zwillingen durchgeführt werden. Es muß demnach genetisch programmierte Unterschiede in den Antigenen der Zelloberfläche geben, die praktisch immer – auch zwischen Verwandten – vorhanden und die für die beschriebenen Reaktionen verantwortlich zu machen sind. Man nennt diese Antigene Transplantations- oder Histokompatibilitätsantigene. Unter diesen Antigenen sind diejenigen des „major histocompatibility complex" oder beim Menschen die Antigene des HLA (human leukocyte associated antigens)-Komplexes von besonderer Wichtigkeit. Man unterscheidet heute zwei „Klassen" von HLA- oder MHC-Antigenen: Klasse I-Antigene, die sich auf praktisch allen kernhaltigen Zellen finden, und zur Klasse II gehörige Antigene, die nur auf Immunzellen, also auf B- und T-Lymphozyten sowie auf antigenpräsentierenden Zellen wie Makrophagen, dendritischen Zellen oder Langerhans'schen Zellen anzutreffen sind.

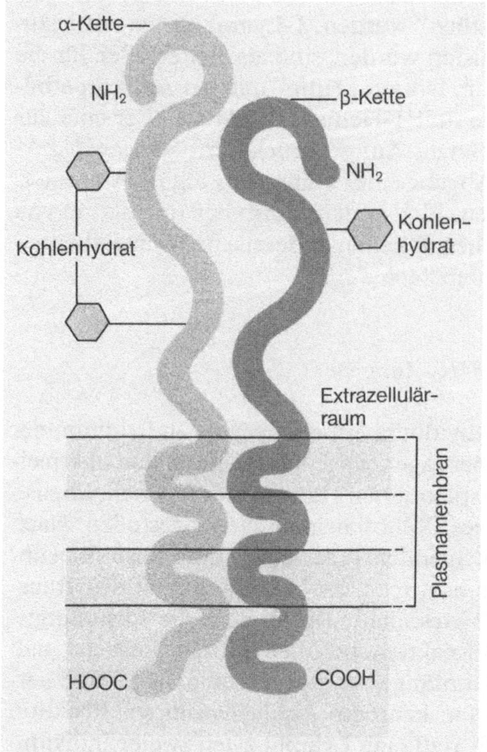

Abb. 2.7. Schematische Darstellung eines zur Klasse II gehörigen Glykoproteins des „major histocompatibility complex". Die Ia-Subregion in der Maus und die HLA-D-Region beim Menschen kodieren beide für α-Ketten (33 000 Dalton) und β-Ketten (28 000 Dalton).

Klasse I-Antigene bestehen aus einer einzigen Polypeptidkette, die aus 345 Aminosäuren aufgebaut ist (Mr 45 000 Dalton). Ihre Struktur wird von drei genetischen Loci bestimmt (beim Menschen handelt es sich um HLA-A, HLA-B und HLA-C) [23]. Das Molekül überbrückt mit einem kurzen hydrophoben Anteil die Zytoplasmamembran. Das carboxylterminale Ende ragt in das Zytoplasma hinein. 80% des Moleküls befinden sich an der Zelloberfläche. In diesem externen Abschnitt folgen drei weitgehend homologe Abschnitte, die vermutlich durch Genduplikationen entstanden sind, aufeinander. Nicht kovalent mit diesem Anteil verbunden ist ein Beta 2-Mikroglobulin (Mr 11 500 Dalton), das seinerseits Homologien mit einem Immunglobulinabschnitt aufweist. Die Loci, die für die HLA-Antigene der Klasse I kodieren, sind außerordentlich polymorph, d. h. sie kommen (pro Genlocus) in etwa 50 verschiedenen Allelen vor. Es ist verständlich, daß ein Individuum nur jeweils das väterliche oder das mütterliche Allel exprimieren und deshalb nur eine sehr begrenzte Anzahl (vermutlich 3) Glykoproteine der Klasse I synthetisieren kann. Innerhalb einer Spezies ist die Zahl derartiger Moleküle jedoch sehr hoch. MHC-Antigene sind also – im Gegensatz zu Antikörpern – intraindividuell sehr homogen, interindividuell aber höchst variabel.

Die zum HLA-Komplex gehörigen Gene der Klasse II wurden zunächst als Ir-Gene entdeckt, das heißt als Gene, die die Stärke der Immunantwort gegen ein bestimmtes Antigen beeinflussen. Im Unterschied zu den Antigenen der Klasse I sind sie – wie bereits erwähnt – nur auf Lymphozyten oder Makrophagen exprimiert. Sie

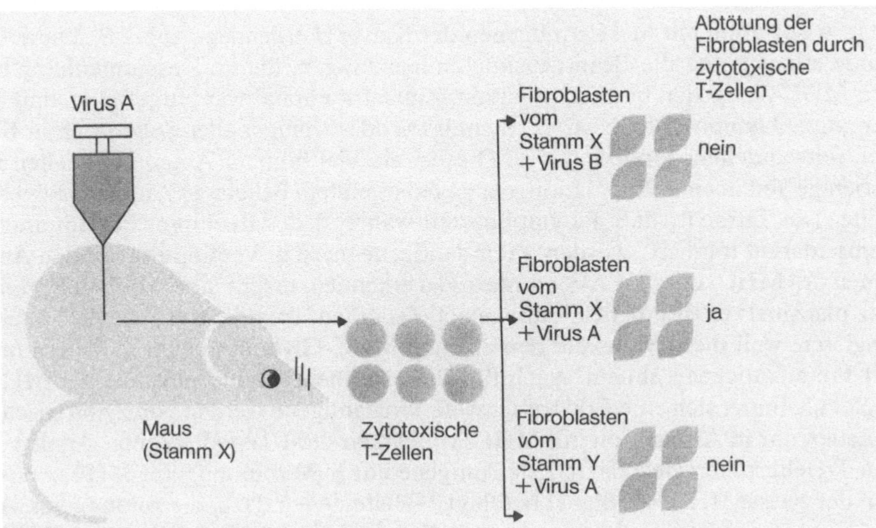

Abb. 2.8. Zytotoxische T-Zellen erkennen Fremdantigene nur in Verbindung mit bestimmten Strukturen der Zelloberfläche. Die T-Lymphozyten einer mit Virus A infizierten Maus töten mit Virus A infizierte Zellen nur dann ab, wenn diese Zellen auf ihrer Oberfläche die gleichen Histokompatibilitäts-Antigene der Klasse I tragen wie das immunisierte Tier selbst. Man spricht in diesem Zusammenhang von Restriktion der zellulären Immunantwort.

bestehen aus zwei Peptidketten, einer α- und einer β-Kette (Mr 33 000 bzw. 28 000), die beide mit hydrophoben Anteilen die Plasmamembran überbrücken, mit kurzen COOH-terminalen Enden in das Zytoplasma hineinragen und mit ihren längeren NH_2-terminalen Enden nach außen weisen. Beide Ketten sind glykosyliert *(Abb. 2.7)* [12, 20, 27]. Beim Menschen wird die Synthese dieser Klasse II-Antigene von einer ebenfalls im HLA-Komplex gelegenen Region D kodiert. Für die Restriktion der Antigenpräsentation ist das Produkt des DR Locus (innerhalb der D-Region) verantwortlich. Die Struktur dieser Region ist mit der Anfälligkeit für bestimmte Krankheiten korreliert [30].

Die Funktion der MHC-Antigene in der Infektionsabwehr wurde erst 1974 durch ein Experiment von Zinkernagel und Doherty erhellt: ein Mäusestamm X wurde mit einem Virus A infiziert. Die zytotoxischen T-Zellen der immunisierten Mäuse wurden dann in vitro mit Fibroblasten aus demselben Mäusestamm inkubiert, die zuvor mit einem anderen Virus (B) oder mit demselben Virus (A) infiziert worden waren. Erwartungsgemäß reagierten die zytotoxischen T-Zellen nur gegen Fibroblasten, die vom Virus A infiziert worden waren. Überraschenderweise aber griffen die zytotoxischen T-Zellen aus dem Mäusestamm X Fibroblasten aus einem genetisch andersartigen Mäusestamm, die mit dem „richtigen" Virus A infiziert worden waren, *nicht* an. Virusinfizierte Zellen wurden also nur *dann* lysiert, wenn sie neben dem Virusantigen auch Oberflächenstrukturen aufwiesen, die von den zytotoxischen Lymphozyten als „selbst" erkannt wurden. Weitere Experimente zeigten dann, daß es sich bei den Antigenen, die durch zytotoxische T-Zellen neben dem Virusantigen erkannt werden mußten, um Glykoproteine der Klasse I handelte [40, 41]. In anderen Experimenten stellte sich heraus, daß T-Helferzellen Fremdantigene in Assoziation mit MHC-Antigenen der Klasse II erkennen *(Abb. 2.8).* Diese Befunde erleichterten die Beantwortung einiger Fragen, die im Zusammenhang mit den MHC-Antigenen bestanden hatten. Zunächst einmal war aufgefallen, daß bei der „mixed lymphocyte reaction" nicht 0,1% oder weniger aller Zellen sich in Blasten umwandelten, sondern 3–5%. Dies ist ein viel höherer Anteil von Zellen als derjenige Teil in einer Population, der gegen irgendein beliebiges Antigen reagieren sollte. Die Tatsache, daß T-Lymphozyten während der Evolution des Immunsystems „darauf trainiert" wurden, Fremdantigene meist in Verbindung mit den Antigenen des MHC- oder HLA-Komplexes zu erkennen, macht diesen hohen Prozentsatz plausibel: es ist möglich, daß viele T-Zellen auf fremde MHC-Glykoproteine reagieren, weil diese Moleküle den eigenen MHC-Glykoproteinen in Verbindung mit Fremdantigenen ähneln. Auch für den extremen Polymorphismus der MHC-Moleküle findet sich eine Erklärung: viele Virusantigene werden von zytotoxischen T-Zellen nur in Assoziation mit MHC-Molekülen der Klasse I erkannt. Analog sehen T-Helferzellen viele bakterielle Antigene nur in Verbindung mit MHC-Antigenen der Klasse II. Dieses Signal befähigt T-Helferzellen dazu, die Bildung von Antikörpern gegen ein bestimmtes bakterielles Antigen durch B-Zellen zu fördern. Durch die Opsonierung mit Antikörpern wird das Bakterium dann erkennbar für den lytischen Angriff durch Makrophagen oder Neutrophile. Vom Standpunkt des Mikroorganismus wäre es also sinnvoll, immer neue Antigene zu entwickeln, die aufgrund ihrer physikochemischen Eigenschaften die Assoziation mit den Glykoproteinen des MHC-Komplexes vermeiden können. Dem müßte das Immunsystem seinerseits während der Evolution dadurch begegnen, daß es eine große Vielzahl verschiedener MHC-Moleküle entwickelt, die sich chemisch mit allen oder fast allen mikrobiellen Antigenen assoziieren können. Auf diese Weise wird die Wahrscheinlichkeit gesenkt, daß ein bestimmtes virales oder mikrobielles Antigen mit dem „Erkennungsrepertoire" innerhalb einer Tierspezies (Population) nicht erfaßt werden kann und auf diese Weise die Existenz dieser Spezies gefährdet.

2.1.2 Makrophagen

Makrophagen sind außerordentlich vielseitige Zellen. Ihre augenfälligste Eigenschaft besteht in ihrer Fähigkeit zur Phagozytose, d.h. zur Ingestion lebender oder inerter Partikel. Diese Fähigkeit, der die Zellen auch ihren Namen verdanken, manifestiert sich in drei Einzelschritten: in der Kontaktnahme mit dem zu ingestierenden Partikel, die allein von dessen Oberflächeneigenschaften abhängt. Dieser Schritt ist energieunabhängig. Zweitens in der Erzeugung und Weiterleitung eines biologischen Signals, das schließlich zur Phagozytose führt. Schließlich in der Aufnahme des Partikels durch die Aussendung zellulärer Pseudopodien, die den Partikel umschließen und ihn nach der Fusion ihrer sich aufeinander zubewegenden Plasmamembranen in einer phagozytischen Vakuole internalisieren. Man nennt solche durch Phagozytose entstehenden Vakuolen auch Phagosomen. Dieser letzte Schritt, vermutlich auch der zweite Schritt, verbrauchen Energie. Entscheidend für die Interaktion, für die Signalentstehung und schließlich auch für den Mechanismus der Phagozytose selbst ist das Vorhandensein von *Rezeptoren* auf der Membranoberfläche, die mit Liganden an der Oberfläche des aufzunehmenden Partikels reagieren können. Die wichtigsten dieser Rezeptoren sind spezielle Bindungsstellen für die Fc-Fragmente von IgG-Antikörpern und für das Komplementprotein C3b. Auf dem Weg über diese Rezeptoren werden z. B. durch IgG opsonierte Bakterien an die Zelloberfläche gebunden, abgetötet und ingestiert. Man kann Bakterien nach ihrer Fähigkeit klassifizieren, in Makrophagen zu überleben. Sogenannte „extrazelluläre" Keime wie grampositive Kokken, Corynebakterien, Haemophilus influenzae und andere werden entweder schon auf der Oberfläche des Makrophagen durch einen komplementabhängigen Mechanismus oder erst nach der Internalisierung durch das Myeloperoxydasesystem schnell, d. h. in Minuten oder sogar in Sekunden, abgetötet. Als „intrazelluläre" Keime werden Organismen wie Bruzellen, Toxoplasmen und Salmonellen bezeichnet, die dem oxydativen Angriff widerstehen und auch in Makrophagen für längere Zeit überleben können. Durch intrazelluläre Keime wird der Makrophage zu maximaler Zytotoxizität angeregt: solche maximal aktivierten Makrophagen können nicht nur Bakterien und andere opsonierte Zellen oder Zelltrümmer aufnehmen und intrazellulär abbauen; sie können auch Tumorzellen angreifen und abtöten. Dazu ist allerdings ein Verhältnis von etwa 10 bis 20 Makrophagen auf eine Tumorzelle notwendig. Der Mechanismus, durch den diese Abtötung erfolgt, ist bis heute noch nicht in allen Einzelheiten verstanden.

Man kann aber davon ausgehen, daß die durch das Peroxydasesystem des Makrophagen synthetisierten Sauerstoffverbindungen, H_2O_2 und eine Reihe von Sauerstoffradikalen also wesentliche Instrumente für die Abtötung von Bakterien und vielleicht in noch größerem Maße von Tumorzellen sind [4].

Zu den wichtigsten Leistungen des „aktivierten" Makrophagen gehört weiterhin die Sekretion von Proteasen, wie zum Beispiel Elastase, von thrombolytischen Substanzen wie Plasminogenaktivatoren und von Monokinen, wie Interleukin 1 und „colony stimulating factor" (CSF). Alle diese Leistungen sind einerseits Ausdruck einer noch primitiven Abwehrfunktion – andererseits aber bereits Teil einer komplizierten Regelfunktion, die sich direkt oder indirekt an die eigentlichen Immunzellen, die Lymphozyten, wendet.

Ganz eindeutig in die zweite Kategorie gehört die Fähigkeit von Makrophagen, Antigene im Zusammenhang mit Histokompatibilitätsantigenen an ihrer Oberfläche zu präsentieren. Hierbei handelt es sich um eine für das Zustandekommen einer zellulären Immunantwort zentrale Funktion. Antigene werden von Makrophagen phagozytiert, zu kleineren Einheiten abgebaut und dann an der Oberfläche der Zelle in enger Assoziation mit den Genen des Histokompatibilitätskomplexes „ausgestellt". Antigene Gruppen, die in Assoziation mit HLA-Antigenen der Klasse II präsentiert werden, können durch T-Helferzellen erkannt werden. In Verbindung mit Antigenen der Klasse I werden fremde Strukturen von zytotoxischen T-Zellen und T-Suppressorzellen „gesehen". Es ist allerdings bis heute unklar, was der Phagozyt, der ein präsentiertes Antigen erkennt, wirklich „sieht". Nimmt er die antigene Determinante getrennt von einer Determinanten des Histokompatibilitätsantigens wahr? Oder entsteht aus der engen Assoziation von Antigen mit einem Histokompatibilitätsantigen eine „neue" Determinante, die erkannt wird? Diese Fragen werden erst zu beantworten sein, wenn die sich schnell entwickelnde Kenntnis von der Struktur des T-Zellrezeptors uns zu einem besseren Verständnis seiner Funktion geführt hat.

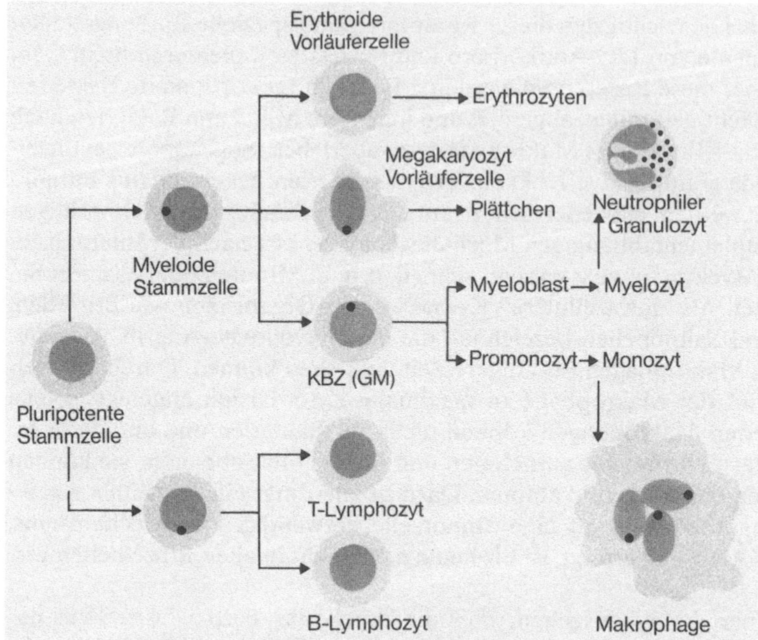

Abb. 2.9. Schematische Darstellung der Hämatopoese und Lymphopoese. Alle hier dargestellten Zellinien stammen von einer pluripotenten Stammzelle im Knochenmark ab. Aus einer myeloiden Stammzelle entwickeln sich dann die Vorläufer der Erythrozyten, Megakaryozyten sowie eine myeloide Stammzelle, aus deren zwei getrennten Linien Myeloblasten und schließlich Granulozyten oder Promonozyten und Monozyten hervorgehen.
KBZ (GM)   Die koloniebildende Zelle, deren Tochterzellen sich zu Myeloblasten und Promonozyten differenzieren.

   Makrophagen entwickeln sich aus Blutmonozyten. Diese Zellen entstehen ihrerseits aus Promonozyten im Knochenmark, und die Vorstufe dieser Promonozyten ist eine „koloniebildende Zelle" (colony forming unit, GM), aus der sich sowohl Myeloblasten als auch Promyelozyten entwickeln können *(Abb. 2.9).* Zur Differenzierung eines reifen Monozyten aus dieser frühesten Monozytenvorläuferzelle sind etwa 3 Zellgenerationen nötig. Beim Menschen beträgt die Dauer eines jeden Zellzyklus 2 Tage. 24 Stunden nach der letzten Teilung verlassen die reifen Monozyten das Knochenmark. Einen „Reservepool" an reifen Monozyten im Knochenmark, wie er für Granulozyten existiert, gibt es für Monozyten nicht. Nach einer Aufenthaltszeit von etwa 70 Stunden im Blutkreislauf wandern die reifen Monozyten in die verschiedenen Gewebe und Organe ein. Die biologische Halbwertszeit ihres Aufenthaltes im Blut beträgt 71 Stunden. Die Gesamtzahl der zirkulierenden Monozyten im Blut liegt bei $1{,}7 \times 10^9$ Zellen. Pro Stunde verlassen etwa $1{,}6 \times 10^7$ Zellen die Blutbahn, um sich dann zu Makrophagen zu entwickeln. Makrophagen finden sich als Kupffer'sche Sternzellen in den Sinusgefäßen der Leber, als Milzmakrophagen in den Sinus der Milz. Sie existieren im Knochenmark und nehmen besonders im Bereich der Lungenalveolen, aber auch im Peritonealraum, wichtige Abwehrfunktionen wahr. Wie weitgehend sich Makrophagen in ihrer Morphologie dem Standort und seinen spezifischen funktionellen Erfordernissen anpassen können, zeigen Osteoklasten und Riesenzellen aus Granulomen: beide Zellen sind monozytärer Herkunft, sind also Spielarten von Makrophagen. Besonders wichtig für die schon erwähnte Präsentation von Antigen sind offenbar die dendritischen Zellen und die Langerhans-Zellen des Unterhautgewebes.

Makrophagen sind bewegliche Zellen, deren Mobilität durch verschiedene körpereigene Stoffe beeinflußt wird (Lymphokine, Prostaglandine). Junge Zellen zeigen eine positive Peroxydasereaktion. Mit ansteigendem Alter werden die Zellen peroxydasenegativ. Makrophagen sind langlebige Zellen, d. h. sie können, abhängig von Standort und Funktion, bis zu 40 Tagen alt werden. Zumindest von den alveolären Makrophagen ist darüber hinaus bekannt, daß sie sich selbst durch Teilung erneuern können. Einmal etabliert, ist der Bestand an Alveolarmakrophagen also nicht abhängig vom „Nachschub" aus der Zirkulation. Inwieweit diese „Unabhängigkeit" auch für andere Typen von Makrophagen gilt, ist nicht bekannt. Verglichen mit Granulozyten, mit Lymphoblasten und mit Plasmazellen, sind Makrophagen relativ resistent gegen ionisierende Strahlen und gegen Zytostatika. Diese Eigenschaften machen sie – in Verbindung mit den bereits erwähnten Funktionen Phagozytose, Sekretion von Lymphokinen und Zytotoxizität – zu einem interessanten Ziel für eine Stimulation durch Pharmaka, besonders in Individuen, die durch den partiellen Ausfall ihrer granulozyten- und lymphozytenabhängigen Funktionen infektionsgefährdet sind. Davon wird im speziellen Teil die Rede sein.

2.1.3 Neutrophile Leukozyten

Neutrophile Leukozyten sind die wichtigsten Träger einer vorwiegend gegen Bakterien gerichteten akuten Abwehrfunktion, die durch zwei Mechanismen wahrgenommen wird: durch Phagozytose und durch sekretorische Leistungen. Neutrophile Leukozyten entstehen aus einer myeloischen Knochenmarksstammzelle über gut charakterisierte Differenzierungsstufen (Abb. 2.10). Ein gesunder Erwachsener produziert täglich zwischen 10 und 15×10^{10} dieser kurzlebigen Blutkörperchen, die aus dem Blut mit einer Halbwertszeit von 6–20 Stunden verschwinden und anschließend in den Geweben noch 1–2 Tage lang funktionsfähig sind. Die Vorläuferzellen der Neutrophilen enthalten zunächst durch saure Farbstoffe anfärbbare, sogenannte azurophile Granula. Später – auf dem Differenzierungsniveau der Myelozyten – treten neutrophile Granula hinzu, die schließlich doppelt so häufig sind wie die azurophilen Granula und die der Zelle ihre Anfärbbarkeit mit sauren und basischen Farbstoffen sowie ihren Namen geben. Beide Typen von Granula, primäre azurophile und sekundäre neutrophile, lassen sich durch Zentrifugation in kontinuierlichen Saccharosegradienten gut auftrennen und analysieren. Sie enthalten unterschiedliche Enzyme: die primären azurophilen Granula sind den Lysosomen anderer Zellen verwandt, enthalten also vorwiegend saure Hydrolasen, während die sekundären Granula neben Lysozym Laktoferrin und Vitamin B_{12}-bindendes Protein enthalten (Tab. 2.1). Alle Granula sind von einer typischen trilaminären Membran umschlossen. Dabei enthalten die Membranen der sekundären Granula mehr Phosphatidyläthanolamin als die „primären" Membranen. Diesen strukturellen Unterschieden der Granula entsprechen auch funktionelle Differenzen. Während die Phagozytose von Bakterien, die Anwesenheit bakterieller Toxine oder eine Ad-

Knochenmark (Entwicklung, 14 Tage)

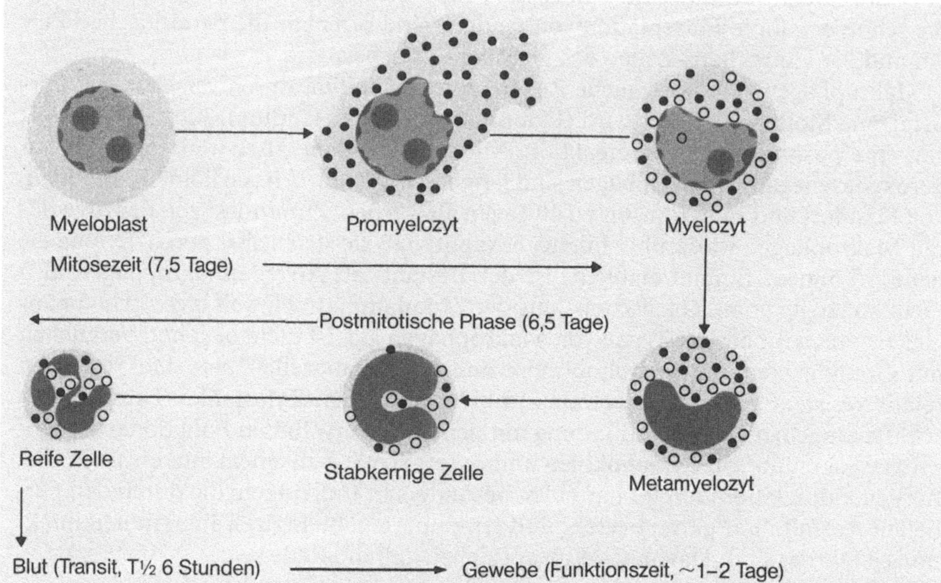

Abb. 2.10. Schema der Reifung menschlicher neutrophiler Leukozyten. Die schwarzen zytoplasmatischen Granula repräsentieren die peroxydasepositiven, primären oder azurophilen Granula. Die offenen Formen stellen die peroxydasenegativen, sekundären oder spezifischen Granula dar.

Tabelle 2.1. Bestandteile der Granula aus menschlichen Neutrophilen

Primäre (azurophile) Granula	Sekundäre Granula
Saure Hydrolasen	Lysozym
– β-Glucuronidase	Laktoferrin
– Saure β-Glycerophosphatase	Vitamin B_{12}-bindendes Protein
– N-acetyl-β-Glucosaminidase	Kollagenase
– α-Mannosidase	Saure Proteine
– Arylsulfatase	
– β-Galaktosidase	
– 5'-Nukleotidase	
– Kathepsin D	
Neutrale Proteasen	
Chymotrypsin	
– Elastase	
– Kollagenase	
Kationische Proteine	
Myeloperoxydase	
Lysozym	
Saure Mucopolysaccharide	

Tabelle 2.2. Reize, die zur Exozytose von Granula führen

Stimulus	Primäre Granula	Sekundäre Granula
Phagozytose	+ +	+ + +
Adsorption an opsonierte, nicht phagozytierbare Oberflächen	+ + +	+ + +
Bakterielle Toxine	+ + +	+ + +
Unspezifische Adsorption	±	+ +
Hydroxyeicosatetraensäuren	−	+ +
Kalzium-Inophore	+	+ + +
Kalziumabhängige spontane Exozytose	−	+
Lektine	−	+ + +

sorption an opsonierten Oberflächen („frustrierte Phagozytose") zu einer Exozytose von primären und sekundären Granula führen, gibt es eine Reihe chemischer Reize, die fast ausschließlich die Abgabe sekundärer Granula nach außen bewirken *(Tab. 2.2)*. Unter den Substanzen, die eine derartig spezifische Degranulation erzeugen, sind besonders die Hydroxyeicosatetraensäuren (5-HETE und 12-HETE) zu erwähnen, also Produkte, die unter der Einwirkung von Lipoxygenase aus Arachidonsäure entstehen. Endogenes Pyrogen – identisch mit Interleukin 1 – hat den gleichen Effekt. Diese in vitro beobachteten Phänomene ergänzen sich mit in vivo-Befunden: in sterilen Exsudaten findet man in dem Maße Kollagenase, Vitamin B_{12}-bindendes Protein und Laktoferrin, in dem neutrophile Zellen am Entzündungsort erscheinen. Die Freisetzung sekundärer Granula scheint alle funktionellen Stadien der Neutrophilen zu begleiten, also die Diapedese, die Anheftung an opsonierte Oberflächen bis hin zur Phagozytose, während eine Exozytose primärer Granula nur während der Phagozytose und unter dem Einfluß toxischer Reize stattfindet (Lipopolysaccharide, Kristalle, O_2-Metaboliten).

Man kann die Exozytose sekundärer Granula als sekretorische Funktion betrachten, mit der die Zelle innerhalb von 30 Minuten auf Veränderungen in ihrer Umgebung reagieren kann. Die einmal entleerten Granula können nicht wieder aufgefüllt werden. Dennoch hat die neutrophile Zelle eine begrenzte Fähigkeit zur RNS- und Proteinsynthese. Die Sekretion nicht in den Granula enthaltener Mediatoren wie Leukozytenpyrogen, chemotaktischer Faktor, Plasminogenaktivator kann durch Hemmstoffe der Proteinsynthese unterbunden werden. Radioaktive Aminosäuren werden in vitro von Neutrophilen in diese Moleküle eingebaut.

Dieselben phagozytären und humoralen Stimuli, die zur Exozytose sekundärer Granula und zur Synthese und Sekretion nicht granulagebundener Proteine führen, lösen auch die Freisetzung von Sauerstoffmetaboliten, also von H_2O_2, Superoxydanion, OH^-, und dem sogenannten „Singletoxygen" aus. Der zur Erzeugung dieser Stoffe benötigte enzymatische Apparat ist in der Plasmamembran der Neutrophilen lokalisiert. Dieser Umstand bringt es mit sich, daß unter Bedingungen der Aktivierung von Leukozyten Sauerstoffradikale auch nach *außen* abgegeben werden. Dadurch können neutrophile Leukozyten bestimmte Bakterien wie grampositive Kokken auch extrazellulär abtöten. Durch Aktivierung der Phospholipase und durch Metabolisierung der durch dieses Enzym freiwerdenden Arachidonsäure entstehen in neutrophilen Leukozyten die bereits erwähnten Hydroxyeicosatetraensäuren so-

Tabelle 2.3. Wirkungen der sekretorischen Funktion von Neutrophilen auf die Abwehr

Extrazelluläre antimikrobielle Aktivität
Elimination infizierter Zellen
Modulation und Verstärkung entzündlicher Reaktionen
Freisetzung von Mediatoren zur Stimulation der Myelopoese
Rekrutierung von Monozyten in das Entzündungsgebiet

wie Prostaglandine der E und F Reihe und Thromboxan. Besonders die HETE-Derivate führen zu der bereits beschriebenen spezifischen Degranulation, sind also Teil eines „Verstärkereffektes". Worin liegt die physiologische Bedeutung der neutralen Proteasen, die mit der Exozytose der sekundären Granula in die Gewebe gelangen? Wenn man an die zerstörende Rolle denkt, die diese Enzyme bei bestimmten chronisch-entzündlichen Erkrankungen spielen, z.B. bei der primär-chronischen Polyarthritis, könnte man an der evolutionären Funktion dieser Enzyme zweifeln. Wir müssen aber davon ausgehen, daß neutrophile Leukozyten vorwiegend Zellen der akuten Entzündung sind und daß die Funktion der von ihnen sezernierten Enzyme auch vorwiegend in diesem Geschehen zu suchen ist. Speziell den neutralen Proteasen kommt dabei eine „abschottende" Wirkung zu, die zur Lokalisation eines entzündlichen Prozesses führen kann. Insgesamt kann man mit der sekretorischen Leistung neutrophiler Leukozyten die in *Tabelle 2.3* aufgeführten Funktionen in Verbindung bringen.

Von den sekretorischen Signalen, die von der in akute Abwehrfunktionen verwikkelten neutrophilen Zelle selbst abgegeben werden, war bisher die Rede. Wir müssen uns jedoch vergegenwärtigen, daß diese Zelle selbst Gegenstand von Steuerungsmechanismen ist, die von anderen Zellen ausgehen, auch von Zellen des Immunsystems. Zellen monozytärer Abstammung sezernieren einen Faktor, der Neutrophile aktiviert und gleichzeitig in ihrer Beweglichkeit hemmt [38]. Durch solche Signale ist der neutrophile Leukozyt funktionell auch mit chronischen Entzündungsvorgängen verbunden.

Zusammenfassend können Neutrophile als Zellen charakterisiert werden, die durch Phagozytose, durch die Sekretion antimikrobiell wirkender Sauerstoffmetaboliten, durch die Abgabe gewebsabbauender Enzyme sowie durch ihre rasche Verfügbarkeit in großer Anzahl auf die Freihaltung der Gewebe von eindringenden Bakterien spezialisiert sind.

Die von neutrophilen Leukozyten sezernierten Enzyme wirken regional; einige nicht in den Granula enthaltenen Proteine wie das Leukozytenpyrogen haben auch systemische Wirkungen. Ihrerseits reagieren neutrophile Leukozyten auf eine Vielzahl von Reizen, die von Mikroorganismen oder von geschädigten Geweben ausgehen. Durch afferente und efferente humorale Signale ist der neutrophile Leukozyt auch mit anderen Zellen des Immunsystems verbunden.

2.1.4 Eosinophile Granulozyten

Der neutrophile Granulozyt kann als Kennzeichen akuter entzündlicher Reaktionen betrachtet werden, die der schnellen Elimination von Bakterien aus dem Organismus dienen. Man könnte sogar sagen, daß die spezifischen Leistungen der neutrophilen Zelle das vorläufige Resultat einer evolutionären Anpassung höherer Organismen an die ständige Bedrohung durch Bakterien sind. Demgegenüber kann man die Existenz und die speziellen Funktionen der eosinophilen Granulozyten als das Ergebnis während der Evolution entstandener und ständig optimierter Abwehrmechanismen gegen *parasitäre Infektionen* ansehen. Die durch Parasiten wie Helminthen, Schistosomen, Trichinen und Zerkarien ausgelösten Reaktionen sind einmal die Überempfindlichkeit vom akuten Typ, die über die Interaktion von IgE-Antikörpern mit Fc-Rezeptoren von Mastzellen und Basophilen und die daran geknüpfte Ausschüttung von Mediatoren zustande kommt, zum anderen die chronische granulomatöse Entzündung, die über eine antigenspezifische T-Zellaktivierung, Ausschüttung von Lymphokinen und dadurch bedingte Rekrutierung von Makrophagen, Histiozyten und Eosinophilen in das Entzündungsgebiet abläuft.

Der eosinophile Granulozyt weist Granula auf, die sich aufgrund ihrer kationischen Eigenschaften mit Eosin anfärben. Verantwortlich für dieses Farbverhalten ist in erster Linie ein kationisches Protein, das „major basic protein", das zytotoxische Eigenschaften besitzt. Eosinophile Zellen entwickeln sich aus Stammzellen, die sich von der neutrophilen Vorläuferzelle, also vom Promyelozyten, unterscheiden. Die Aufenthaltszeit reifer Eosinophiler im Knochenmark, also die Zeit zwischen Ausreifung und Ausschleusung, beträgt beim Menschen 63 Stunden; die anschließende Verweilzeit im Blut liegt zwischen drei und acht Stunden. Normalerweise finden sich im Blut 450–700 eosinophile Granulozyten pro µl. Die Zellen wandern anschließend in das Gewebe aus, in erster Linie in das subepitheliale Bindegewebe der Haut, der Bronchien, des Gastrointestinaltraktes und der Vagina.

Während akuter Entzündungsschübe kommt es zu einer Eosinopenie. Dieses Phänomen beruht auf einer schnellen Margination zirkulierender eosinophiler Zellen, auf einer durch Chemotaxis verursachten Abwanderung in den Entzündungsherd und einer Hemmung der Freisetzung ausgereifter eosinophiler Zellen aus dem Knochenmark. Glykoproteine von hohem Molekulargewicht, die eine Eosinopenie verursachen, können aus entzündlichen Exsudaten isoliert werden. Solche Stoffe könnten an der Entstehung der Eosinopenie beteiligt sein. Der Anstieg der Eosinophilen im Blut und ihre überproportionale Repräsentanz in Entzündungsherden, die durch Metazoeninfektionen entstehen, wird durch verschiedene Faktoren verursacht, von denen einige akut, andere protrahiert wirken. Eosinophilopoetin, möglicherweise identisch mit eosinophilem Wachstumsfaktor, stimuliert die Entstehung neuer eosinophiler Granulozyten innerhalb weniger Tage: es scheint, als wirke dieses Peptid, für das Molekulargewichte von 613 und 1355 Dalton bestimmt wurden, auf späte Stadien von Vorläuferzellen der eosinophilen Reihe. Anders verhält es sich mit dem koloniestimulierenden Faktor, dem „eosinophil colony stimulating factor". Dieses Protein stimuliert das Wachstum von Kolonien eosinophiler Zellen im Weichagar innerhalb von 1 bis 2 Wochen. Beide Faktoren werden nur dann gebildet, wenn eine intakte Population von T-Lymphozyten vorhanden ist. Möglicherweise steht ihre Bildung unter dem direkten Einfluß von T-Helferzellen. In vivo folgt das vermehrte Erscheinen eosinophiler Zellen im Blut der in vitro beobachteten Kinetik: Mäuse, die bereits gegen Antigene aus Trichinen sensibilisiert wurden, entwickeln 2 Tage nach einer erneuten Antigenexposition eine Eosinophilie. Wenn man Lymphozyten aus dem Ductus thoracicus von sensibilisierten Mäusen auf normale Tiere überträgt, entwickeln diese ebenfalls innerhalb von 2 Tagen eine Eosinophilie. Man deutet diese Befunde heute zusammenfassend dahingehend, daß bestimmte T-Lymphozyten durch metazoische Antigene aktiviert werden und als Folge dieser Aktivierung Eosinophilopoetin und E-CSF ausschütten. Durch diese Stoffe kommt es innerhalb kurzer Frist zur vermehrten Reifung bereits weit differenzierter Vorläuferzellen und gleichzeitig zu einer vermehrten Proliferation früher Vorstufen mit einer vermehrten Bildung und Ausschüttung von Eosinophilen nach 1 bis 2 Wochen.

Wie bereits erwähnt, spielen Eosinophile bei zwei Typen von Gewebsreaktionen eine wichtige Rolle: bei der Überempfindlichkeitsreaktion vom akuten Typ und bei der chronisch-granulomatösen Entzündung. Für die zuerst genannte Reaktion spielen basophile Granulozyten und Mastzellen, für die zweite Reaktion Lymphozyten die Hauptrolle. Die Überempfindlichkeit vom akuten Typ entsteht durch IgE-Antikörper, die Fc-Rezeptoren auf Mastzellen und Basophilen besetzt halten und bei Bindung der „passenden" Antigene an diese zellständigen Antikörper die Ausschüttung der in den Zellgranula enthaltenen Mediatorsubstanzen vermitteln. Unter diesen Mediatoren gibt es drei Kategorien von Substanzen, die auf eosinophile Zellen wirken: chemotaktische Substanzen wie den „eosinophil chemotactic factor of anaphylaxis", dessen Wirkung auch durch 2 saure Tetrapeptide mit der Sequenz Ala-Gly-Ser-Glu oder Val-Gly-Ser-Glu erzeugt werden kann. Diese Stoffe wirken chemotaktisch auf eosinophile Zellen, das heißt, sie bewirken deren Akkumulation an dem Ort, an dem ein Antigen in den Organismus eingedrungen ist und mit zellständigen IgE-Antikörpern reagiert hat. Eine zweite Gruppe von chemotaktisch wirksamen Molekülen leitet sich von der Arachidonsäure ab: in Mastzellen entsteht durch Zyklooxygenase in erster Linie das Prostaglandin PGD_2, das ein potenter chemokinetischer Faktor für eosinophile Zellen ist. Von diesem Prostaglandin weiß man heute auch, daß es besonders stark bronchokonstriktorisch wirkt. Histamin, das aus den Granula basophiler Zellen freigesetzt wird, stimuliert in Konzentrationen von 3×10^{-7} bis 10^{-6} M die Wanderung eosinophiler Granulozyten. In höheren Konzentrationen wirkt dieser Mediator allerdings hemmend auf die Wanderung von Eosinophilen. Dies gilt auch für chemokinetische Aktivitäten, die durch die Komplementfraktion C5a oder durch andere chemotaktische Faktoren vermittelt werden.

Der Zusammenhang zwischen der Mastzelldegranulation und einer Anhäufung eosinophiler Zellen wird auch morphologisch deutlich: in der Haut mit parasitären Antigenen immunisierter Affen findet man nach neuerlicher Injektion von Zerkarien des Leberegels Schistosoma japonicum kleine Gefäße, die von degranulierten Mastzellen umgeben sind und in denen eosinophile Granulozyten die Gefäßwand durchwandern. Für die chronische Entzündung besteht offenbar ein Zusammenhang zwischen der Sekretion von Lymphokinen durch Lymphozyten, die durch spezifische, parasitäre Antigene stimuliert werden, und der durch diese Glykoproteine bewirkten Rekrutierung eosinophiler Zellen, die sich besonders in den Randzonen von Granulomen finden. Wenn man Lymphozyten aus Patienten mit Wurminfestationen in vitro kultiviert und die Zellüberstände anderen gesunden Versuchspersonen injiziert, erzeugt man auf diese Weise eosinophile Infiltrate. Die für diese Reaktion verantwortlichen Stoffe sind möglicherweise identisch mit ESP (eosinophil stimulation promotor), einem von T-Zellen produzierten Glykoprotein mit einem Molekulargewicht von 25000 Dalton.

Eosinophile Zellen zeigen in der Abtötung von Bakterien weit geringere Aktivität als Neutrophile. Es ist nicht ganz klar, welcher Faktor diesen Unterschied bewirkt. Diskutiert werden Verschiedenheiten der Peroxydasesysteme, die für die Bildung von Sauerstoffmetaboliten verantwortlich sind. Gegenüber Parasiten (Schistosomen, Helminthen, Trichinen und anderen) verfügen eosinophile Granulozyten jedoch über effiziente Abwehrmechanismen. Träger dieser Mechanismen sind einmal das schon erwähnte Peroxydasesystem, zum anderen das vielleicht wichtigere, in jedem Fall aber für *eosinophile Zellen typische* „major basic protein" (MBP). Dieses Protein, das unter reduzierenden Bedingungen in SDS-Gelen ein Molekulargewicht von 16000 Dalton zeigt, ist Bestandteil der Granula eosinophiler Zellen. Die Basizität dieses Moleküls beruht auf dem Vorhandensein von 13 Mol Arginin. Das Molekül enthält zwei SH-Gruppen, die über die Bildung von S-S-Brücken unter oxydativen Bedingungen zur Bildung von Polymeren führen. Diese Eigenschaft erschwert die Untersuchung des Moleküls in vitro; sie könnte aber auch der Schlüssel zum Verständnis der biologischen Wirkung des MBP sein: eine schnelle und irreversible Reaktion mit Membranproteinen könnte der Grund dafür sein, daß Eosinophile, die MBP auf der Oberfläche eines Parasiten abgelagert haben, irreversibel mit ihm verbunden bleiben. MBP ist ein toxisches Protein – nicht nur für Parasiten, sondern auch für die Zellen des Wirtes. Da eine Infiltration der bronchialen Submukosa mit Eosinophilen zu den histologischen „Kennzeichen" des Asthma bronchiale gehört, hat man die Schleimhautschädigung, insbesondere die Schädigung der Zilienfunktion, auf die Sekretion und Einwirkung von MBP zurückgeführt. Sowohl In vitro-Experimente, bei denen die Wirkung des basischen Proteins auf die Schleimhautstruktur und -funktion von Trachealringen untersucht wurde, als auch klinische Befunde sprechen für die pathophysiologische Bedeutung des MBP beim Asthma bronchiale. Weitere Untersuchungen sind jedoch nötig, um diesen Zusammenhang zu sichern. Die an Säugetierzellen, besonders am Flimmerepithel der Bronchialschleimhaut, erhobenen morphologischen Befunde lassen vermuten, daß dieses Protein die Funktion zum Zellskelett gehörender kontraktiler Proteine beeinträchtigt.

2.1.5 Mastzellen und Basophile

Mastzellen, die viele Ähnlichkeiten mit den basophilen Granulozyten des strömenden Blutes aufweisen, finden sich im subepithelialen Bindegewebe der Haut und der Schleimhäute. Sie sind außerdem in den Meningen und im begleitenden Bindegewebe von Nerven und Gefäßen anzutreffen. Im Lichtmikroskop weisen Basophile und Mastzellen viele Granula auf, die sich mit basischen Farbstoffen anfärben. Inhaltsstoffe dieser Granula sind Heparin, Histamin beziehungsweise in Nagetieren 5-Hydroxytryptamin (Serotonin), Arylsulfatasen A und B, Trypsin und Chymotrypsin, Peroxydase, Superoxyddismutase sowie chemotaktische Faktoren für Neutrophile und Eosinophile. Diese Stoffe werden bei Degranulation der Mastzellen innerhalb sehr kurzer Zeiträume (wenige Minuten) in die Umgebung abgegeben. Mastzellen und Basophile tragen auf ihrer Oberfläche Fc-Rezeptoren für IgE-Antikörper. Diese „homozytotropen" Antikörper binden an Fc-Rezeptoren mit außerordentlicher Festigkeit. Auch IgG-Moleküle können binden; nach einer subkutanen Injektion sind sie auf der Oberfläche der Mastzellen aber nur etwa einen Tag lang nachweisbar. Wenn zellgebundene Antikörper durch ein Antigen miteinander vernetzt werden, kommt es zu einer Konformationsänderung innerhalb des Fc-Teiles, die ein Membransignal auslöst. Dieses nicht näher charakterisierte Signal bewirkt eine Erhöhung der intrazellulären Kalziumkonzentration. Fördernde und hemmende Einflüsse auf die Degranulation sind an Mastzellen relativ gut untersucht worden. Einige von ihnen verlaufen über die „gemeinsame Endstrecke" von Konzentrationsänderungen der zyklischen Nukleotide: eine Erhöhung der Konzentration an cGMP und eine Erniedrigung der intrazellulären cAMP-Konzentration führen zur Degranulation. Dagegen wirken hohe cAMP-Konzentrationen stabilisierend auf die Granula. Biochemische Einzelheiten der Mastzelldegranulation werden im Abschnitt über antiallergische Substanzen behandelt (Kapitel 5). α-adrenerge und cholinerge Reize führen zur Degranulation, während β-adrenerge Agonisten und Prostaglandine die Degranulation hemmen. *Abbildung 5.2* gibt einen Überblick über die wichtigsten pharmakologischen Einflüsse auf die Degranulation. Die Wirkungen der aus Granula stammenden Stoffe laufen fast durchwegs auf eine akute (Histamin, Serotonin) oder chronische Steigerung der Zellkontraktilität hinaus. Da von dieser Kontraktion auch Endothelzellen der Kapillaren betroffen sind, kommt es in den Bezirken der Mastzelldegranulation zur Extravasation von Flüssigkeit und Zellen, also zur Ödembildung und zur Auswanderung von Neutrophilen und Eosinophilen.

Neuere Untersuchungen haben zu der Hypothese geführt, daß Mastzellen nicht nur an anaphylaktischen Reaktionen beteiligt sind, sondern auch beim Zustandekommen der allergischen Reaktion vom verzögerten Typ, der „delayed type hypersensitivity" (DTH) eine Rolle spielen. In den Überständen gereinigter T-Zellen, die aus immunisierten Mäusen isoliert wurden, ließ sich ein Faktor identifizieren, der Mastzellen antigenspezifisch sensibilisiert. Diese Sensibilisierung ist nicht IgE-abhängig, sie dauert auch weniger lang als die durch IgE bewirkte Sensibilisierung. Beide Typen von Sensibilisierung gleichen sich jedoch in einigen Punkten: das Maximum der antigenspezifischen kutanen Überempfindlichkeit ist bei beiden nach 2 Stunden erreicht. In mastzelldefizienten Mäusen (W/W^v und SI/SI^d) ist keine der beiden Formen auslösbar, und beide Reaktionen sind durch Serotoninantagonisten wie Methysergid hemmbar [3].

2.1.6 NK- und K-Zellen

Etwa 2 bis 6% der im Blut zirkulierenden menschlichen Leukozyten gehören zu einer morphologischen Kategorie, die als große granulierte Lymphozyten, im Englischen „large granular lymphocytes" (LGL) beschrieben werden. Diese Zellen haben nierenförmige Kerne, weisen ein für Lymphozyten hohes Verhältnis zwischen Zytoplasma- und Kernvolumen auf und zeichnen sich weiterhin durch eine auffällige Granulierung ihres Zytoplasmas aus. Allerdings liegen die Granula nicht so dicht gepackt wie bei Mastzellen oder bei eosinophilen Granulozyten. Diese Zellen lassen sich auf diskontinuierlichen Percollgradienten in großer Reinheit isolieren. Sie bilden mit Erythrozyten Rosetten von niedriger Affinität: das bedeutet, daß der größte Teil dieser Zellen bei 4 °C mit Erythrozyten Rosetten bildet; demgegenüber beobachtet man an Fc-Rezeptor-tragenden T-Lymphozyten, den sogenannten T_G-Zellen, Rosettenbildung auch noch bei 29 °C. Die mit der LGL-Fraktion assoziierten Zellen entfalten in vitro lytische Aktivität gegen eine Reihe von Tumorzellen. Diese Aktivität ist unabhängig von jeder Art von Sensibilisierung durch Tumorzellantigene. Sie ist nicht durch Histokompatibilitätsantigene oder durch Speziesbarrieren eingeschränkt. Man hat Zellen, die diese Eigenschaften aufweisen, „natural killer" Zellen, abgekürzt NK-Zellen, genannt. Mit der Fraktion der LGL ist aber noch eine zweite Aktivität assoziiert, nämlich eine antikörperabhängige zellvermittelte Zytotoxizität. Diese, abgekürzt als ADCC (antibody-dependent cell-immediated cytotoxicity) bezeichnete Aktivität wird nur in Gegenwart von IgG-Antikörpern gegen bestimmte Targetzellen beobachtet. Zellen, die diese Aktivität aufweisen, wurden ursprünglich als K-Zellen (Killer-Zellen) bezeichnet. Die meisten Autoren sind heute der Ansicht, daß NK- und K-Zellen identisch sind, das heißt, daß ein und dieselbe Population von „large granular lymphocytes" beide Formen der Zytotoxizität aufweist. Das Hauptargument für diese Einstellung ist experimenteller Natur. In allen Fraktionierungen durch Gradientenzentrifugation wanderten beide Aktivitäten absolut parallel und fanden sich in den gleichen Zellfraktionen. Man darf also annehmen, daß entweder die gleichen Zellen sowohl K- als auch NK-Aktivitäten vermitteln oder daß Zellen, die sich in Morphologie und Dichte nicht unterscheiden, entweder die eine oder die andere Funktion vermitteln [33].

Die Herkunft von NK- oder K-Zellen ist unklar. Sie exprimieren auf ihrer Oberfläche ein mit µ1 bezeichnetes Antigen, das durch Antikörper erkannt wird. Dieses Antigen, das als typisch für mono- oder myelozytäre Zellen angesehen wird, könnte für die nichtlymphozytäre Natur dieser Zellen sprechen. Andere Merkmale, wie das Vorkommen einer NaF resistenten α-Naphthylazetatesterase, eines für T-Zellen typischen Enzyms, sprechen jedoch für die Verwandtschaft von NK-Zellen mit T-Lymphozyten. Es ist unklar, aufgrund welcher Strukturen NK-Zellen sich mit ihren Targetzellen assoziieren. In jüngster Zeit gab es Hinweise darauf, daß Transferrinrezeptoren, die auf allen in schneller Teilung begriffenen Säugetierzellen exprimiert werden, das Merkmal sind, auf das NK-Zellen reagieren. NK-Zellen lysieren nicht nur Tumorzellen, sondern auch virusinfizierte Zellen. Besonders Zellen, die mit Herpesviren oder mit Influenzaviren infiziert sind, werden durch NK-Zellen erkannt und vernichtet. Die in NK-Zellen enthaltenen Granula spielen bei der Zytolyse eine wichtige Rolle. Sie enthalten, wie man aus Arbeiten mit isolierten Granula weiß, ein lytisches Prinzip. Die eigentliche Zellschädigung kommt offenbar durch die Polymerisierung von Membranproteinen in den Targetzellen und durch die Bildung von Poren zustande, durch die Wasser und Elektrolyte unkontrolliert hindurchtreten können.

Neben ihren zytotoxischen Eigenschaften haben NK-Zellen oder LGL-Zellen auch sekretorische Funktionen. Sie sezernieren eine Reihe von Lymphokinen, darunter Interleukin 1 und Interleukin 2, α- und γ-Interferon, colony stimulating factor (CSF) und einen B-Zellwachstumsfaktor (BCGF). Welche Rolle diese sekretorischen Eigenschaften spielen, ist noch nicht klar. Es ist bekannt, daß die NK-Funktion selbst durch Interleukin 2 und durch γ-Interferon gesteigert wird. Möglicherweise wirken die von NK-Zellen sezernierten Lymphokine also „autoaktivierend". Nach Befunden von C. Brooks wirkt Interleukin 2 durch die Aktivierung der γ-Interferonsekretion durch NK-Zellen (s. u.). Die von NK-Zellen ausgehenden sekretorischen Signale haben möglicherweise aber auch weitere immunregulatorische Funktionen: es wurde mehrfach berichtet, daß NK-Zellen das Wachstum von Zellen der myeloischen Reihe unterdrücken, umgekehrt aber die Proliferation von erythrozytären Vorläuferzellen fördern.

Ihrerseits sind NK-Zellen ebenfalls regulatorischen Impulsen unterworfen, die von anderen Zellen ausgehen: die von aktivierten Makrophagen und Monozyten freigesetzten Prostaglandine, besonders $PG\,E_2$ und PGD_2 hemmen die Zytotoxizität von NK-Zellen. In der gleichen Weise wirken Granulozyten auf NK-Zellen ein. Ob NK-Zellen in vivo eine Rolle spielen, etwa bei der Zerstörung von Tumorzellen oder von virusinfizierten Zellen, ist nicht ganz eindeutig. Immerhin sprechen zwei tierexperimentell zu erhebende Befunde für eine „reale" Rolle von NK-Zellen. Einerseits sind Mäuse mit einem genetischen Defekt, der das zytotoxische Potential ihrer NK-Zellen betrifft, besonders anfällig gegenüber dem Wachstum von Tumoren. Andererseits gelingt es mit NK-Zellklonen, die in vitro in Gegenwart von Interleukin 2 vermehrt wurden, das Wachstum und die metastatische Ausbreitung von Tumorzellen in vivo zu hemmen. Bei Patienten mit verschiedenen Typen von Leukämien oder anderen lymphoproliferativen Erkrankungen fanden sich erniedrigte NK-Zellaktivitäten. Ob dieses Phänomen als Folge oder als Ursache der malignen Erkrankung anzusehen ist, steht dahin. Bemerkenswert ist allerdings, daß schon Patienten mit präleukämischen Syndromen derartige Erniedrigungen ihrer NK-Zellaktivitäten aufweisen.

2.2 Humorale Bestandteile des Immunsystems

2.2.1 Antikörper, Strukturen und Funktion

Antikörper sind die Produkte von B-Zellen. Sie werden zunächst als membrangebundene Proteine, die mit ihren beiden antigenbindenden Armen nach „außen" weisen, synthetisiert. Nach der Interaktion dieser als Rezeptoren fungierenden membrangebundenen Antikörper mit Antigen werden lösliche Antikörper hergestellt, die die Zelle verlassen. Alle membrangebundenen Antikörper tragen am carboxylterminalen Ende ihrer schweren Kette eine Sequenz von hydrophoben Aminosäuren. Zum Export bestimmte Antikörper werden ohne die hydrophobe Sequenz hergestellt. Dies geschieht durch eine Umschaltung auf der Ebene der Transkription. Zur Herstellung membrangebundener Antikörper wird ein längeres Transkript angefertigt, das ein Stopkodon nahe dem 3′-Ende des Gens für den konstanten Anteil der schweren Kette enthält. Aus diesem Transkript, das die Kodons für die hydrophoben Aminosäuren nahe dem Stopkodon enthält, werden vor der Translation durch „splicing" ein früheres Stopkodon mit einigen weiteren Kodons entfernt. Auf diese Weise entsteht nach der Translation eine H-Kette mit einer kurzen hydrophoben Sequenz am carboxylterminalen Ende. Werden lösliche Antikörper synthetisiert, dann terminiert die Transkription schon am ersten Stopkodon. Es entsteht also ein kürzeres Transkript, das die hydrophoben Sequenzen nicht mehr enthält *(Abb. 2.11)*.

Antikörper bestehen aus je zwei „schweren" (440 Aminosäuren) und je zwei „leichten" (220 Aminosäuren) Ketten, die über eine „Gelenkregion" und über mehrere Disulfidbrücken zu einem Y-förmigen Molekül verbunden sind [7].

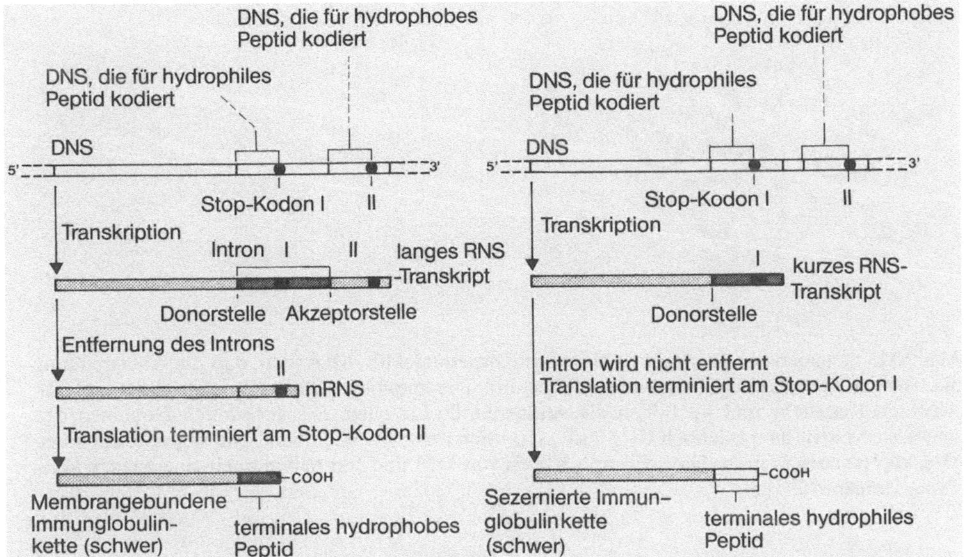

Abb. 2.11. Synthese der schweren Kette von membrangebundenem und von sezerniertem Immunglobulin. Die für die schwere Kette kodierende DNS enthält zwei Stopkodons. Zwischen diesen Stopkodons befindet sich DNS, die für ein terminales hydrophobes Peptid kodiert. Dieses Peptid wird zur Insertion der schweren Kette in die Zytoplasmamembran benötigt. Zunächst wird aus dem langen RNS-Transkript ein Intron, das auch das erste Stopkodon enthält, herausgeschnitten. Dadurch entsteht eine messenger-RNS, die das zweite Stopkodon und gleichzeitig die Sequenz für das terminale hydrophobe Peptid enthält. Zur Synthese für die zur Sekretion bestimmten Antikörper wird ein kurzes Transkript hergestellt, das das erste Stopkodon enthält und dem die Sequenzen für die Synthese für das hydrophobe Peptid fehlen.

Sowohl die leichten als auch die schweren Ketten setzen sich aus konstanten (am COOH-Ende) und variablen Anteilen (am NH_2-Ende) zusammen *(Abb. 2.12)*. Die schweren Ketten werden durch zwei -S-S-Brücken im Bereich der sogenannten „Gelenkregion" zusammengehalten. Der Zusammenhalt der leichten mit den schweren Ketten wird durch je eine -S-S-Brücke gewährleistet, so daß ein Antikörpermolekül insgesamt vier Disulfidbrücken aufweist, die den Zusammenhalt der Peptidketten untereinander sicherstellen. Zusätzlich zu diesen Disulfidbrücken *zwischen* den Ketten existieren aber noch ketteninterne -S-S-Brücken, die in den schweren Ketten je vier und in den leichten Ketten je zwei „Schleifen" bilden. Man nennt diese „Schleifen" auch „Domänen". Innerhalb dieser Domänen sind die Aminosäuren durch hydrophobe Wechselwirkungen dicht gepackt. Jede Domäne hat ihre besondere Funktion: die V_H- und V_L-Domänen sind durch die Variabilität ihrer Aminosäuresequenzen dazu bestimmt, den antigenbindenden Anteil zu formen. Die CH_2-Domäne im IgG-Molekül ist der Bindungsort für C1q, den Komplementanteil, mit dem die Komplementkaskade startet, während die CH_3-Domäne der Anheftung eines Antikörpers an seinen Fc-Rezeptor dient. Wie Homologien in den Aminosäuresequenzen der Domänen vermuten lassen, sind diese Abschnitte ursprünglich aus Genverdoppelungen hervorgegangen. Die proteolytischen Enzyme Papain und Pepsin spalten Antikörpermoleküle in mehrere charakteristische

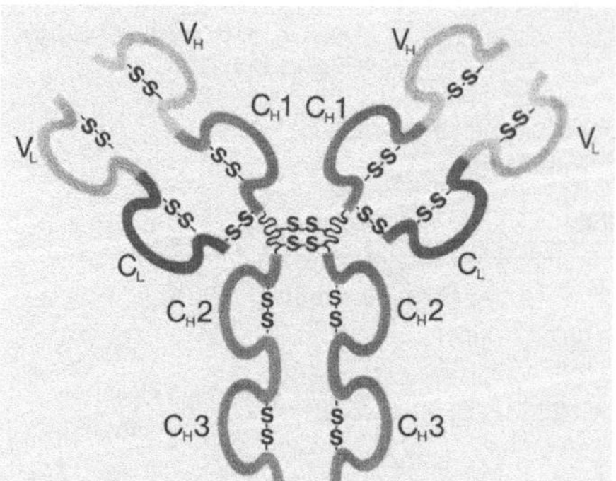

Abb. 2.12. Schematische Darstellung eines Antikörpermoleküls. Man sieht, daß die schweren und die leichten Ketten in sog. Domänen gefaltet sind. Die variablen Domänen der leichten und der schweren Ketten V_L und V_H bilden die Antigenbindungsstellen. Die konstanten Domänen der schweren Ketten (hauptsächlich CH_2 und CH_3) bestimmen weitere biologische Eigenschaften des Moleküls (s. auch Kap. 3). Die schweren Ketten von IgM und IgE haben noch eine weitere konstante Domäne (CH_4).

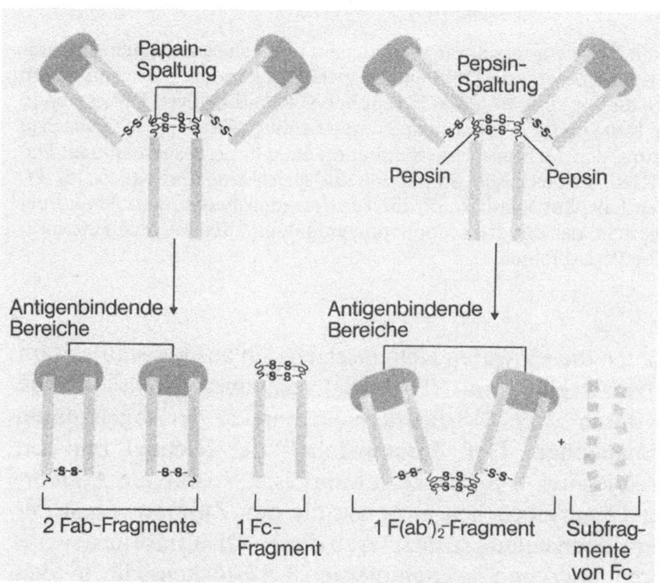

Abb. 2.13. Entstehung von Antikörperfragmenten durch die Verdauung mit Papain und Pepsin. Im Fall von Papain entstehen zwei einzelne Fab-Fragmente sowie ein Fc-Fragment. Durch Spaltung mit Pepsin entsteht ein F (ab')₂-Fragment, während das Fc-Stück in lauter Subfragmente zerlegt wird (s. auch Kap. 3).

Fragmente *(Abb. 2.13)*. Papain spaltet die schweren Ketten knapp N-terminal von den sie verbindenden -S-S-Brücken. Auf diese Weise entstehen zwei einzelne Fab-Stücke (fragment antigen binding) und ein Fc-Stück, das seine Bezeichnung (fragment crystallising) wegen seiner Tendenz zur Kristallbildung trägt. Pepsin spaltet ebenfalls in der Scharnierregion, jedoch „unterhalb" der -S-S-Brücke, also näher am Carboxylende. Auf diese Weise entsteht ein F(ab')₂-Fragment, bei dem die beiden antigenbindenden Arme noch durch die Disulfidbrücken zwischen den schweren Ketten zusammengehalten werden. Solche F(ab')$_2$-Präparate haben also noch die Fähigkeit zur Vernetzung von Antigenen und zur Präzipitatbildung. Allerdings fehlt ihnen das Fc-Stück, das zu kleinen Einheiten abgebaut wird. Damit entfallen natürlich auch die biologischen Funktionen dieses Antikörperteiles: die Bindung an Makrophagen oder Granulozyten über deren Fc-Rezeptoren und die Fähigkeit zur Komplementaktivierung.

Es war bereits die Rede davon, daß alle Antikörper aus je 2 identischen schweren und 2 ebenfalls identischen leichten Ketten aufgebaut sind. Es gibt 5 Klassen von schweren Ketten: γ, α, μ, δ und ε. Da die physikochemischen und die funktionellen Eigenschaften eines Antikörpermoleküls von den schweren Ketten bestimmt werden, gibt es analog zu deren Zahl auch 5 Antikörperklassen. Von den leichten Ketten existieren nur 2 Typen, κ und λ, die sich in allen Antikörperklassen finden.

Funktionell sind κ und λ äquivalent. In einem Antikörpermolekül gibt es jedoch entweder 2 κ- oder 2 λ-Ketten; nie je eine Kette beider Typen zugleich. Die verschiedenen Antikörperklassen, die zusammen etwa 20% der Plasmaproteine ausmachen, haben unterschiedliche Funktionen. *Tabelle 2.4* gibt eine Übersicht [29].

IgG-Antikörper (mit γ-Ketten) sind die häufigsten Immunglobuline. Sie binden sich über ihre Fc-Fragmente an die Fc-Rezeptoren auf Makrophagen und auf den weißen Blutzellen und induzieren auf diese Weise die Phagozytose der von ihnen gebundenen Mikroorganismen. Nach der Bindung an Antigene (Mikroorganismen) besitzen sie auch die Fähigkeit zur Komplementaktivierung und zur Abtötung von Bakterien bereits außerhalb phagozytierender Zellen. IgG-Antikörper binden auch an die Fc-Rezeptoren von Plazentazellen und gelangen anschließend über einen endozytotischen Prozeß in den fötalen Kreislauf. Andere Antikörper sind zur Bindung an diese Fc-Rezeptoren nicht befähigt: sie können deshalb auch nicht vom mütterlichen in den kindlichen Kreislauf gelangen.

IgM-Antikörper sind die während einer primären Immunantwort synthetisierten Antikörper. Typischerweise stellt eine IgM produzierende Zelle sich später – wäh-

Tabelle 2.4. Die biologischen Eigenschaften menschlicher Immunglobuline (IgG, IgA, IgM, IgD und IgE)

Klasse	IgG				IgA		IgM	IgD	IgE
Untergruppe	G$_1$	G$_2$	G$_3$	G$_4$	A$_1$	A$_2$			
Serumkonzentration (mg/ml)	7,2	3,5	0,8	0,3	1,9	0,2	1,9	0,03	0,0001
Anzahl der antigenbindenden Stellen im Molekül (Valenz)	2	2	2	2	2	2	5 (10)	2	2
Halbwertszeit (Tage)	21	21	7	21	6	6	5	3	2,5
Komplementbindung	+ +	+	+ +	0	0	0	+ +	?	0
Bindung an homologe Mastzellen	0	0	0	±	0	0	0	0	+
Bindung an phagozytierende Zellen	+ +	+	+ +	±			0		
Transplazentaler Transfer	+	+	+	+	0	0	0	0	0

IgM: 10 Valenzen (aus räumlichen Gründen sind nur 5 verfügbar)

rend einer sekundären Immunantwort – um und produziert einen anderen Antikörper, zum Beispiel IgG (man spricht in diesem Zusammenhang von „class switch"). IgM-Antikörper enthalten μ-Ketten und sind durch -S-S-Brücken zu pentameren Aggregaten vereinigt. Bei der Bildung dieser pentameren Form spielt ein besonderes Polypeptid, die J-Kette (J = joining chain) (Mr 20000 Dalton), insofern eine wichtige Rolle, als es zunächst die kovalente Verbindung zweier einzelner IgM-Moleküle über ihre Fc-Stücke ermöglicht. IgM-Moleküle spielen fernerhin in der B-Zellenentwicklung eine besondere Rolle. Sie sind die ersten Antikörper, die eine junge B-Zelle synthetisiert, auch wenn sie sich später auf die Produktion einer anderen Antikörperklasse „umstellt". Sogenannte Prä-B-Zellen synthetisieren nur μ-Ketten. Im Zuge ihrer Reifung zu B-Zellen erwerben sie die Fähigkeit zur Synthese von κ- oder λ-Ketten, die sich nun mit den μ-Ketten zu IgM-Molekülen verbinden. Diese Moleküle werden über die bereits erwähnte hydrophobe Aminosäuresequenz in den schweren Ketten in die Membran inseriert. Eine solche Zelle ist dann bereit, als B-Zelle zu funktionieren, das heißt nach Kontakt mit einem passenden Antigen lösliche Antikörper herzustellen. IgM- können ähnlich wie IgG-Antikörper Mikroorganismen opsonieren und – stärker noch als IgG – Komplement aktivieren.

IgA-Moleküle enthalten α-Ketten. Sie finden sich hauptsächlich in Sekreten, also in der Tränenflüssigkeit, im Speichel, in der Milch und in den Sekreten des Magen-Darmtraktes sowie des Bronchialbaumes. IgA-Moleküle können als Monomere vorliegen; häufiger aber sind sie durch eine J-Kette über ihre Fc-Stücke zu Dimeren zusammengeschlossen. Zusätzlich enthalten diese Dimere, wenn sie in Sekreten auftauchen, eine sogenannte sekretorische Komponente (secretory component). Dieses Peptid hat ein Molekulargewicht von 71000 Dalton. Es ist im Gegensatz zur α-Kette und zu der jeweils synthetisierten κ- oder λ-Kette kein Produkt eines B-Lymphozyten, sondern des sekretorischen Epithels. Die sekretorische Komponente befindet sich (wie am Rezeptor) auf der dem Blutstrom zugekehrten Seite der Zelle und bindet IgA-Dimere. Durch Endozytose und anschließende Exozytose gelangt der neugebildete IgA-Komplex dann auf die dem Drüsenlumen zugewandte Seite des Epithels und schließlich in das Lumen selbst. IgA schützt Schleimhautflächen gegen eindringende Mikroorganismen. Diese Antikörper sind wichtige Bestandteile der immunologischen „Verteidigung" von Körperoberflächen.

Die protektive Bedeutung von IgE-Antikörpern ist nicht völlig klar. Diese eine ε-Kette enthaltenden Antikörper binden sich über ihre Fc-Fragmente an spezifische Rezeptoren, die sich ausschließlich auf Mastzellen oder auf den basophilen Leukozyten des Blutes befinden. Die Bindung eines Antigens an diese zellständigen Antikörper führt immer dann, wenn 2 oder mehr benachbarte Antikörpermoleküle durch ein Antigen verbunden werden, zu einer Konformationsänderung des Fc-Teiles und zu einer Reihe weiter unten geschilderter biochemischer Ereignisse, an deren Ende die Ausschüttung von Serotonin oder Histamin steht. Diese Mediatoren bewirken eine Erhöhung der Kapillarpermeabilität für Makromoleküle und weiße Blutzellen. IgE-Antikörper sind die Schlüsselmoleküle der Überempfindlichkeit vom akuten Typ; ihre Reaktion mit Antigen kann zu allergischen Erkrankungen wie Heuschnupfen oder Asthma bronchiale führen. Ihre physiologische Bedeutung liegt unter Umständen in der Koppelung ihrer Funktion an die Ausschüttung von Mediatoren und an den daran gebundenen Austritt von Leukozyten, Antikörpern und Komplementbestandteilen in den perikapillären Raum.

Die Bedeutung von IgD-Antikörpern ist noch unklar. Sie finden sich fast ausschließlich als membrangebundene Rezeptoren. Nur selten scheinen B-Zellen, die IgD-Moleküle an ihrer Oberfläche tragen, durch Kontakt mit Antigen zur Synthese löslicher IgD-Moleküle stimuliert zu werden. Ob den IgD-tragenden B-Zellen irgendeine spezifische (regulatorische?) Bedeutung zukommt, muß abgewartet werden.

2.2.1.1 Die genetische Basis für die Variabilität von Antikörpern [13, 14, 16, 35, 36]

Eine Maus kann nach neueren Schätzungen zwischen 10^6 und 10^7 verschiedene Antikörpermoleküle herstellen; es ist anzunehmen, daß die entsprechende Zahl für den Menschen sich eher an der oberen Grenze dieses Bereiches bewegt. Wenn für jeden dieser Antikörper ein eigenes Gen existiert, müßte das menschliche Genom allein für die Herstellung von einer Million verschiedener Antikörper mindestens 2×10^9 Nukleotidpaare enthalten. Da der Zellkern einer tierischen Zelle im Durchschnitt aber nur 3×10^9 Nukleotidpaare enthält, wäre in diesem Fall fast das gesamte Genom mit der Programmierung der Antikörpersynthese befaßt, und es bestünde keine Kapazität mehr für andere Proteine. Der in der Evolution begangene Weg zur Herstellung einer großen Zahl verschiedener Antikörper muß also anders verlaufen sein. 1976 zeigten Hozumi und Tonegawa, daß die Genabschnitte, die für die konstanten und variablen Anteile von Antikörpermolekülen kodieren, in Embryonalzellen auf verschiedenen DNS-Fragmenten liegen und daß diejenigen Abschnitte eines Antikörpergens, die schließlich die Synthese eines bestimmten Antikörpers steuern, erst durch somatische Rekombination zusammengeführt werden. Heute weiß man, daß für die Synthese jeder Antikörperkette – schwer oder leicht – ein „Genpool" zur Verfügung steht, aus dem jeweils nur ein einziges Polypeptid synthetisiert wird. Für die variablen (V) Anteile von κ-Ketten existieren mehrere hundert Gene, von denen während der B-Zellentwicklung eines in die unmittelbare Nachbarschaft zu einem von 4 J (joining)-Genen gebracht wird. Dieses V-Gen, das die Information für 97 Aminosäuren trägt, wird dann zusammen mit dem „gewählten" J-Gen (13 Aminosäuren) und dem C-Gen für die konstante Region in eine Prä-messenger-RNS transkribiert. Durch sogenanntes „gene splicing" wird aus diesem Messenger-RNS-Vorläufer oder RNS-Vorläufermolekül der nicht benötigte Abschnitt zwischen dem J- und C-Gen herausgeschnitten. Es resultiert eine Messenger-RNS, die nun direkt in eine κ-Kette mit einer bestimmten Spezifität translatiert werden kann *(Abb. 2.14)*.

Die Synthese einer H-Kette gestaltet sich noch komplexer als die einer L-Kette, weil an der Synthese der variablen Region außer V_H-Genen und J-Segmenten noch mindestens 10 sogenannte D (diversity)-Gene beteiligt sind. Dadurch wird die Möglichkeit zur Herstellung variabler Regionen bei gleicher Anzahl von V_H- und J-Genen noch um eine Größenordnung erhöht. Bei mehreren hundert V_L-Genen und 4 J-Genen beträgt die Anzahl der variablen Regionen auf κ-Ketten etwa 1000. λ-Ketten entstehen aus nur 2 V_L-Genen und 1 J-Segment. Durch die D-Gene erhöht sich die Zahl der möglichen variablen Regionen auf schweren Ketten auf 10 000. Es ergibt sich also, wenn sich jede leichte Kette mit einer beliebigen H-Kette verbinden kann, aus dieser einfachen Rechnung ohne weiteres die Möglichkeit zur Synthese

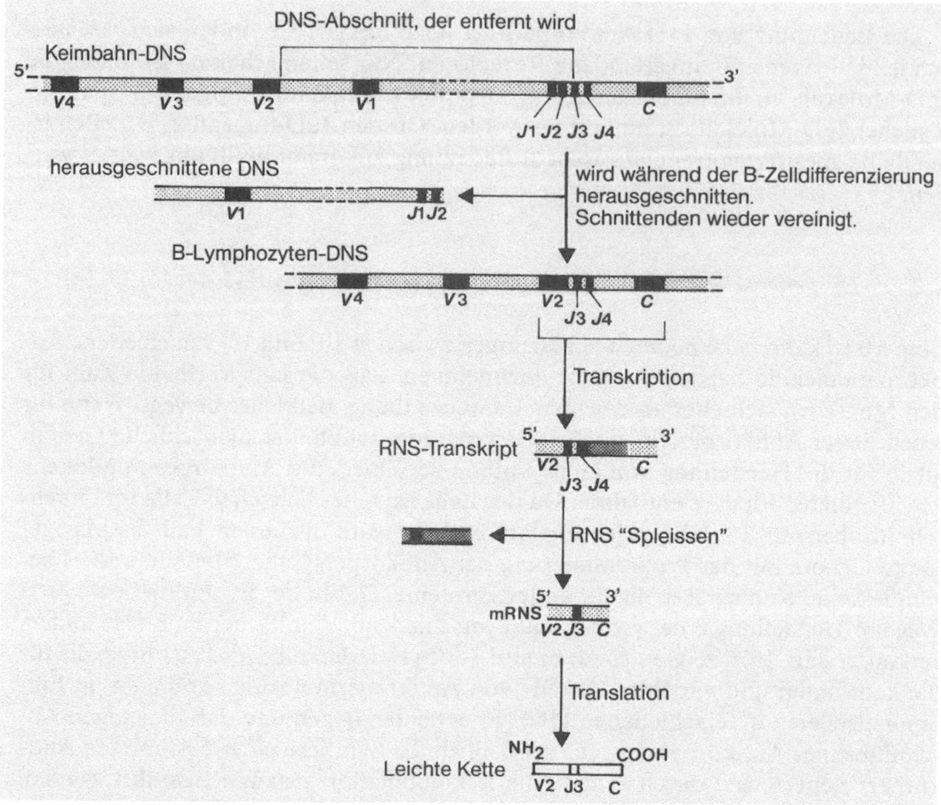

Abb. 2.14. Die Entstehung einer leichten Kette durch DNS-Rekombination und Spleissen. In der DNS der Keimbahn werden die Immunglobulingene nicht exprimiert und sind aus diesem Grunde auch noch nicht rearrangiert: die 4 J-Gensegmente sind voneinander und auch vom C-Gen, das für den konstanten Anteil kodiert, durch kurze Introns getrennt. Von den V-Genen sind sie durch ein sehr langes DNS-Stück von mehreren hundert Kilobasen getrennt. Während der B-Zellentwicklung wird das für die Expression bestimmte V-Gen (im vorliegenden Fall V_2) in die Nachbarschaft eines der J-Gene (im vorliegenden Fall J_3) gebracht. Die zwischen diesen beiden Einheiten liegende DNS wird eliminiert. Bei der folgenden Transkription werden das „überzählige" J-Gen (J_4) sowie Intronsequenzen transkribiert und dann durch das Spleissen des RNS-Transkripts herausgeschnitten. Die verbleibende mRNS enthält dann nur noch jene Gene, die zur Synthese der gewünschten leichten Kette gebraucht werden.

von $1000 \times 10\,000 = 10^7$ variablen Regionen. Hinzu kommt, daß die Verbindung zwischen V- und J-Genen nicht absolut zuverlässig an einer bestimmten „Nahtstelle" stattfindet; durch eine gewisse „Ungenauigkeit" in diesem Prozeß entsteht also eine weitere Quelle der Variabilität von Antikörpern. Auch ereignen sich während der B-Zelldifferenzierung somatische Mutationen in den V-Genen oder in ihrer unmittelbaren Nachbarschaft. Auch wenn viele dieser Veränderungen einen Funktionsverlust nach sich ziehen, müßte sich die für die Maus abgeleitete Zahl von 10^7 durch die Rekombination bzw. Mutationsfrequenz noch um 1–2 Größenordnungen erhöhen.

Zwei Begriffe sind im Zusammenhang mit der Variabilität von Antikörpern noch wichtig: einmal das bereits erwähnte „class switching" und zum anderen das Phä-

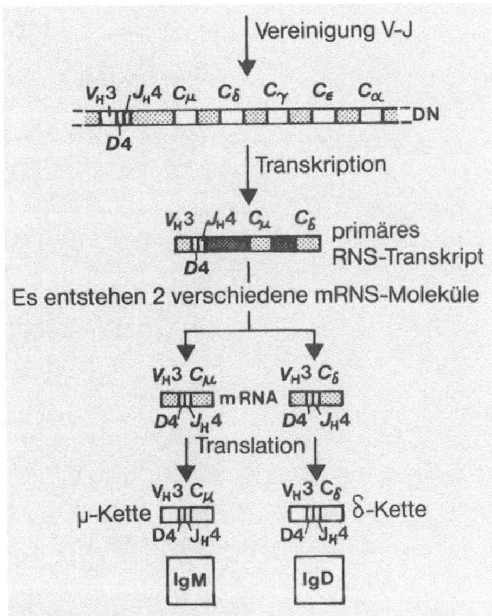

Abb. 2.15. B-Zellen, die gleichzeitig membrangebundene IgM- und IgD-Antikörper herstellen, produzieren zunächst lange RNS-Transkripte, die sowohl die Sequenzen für die konstanten Abschnitte der µ- als auch der ϑ-Ketten enthalten. Diese Transkripte werden dann auf zwei verschiedene Weisen gespleisst, so daß einmal ein mRNS-Molekül mit einem konstanten µ-Anteil und zum anderen eine mRNS mit einem konstanten ϑ-Anteil entsteht. Nach Übersetzung dieser beiden mRNS-Typen entsteht einmal eine µ-Kette, zum anderen eine ϑ-Kette. Beide Ketten haben die gleiche Antikörperspezifität und ergeben nach Kombination mit der leichten Kette Antikörper verschiedener Klassen, aber gleicher Spezifität.

nomen des Allelenausschlusses. Als „class switching" bezeichnet man das Phänomen, daß eine B-Zelle, die gegen ein Antigen reagiert, zunächst IgM, später aber einen Antikörper mit der gleichen – oft verbesserten – Spezifität, aber aus einer anderen Klasse, synthetisiert. Auch diese Erscheinung kann – zumindest formal – mit DNS-Rekombinationsvorgängen erklärt werden, die *ausschließlich die schwere Kette* betreffen. Zunächst kommen die zur Herstellung der variablen Region nötigen Gene in die Nachbarschaft des $C\mu$-Gens. Zu einem späteren Zeitpunkt kann eine neue Rekombination diese Gene unter Deletion der dazwischen liegenden DNS in die Nachbarschaft eines anderen C-Gens bringen *(Abb. 2.15)*. Von B-Zellen, die IgG oder IgA sezernieren, ist gezeigt worden, daß sie die Gene für $C\mu$ oder $C\delta$ nicht mehr enthielten. Das ebenfalls bekannte Phänomen, daß eine B-Zelle neben membrangebundenem IgM noch einen zweiten membrangebundenen Antikörper synthetisiert, kann durch die Herstellung langer RNS-Transkripte und anschließendes Spleißen an verschiedenen Stellen erklärt werden.

Unter Allelenausschluß versteht man die Tatsache, daß eine B-Vorläuferzelle während ihrer Differenzierung zur B-Zelle aus paternalen und maternalen Genen für H- und L-Ketten auswählt und für die Synthese des von ihr schließlich gebildeten Antikörpers nur leichte Ketten einheitlicher Herkunft und ebenso schwere Ketten einheitlicher Herkunft herstellt. Es werden dazu entweder das paternale oder das maternale Allel einer H-Kette bzw. einer κ- oder λ-Kette, nie aber beide Allele benutzt *(Abb. 2.16)*.

Vorläuferzelle
mütterlich
väterlich
x
x
λ
λ
H
H
Prä-B-Lymphozyt
mütterlich
väterlich
x
x
λ
λ
H
H
ausgewählte
Gene für
schwere Kette
ausgewählte
Gene für
leichte Kette
B-Zelle
mütterlich
väterlich
x
x
λ
λ
H
H
väterliche
L-Kette
mütterliche
S-Kette
Antikörper

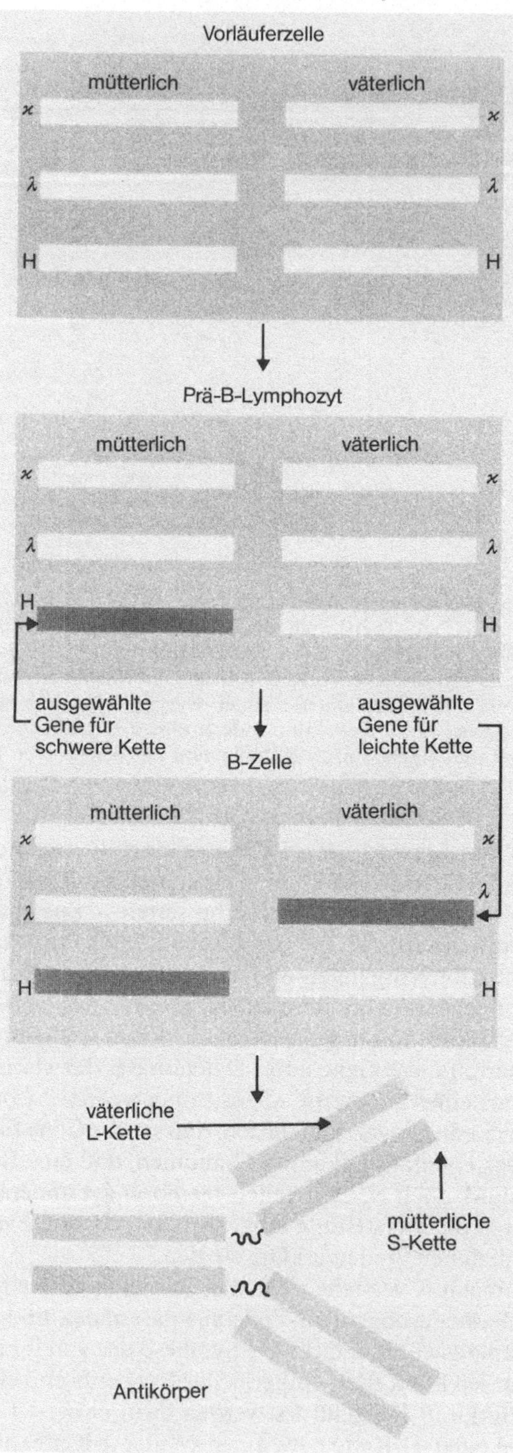

Abb. 2.16

2.2.1.2 Physikalisch-chemische Aspekte der Antikörperbindung

Die Bindung zwischen Antigen und Antikörper ist reversibel. Nach dem Massenwirkungsgesetz kann man formulieren:

$$[Ag] + [Ak] \rightleftharpoons [AgAk]$$

Die Stärke der Bindung zwischen Antigen und Antikörper wird durch die Bindungskonstante k wiedergegeben:

$$k = \frac{[AgAk]}{[Ag] \times [Ak]}$$

Man kann diese Konstante dadurch bestimmen, daß man diejenige Antigenkonzentration mißt, bei der die Hälfte aller Antikörperbindungsstellen besetzt sind. Es gilt dann $[AgAk] = Ak$ und $k = 1/Ag$. Der Kehrwert derjenigen Antigenkonzentration, die benötigt wird, um die Hälfte aller Antikörperbindungsstellen zu besetzen, ist also identisch mit der Bindungskonstante. Dieser Wert liegt im allgemeinen im Bereich zwischen 5×10^4 bis 10^{12} l/mol. Die Bindungskonstante sagt etwas über die sterische und die elektronische Komplementarität zwischen Antigendeterminante und Bindungsstelle des Antikörpers aus. Sie hat nichts mit der Zahl der Bindungsstellen zu tun.

Die exakte Entsprechung zwischen Antigen und Antikörperbindungsstelle stellt einen stärkeren Reiz für die Zellteilung und Antikörpersekretion dar als eine schwache Bindung. So kommt es, daß im Verlaufe einer sekundären Immunreaktion vorwiegend Antikörper mit höherer Bindungskonstante gebildet werden. Man spricht in diesem Zusammenhang von „Reifungsanpassung".

Im Gegensatz zur Bindungskonstante bezeichnet die Avidität eines Antikörpers für ein Antigen die Gesamtstärke der Bindung, die auch eine Funktion der Zahl der Bindungsstellen ist. Ein Antigen mit vielen antigenen Determinanten wird durch Antikörper stärker gebunden als ein Antigen, das nur wenige solcher Determinanten besitzt. Die Häufigkeit, mit der eine antigene Determinante auf einem Antigen vorkommt, wird auch als „Valenz" bezeichnet. Es leuchtet ein, daß ein „multivalentes" Antigen, d. h. ein Antigen, auf dem sich dieselbe antigene Determinante mehrfach wiederholt, stärker durch einen Antikörper gebunden werden kann als dasselbe Antigen, das nur eine oder einzelne dieser Determinanten trägt.

Ob bei der Bindung zwischen Antigen und Antikörpern vernetzte Aggregate entstehen oder nicht, hängt vom molaren Verhältnis der beiden Komponenten ab. Bei einem großen Antikörperüberschuß wird jede antigene Determinante durch einen anderen Antikörper besetzt sein. Bei Antigenüberschuß werden nur wenige Antigenmoleküle durch Antikörper untereinander vernetzt sein. Erst bei etwa äquiva-

◄ **Abb. 2.16.** Das Prinzip des Allelenausschlusses. Jede Zelle verfügt über vier Gruppen von Genen, die für leichte Ketten und über zwei Gengruppen, die für schwere Immunglobulinketten kodieren. Während der Zellentwicklung muß eine Vorläuferzelle zunächst einmal eine Gengruppe zur Synthese einer schweren Kette aussuchen. Durch diesen Vorgang wird sie eine B-Zelle, die zytoplasmatische schwere Ketten (μ) herstellt. Nach einer Zeit ausgiebiger Proliferation aktiviert die Prä-B-Zelle nun die für eine κ- oder λ-Kette kodierende Gengruppe und verwandelt sich anschließend in eine B-Zelle, die ein spezifisches IgM-Molekül herstellt (s. auch Abb. 2.3.).

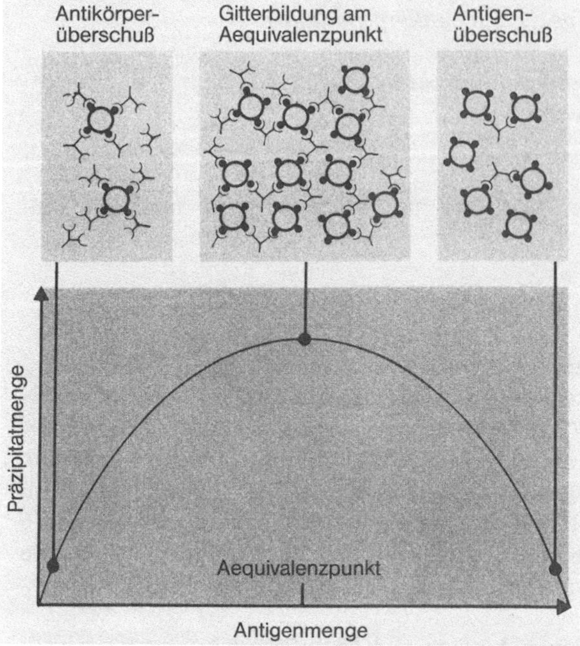

Abb. 2.17. Der Einfluß verschiedener Antigenkonzentrationen auf die Bildung von Antigen/Antikörperkomplexen. Am Äquivalenzpunkt liegen Antigen und Antikörper etwa in der gleichen molaren Konzentration vor. Die kleinsten Komplexe erhält man bei hohem Antigenüberschuß. Mit Antikörpern gesättigtes, aber nicht weitgehend vernetztes Antigen bekommt man bei Antikörperüberschuß. Große und untereinander mehrfach vernetzte Antigen-Antikörperkomplexe erhält man nur am Äquivalenzpunkt.

lentem molaren Verhältnis kann sich ein hoher Vernetzungsgrad herausbilden, der die Entstehung großer Aggregate begünstigt *(Abb. 2.17).*

Die Interaktion von Antikörpern mit ihren Antigenen läßt sich entweder direkt oder indirekt messen. Bei der direkten Messung wird radioaktives Antigen mit Antikörpern versetzt. Anschließend werden die radioaktiven Antikörper-Antigenkomplexe durch Anti-IgG gefällt und gemessen.

Die indirekte Messung erfolgt durch sekundäre Phänomene, die sich nach der Antikörper-Antigeninteraktion abspielen: dazu gehören Präzipitation, Agglutination von Zellen und Komplementverbrauch. Die zuletzt genannte Reaktion beruht auf der Tatsache, daß Komplement sich nur an ein Antikörpermolekül bindet, das seinerseits Antigen gebunden hat. Man kann also aus dem Komplementverbrauch, den man mit einer zweiten komplementabhängigen Immunreaktion bestimmt, auf die ursprüngliche Komplexbildung zwischen Antigen und Antikörper schließen.

2.2.2 Lymphokine

Lymphokine sind Proteine oder Glykoproteine mit Signalfunktion, die von Lymphozyten in bestimmten physiologischen Situationen sezerniert werden. Ähnliche Stoffe werden auch von Monozyten-Makrophagen und von Zellen der myeloischen

Reihe abgegeben. Auch Zellen, die nicht zum Immunsystem gehören, können regulatorisch wirksame Glykoproteine oder Proteine produzieren und freisetzen: die Sekretion von α-Interferon durch viele virusinfizierte Zellen ist ein Beispiel. Man hat die ganze Gruppe dieser Proteine deshalb auch unter dem unverbindlicheren Begriff „Zytokine" zusammengefaßt. Lymphokine oder Zytokine haben drei Hauptfunktionen: viele von ihnen sind *Wachstumsfaktoren* oder Stimulatoren der Zellteilung. Andere sind *Differenzierungsfaktoren,* das heißt, sie bewirken die gesetzmäßige Weiterentwicklung einer Zelle, erkennbar am sequentiellen Auftreten neuer morphologischer und funktioneller Parameter. Schließlich können Lymphokine auch *Effektorfunktionen* verstärken: die Steigerung der NK-Funktion von großen granulären Lymphozyten durch γ-Interferon und Interleukin 2 ist ein Beispiel. Einzelne Lymphokine können auch mehrere dieser Funktionen wahrnehmen. Typische Faktoren, die sowohl proliferative als auch differenzierende Impulse vermitteln, sind die „colony stimulating factors". Diese Faktoren werden von stimulierten Makrophagen oder von T-Lymphozyten, möglicherweise auch von anderen Zellen, abgegeben; sie beeinflussen die Expansion und Differenzierung von Vorläuferzellen der myeloischen, der monozytären oder der erythrozytären Reihe. Bis heute wurden folgende Faktoren unterschieden: Interleukin 3, ein Glykoprotein, das die Selbstpropagation, also die Expansion von noch nicht „festgelegten" Stammzellen bewirkt. EPA (erythroid promoting activity) oder BPA (burst promoting activity), ein Protein mit bereits bekannter Struktur, das frühe Stufen der Erythropoese stimuliert und damit das zelluläre Substrat für das auf späterer Entwicklungsstufe angreifende Erythropoetin liefert. CSF-M, koloniestimulierender Faktor für monozytäre Zellen, CSF-G, ein die Bildung von Granulozyten stimulierender Faktor und CSF-GM, ein Glykoprotein, das offenbar beide Spezifitäten besitzt, sind ebenfalls gut voneinander abgrenzbar [5]. Vermutlich gibt es noch weitere koloniestimulierende Faktoren, deren Charakterisierung erst noch bevorsteht [21]. Bemerkenswert ist, daß Immunzellen, die durch ihren Kontakt mit einem Antigen oder mit einem unspezifischen Mitogen aktiviert wurden, Stoffe sezernieren, die einen Wachstums- und Differenzierungsreiz für noch unreife Vorläuferzellen darstellen. Im weitesten Sinne könnte dieser Zusammenhang als die „Sicherung von Nachwuchs" für diejenigen Effektorzellen gedeutet werden, die in einer akuten oder chronischen Auseinandersetzung mit „spezifisch" oder „pauschalierend" als fremd erkannten Strukturen stehen. Zur Verdeutlichung: spezifisch fremd wäre jedes durch einen bestimmten T-Zellrezeptor erkannte Antigen, das durch eine antigenpräsentierende Zelle in räumlicher Zuordnung zu einem HLA-Antigen der Klasse I oder II angeboten wird. Als „pauschal" fremd wären mikrobielle Strukturen wie LPS oder 1,3 β-D-Glukane zu bezeichnen, die offenbar unter Umgehung dieses Erkennungsweges eine Makrophagenreaktion oder im Falle von LPS sogar eine B-Zellreaktion auslösen können.

In der Immunantwort selbst, d. h. in der Präsentation eines Antigens durch einen Makrophagen oder eine dendritische Zelle, in der nachfolgenden Erkennung des Antigens durch einen T-Lymphozyten und in der anschließenden Proliferation von T-Helferzellen oder zytotoxischen T-Lymphozyten spielen zwei hintereinander geschaltete Lymphokine eine entscheidende, d. h. unerläßliche Rolle: die *Interleukine 1 und 2* [8].

Interleukin 1 ist ein Monokin mit einem Molekulargewicht von 11 000 Dalton. Es

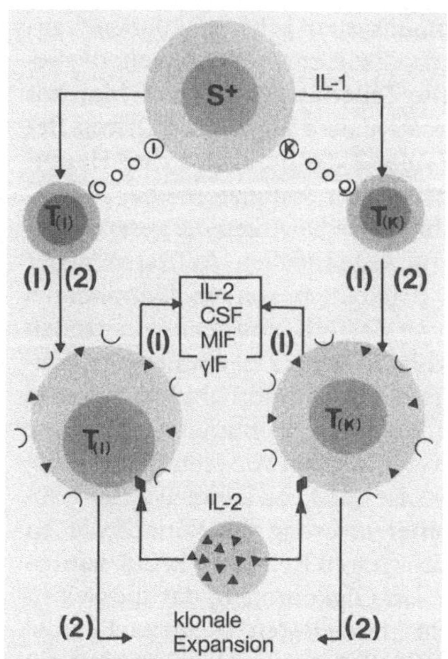

Abb. 2.18. Schema der T-Zellaktivierung und der klonalen Expansion. Eine T-(K)Zelle oder eine T-(H)Zelle erkennen auf einem Makrophagen oder auf einer anderen „Stimulator-"Zelle Antigen in Verbindung mit einem MHC-Antigen der Klasse I oder II. K steht hier stellvertretend für alle Klasse I-, I für Klasse II-Antigene. Durch die Erkennung von Antigen einerseits und durch einen humoralen Stimulus, der durch Il-1 vermittelt wird, kommt es zu einer T-Zellaktivierung. Diese Aktivierung äußert sich zunächst in der Expression von Il-2-Rezeptoren. Bei weiterem Kontakt mit Antigen bilden die aktivierten Lymphozyten Lymphokine, im hier gewählten Beispiel Interleukin 2, colony stimulating factor, migration inhibitory factor und γ-Interferon. Durch Interaktion von Il-2 mit seinem Rezeptor kommt es zur Expansion der aktivierten T-Zellklone.
(1) Signal durch Antigen; (2) Signal durch Interaktion mit einem Lymphokin.

wird von aktivierten Makrophagen und von antigenpräsentierenden Zellen abgegeben. Zur Aktivierung einer T-Helfer- oder zytotoxischen T-Zelle sind zwei Signale nötig: einmal die Erkennung des Antigens im Zusammenhang mit dem passenden HLA-Komplex, zweitens Interleukin 1. Erst wenn beide Signale empfangen werden, kann eine T-Zelle Interleukin 2 bilden und Rezeptoren für dieses zweite Lymphokin ausbilden. Damit wird sie selbst auch empfindlich für Interleukin 2. Die obenstehende Abbildung *(Abb. 2.18)* veranschaulicht den Gang der Ereignisse und die Rolle der Interleukine 1 und 2 in der T-Zellaktivierung.

Es bleibt allerdings nachzutragen, daß Interleukin 2-Rezeptoren nicht nur in der beschriebenen Weise, sondern auch unter dem Einfluß von Lektinen, also von unspezifischen Mitogenen wie Concanavalin A oder PHA, exprimiert werden. Dasselbe gilt – wenn auch mit Einschränkungen – für die Produktion von Interleukin 2 selbst. Frische, mit Antigen oder Mitogen versetzte Kulturen mononukleärer Zellen aus menschlichem Blut produzieren sehr wenig oder kein Interleukin 2. Nach 2- bis 5-tägiger Inkubation nimmt allerdings die Interleukin 2-Produktion in der Kultur zu. Gibt man zu solchen Kulturen wieder frische Lymphozyten, so beobachtet man eine Abnahme der Interleukin 2-Produktion. Man hat dieses Phänomen auf die

Existenz von T-Suppressorzellen und auf die Sekretion von Suppressorfaktoren zurückgeführt. In der Tat wird der suppressive Effekt noch verstärkt beobachtet, wenn Concanavalin A aktivierte Milzzellen zu Kulturen von Interleukin 2 produzierenden Lymphozyten gegeben werden. Hier beobachtet man eine dosisabhängige Reduktion der Produktion von Interleukin 2. Kürzlich wurden Faktoren aus T-Suppressorzellen isoliert, die die Freisetzung von Interleukin 2 aus aktivierten T-Helferzellen und die Expression von Interleukin 2-Rezeptoren zu hemmen scheinen. Demgegenüber reduzieren Cyclosporin A und Dexamethason in Konzentrationen zwischen 10^{-5} und 10^{-7} M zwar die Synthese von Interleukin 2, hindern T-Lymphozyten aber nicht daran, Interleukin 2-Rezeptoren auszubilden. Sie interferieren auch nicht mit der Interaktion von Interleukin 2 und Interleukin 2-Rezeptoren.

Nach neueren Arbeiten exprimieren auch aktivierte B-Lymphozyten den Interleukin 2-Rezeptor. Il-2 scheint auch für die Expansion von B-Zellklonen eine wesentliche, wenn auch nicht die alleinige Rolle zu spielen [17, 32].

Andere Lympho- oder Zytokine hemmen die Beweglichkeit von Effektorzellen und aktivieren sie gleichzeitig. Der von T-Lymphozyten sezernierte Migrationshemmfaktor (MIF) übt diese Wirkung auf Makrophagen aus. Seine Mitwirkung ist für das Zustandekommen einer entzündlichen Reaktion vom verzögerten Typ unerläßlich. Ein von aktivierten Makrophagen oder von permanenten Zell-Linien wie der Mo-Zelle sezernierter Faktor hat ähnliche Wirkungen auf neutrophile Granulozyten: er hemmt einerseits ihre Beweglichkeit (neutrophil migration inhibitory factor, NIF), stimuliert aber andererseits die neutrophilen Granulozyten zu größerer phagozytärer und antimikrobieller Aktivität.

Lymphotoxine sind seit mehr als 15 Jahren bekannte Lymphokine mit zytotoxischer Aktivität – also mit einer bestimmten Effektorfunktion. Sie sind das Produkt in vitro sensibilisierter Lymphozyten. In vivo läßt sich die Sekretion von Lymphotoxin durch die sequentielle Injektion von Corynebacterium parvum und Lipopolysaccharid (LPS) erzeugen.

Menschliches Lymphotoxin ist keine einheitliche Substanz. Aus den Arbeiten von Granger und Mitarbeitern ist bekannt, daß man in Abhängigkeit von der produzierenden Zelle, vom Stimulus (in vitro) und weiteren experimentellen Bedingungen verschiedene Formen von Lymphotoxin findet, die mit komplex (Mr > 200000), α schwer (α H, Mr 140000–160000), α (Mr 70000–90000), β (Mr 30000–50000) und γ (Mr 15000–30000) angegeben wurden. Möglicherweise handelt es sich um einen lytischen Multienzymkomplex, der leicht in kleinere Bruchstücke zerfällt. Lymphotoxin ist für viele maligne Zellen, aber auch für einige normale Zellen zytotoxisch. Zwischen α- und β-Interferonen einerseits und Lymphotoxin andererseits bestehen interessante synergistische Beziehungen. Menschliche Interferone verstärken die Wirkung von Lymphotoxin auf menschliche Tumorzellen, verhalten sich gegenüber Lymphotoxin im Hinblick auf artfremde Targetzellen aber eher antagonistisch. Der Synergismus zwischen α-Interferon und Lymphotoxin bedarf weiterer Untersuchungen, da er sich therapeutisch als nützlich erweisen könnte.

Von den Interferonen ist nur γ-Interferon strenggenommen ein Lymphokin: es wird von sensibilisierten Lymphozyten sezerniert und aktiviert Makrophagen. Vermutlich spielt es eine Rolle beim Zustandekommen oder bei der Verstärkung einer allergischen Reaktion vom verzögerten Typ. Die α-Interferone sowie β-Interferon fallen eher unter den Begriff der Zytokine, da sie von Leukozyten, lymphoblastoiden Zellen, Fibroblasten und von virusinfizierten Zellen anderer Abstammung abgegeben werden. Alle Interferone sind Effektoren oder Verstärker von Effektormolekülen: sie versetzen Zellen in einen „antiviralen Zustand", sie aktivieren NK-Zellen, sie wirken direkt – über Membranveränderungen – zytotoxisch und sie aktivieren Makrophagen. Die Erforschung der Lymphokine steht noch ganz am Anfang. Fast ständig werden aufgrund experimentell beobachteter Aktivitäten neue Faktoren gefunden oder zumindest ihre Existenz postuliert. Etwas seltener – aber auch mit bemerkenswerter Häufigkeit – stellt sich heraus, daß ursprünglich als getrennt klassifizierte Faktoren ein und dasselbe Protein sind. Das Bild verändert sich also ständig – seit kurzer Zeit erst mit einer leichten Tendenz zur Vereinfachung.

Die Gentechnik, die es erlaubt, Genbänke anzulegen und über die Gene der verschiedenen Lymphokine auch diese Lymphokine selbst zugänglich zu machen, hat das Gebiet für die Immunologie und damit auch für die Immunpharmakologie erst voll erschlossen. Von nun an wird es möglich sein, mehr und mehr Lymphokine in reiner Form in die Hand zu bekommen und sie dann experimentell und klinisch genau zu untersuchen. Dieser Prozeß ist mit den Interferonen und den Interleukinen bereits in vollem Gang. Er wird sich bald auf die Lymphotoxine und vor allem auf die Wachstums- und Differenzierungsfaktoren der Hämatopoese ausdehnen. Hier wird in Zukunft ein methodischer Hauptansatzpunkt der Immunpharmakologie liegen.

2.2.3 Das Komplementsystem [24]

Das Komplementsystem hat im Immunsystem zweierlei Funktionen. Einmal ergänzt es die Wirkung von Antikörpern durch einen antizellulären, in erster Linie wohl antibakteriellen Effektormechanismus. Zum anderen erzeugt es Intermediärprodukte, die sich an spezifische Rezeptoren an der Oberfläche von Makrophagen und Neutrophilen binden und die Phagozytoseleistung dieser Zellen steigern, die Freisetzung von Histamin aus basophilen Leukozyten und Mastzellen bewirken oder – im Falle von C5a – eine chemotaktische Wirkung auf neutrophile und eosinophile Leukozyten ausüben.

Im biochemischen Sinne bezeichnet der Ausdruck „Komplement" ein System funktionell aufeinander bezogener Proteasen, die alle wasserlöslich sind und deren Molekulargewichte in weiten Grenzen (zwischen 24000 und 400000 Dalton) schwanken. Diese Proteine kommen als Proenzyme im Blut und in den extrazellulären Flüssigkeiten vor. Sie funktionieren nach Art einer Kaskade: das erste Proenzym wird durch die Interaktion mit einem Antigen-Antikörperkomplex aktiviert, es spaltet ein zweites Proenzym, das nun seinerseits ein weiteres Proenzym aktiviert und so fort. Da die einzelnen Aktivierungsschritte enzymatische Umwandlungen sind, kann ein jedes aktives Molekül eine große Zahl gleichartiger Moleküle auf der nächsten Funktionsstufe aktivieren. **Das System enthält also eine auf katalytischem Wege zustande kommende Verstärkerfunktion.** Das Kernstück der Komplementkette ist das Protein C3. Dieses Protein muß zu seiner Aktivierung in ein längeres (C3b) und ein kürzeres Bruchstück (C3a) gespalten werden. C3a wirkt chemotaktisch auf neutrophile Leukozyten und ist ein „Anaphylatoxin": das heißt, es setzt Mediatoren aus Mastzellgranula frei.

C3b besitzt unmittelbar nach seiner Entstehung einen hydrophoben Anteil, der es befähigt, sich an Membranen zu binden. Rezeptoren für C3b finden sich vor allem auf Makrophagen und Leukozyten. Diese Rezeptoren erlauben die Anheftung von C3b-Antigen-Antikörperkomplexen und begünstigen auf diese Weise die Phagozytose.

Die Spaltung von C3 kann auf zwei grundsätzlich verschiedenen Wegen erfolgen, einmal auf dem „klassischen" Wege und zweitens auf dem sogenannten *Alternativweg*. Jeder dieser beiden Wege führt zur Bildung einer C3 Konvertase. Im Fall der *klassischen* Aktivierung entsteht dieses Enzym durch die proteolytische Aktivierung von C1q. Aktives C1 spaltet dann C4 und C2. Das aktivierte C4 bindet sich an eine Membran und bildet dort mit der aktiven Form von C2 einen aktiven proteolytischen Komplex. Dieser Komplex – C4,2 – ist die auf dem klassischen Weg entstandene Konvertase.

Im einzelnen vollzieht sich dieser Weg etwas komplizierter als hier dargestellt. C1 ist ein Komplex aus drei Proteinen: C1q, C1r und C1s. C1q setzt sich aus 6 identischen Untereinheiten zusammen, von denen jede wiederum aus drei Peptidketten besteht. Diese Peptide bilden mit ihren C-terminalen Enden eine globuläre Struktur, während die NH_2-terminalen Enden typische Kollagenstrukturen aufweisen. Die 6 Untereinheiten sind durch S-S-Brücken so miteinander verknüpft, daß die Konfiguration eines Blumenstraußes entsteht. Wenn mehrere „Blütenköpfe" mit Fc-Teilen von Antikörpern verbunden sind, die ihrerseits mit Antigen reagiert haben, wird das Molekül aktiv: es spaltet C1r, das nach Aktivierung wiederum C1s proteolytisch spaltet.

Wie bereits erwähnt, kann C3 auch durch einen nicht klassischen, den alternativen, Weg aktiviert werden. Die Hauptakteure dieser Teilkaskade sind die Faktoren B und D. Der erste Schritt dieses Weges besteht in der Bindung von Faktor B an membrangebundenes C3b, das entweder auf dem klassischen Weg oder durch spontane Proteolyse von C3 entstanden ist. Der im Blut in aktiver Form kreisende Faktor D spaltet den an der Membran komplexierten Faktor B zum aktiven Fragment Bb. Der Komplex aus C3b und Bb hat wiederum die Eigenschaften einer C3 Konvertase. Dieses Enzym spaltet nunmehr C3, es entsteht also mehr C3b, und es bilden sich Komplexe mit der Konfiguration (C3b)n Bb, die C5 Konvertaseaktivität besitzen. Die auf dem klassischen Weg entstehende C5 Konvertase hat die Konfiguration C4,2,3b. Durch die C5 Konvertase wird C5 in C5a und C5b gespalten. C5b kombiniert sich mit C6 und initiiert damit die Bildung des sogenannten „lytischen Komplexes", des Trägers der Effektorfunktion der Komplementkaskade. Der alternative Weg kann auch ohne Antigen-Antikörperkomplexe direkt durch bakterielle Produkte, z. B. Lipopolysaccharide oder Polysaccharide, aktiviert werden. Dies geschieht offenbar dadurch, daß spontan entstehendes C3b durch diese Moleküle vor dem sofortigen Abbau durch Inhibitoren geschützt wird und auf diese Weise seine enzymatische Wirksamkeit entfalten kann.

Der Komplex C5,6 verbindet sich mit C7 zu C5,6,7. Dieser neuerlich entstandene Komplex hat die Eigenschaft, eine feste Bindung mit einer Membran einzugehen und zwar nahe an der Stelle, an der die Komplementkaskade gestartet wurde. Schließlich erweitert sich der Komplex C5,6,7 um ein Molekül C8 und 6 Mole-

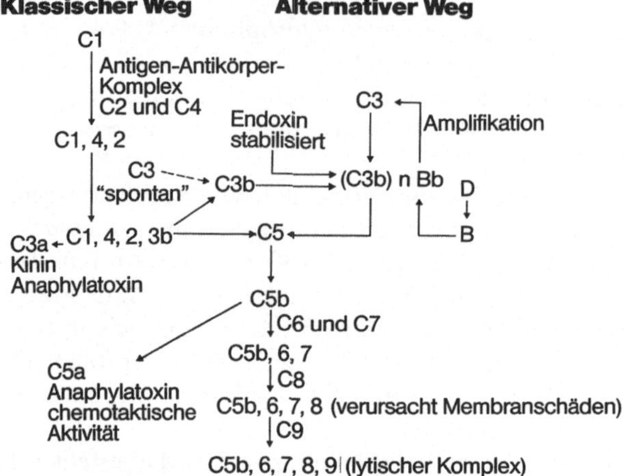

Abb. 2.19. Schematische Darstellung der Komplementkaskade. Der klassische und der alternative Weg sind im Text näher erläutert. Das für die Bildung des Komplexes (C3 b)nBb benötigte C3 b entsteht zunächst aus der spontanen Hydrolyse der Komponente C 3. Dieser Sachverhalt ist durch den gestrichelten Pfeil illustriert.

küle C9 zum lytischen Komplex mit einem Molekulargewicht von über 2 Millionen Dalton *(Abb. 2.19)*.

Elektronenmikroskopisch hat dieser lytische Komplex ein ringförmiges Aussehen. Im Zentrum dieses ringförmigen, fest an die Membran der Zielzelle gebundenen Multienzymkomplexes kommt es nun zur Ausbildung eines transmembranösen Kanals, durch den Wasser und kleine Moleküle ungehindert hindurchtreten können. Eine einzige Läsion dieser Art kann bereits genügen, um eine Zelle irreversibel zu schädigen. Die Ausbildung einer solchen ringförmigen Struktur auf der Plasmamembran ist auch das Kennzeichen der Interaktion des „major basic protein" aus den Granula eosinophiler Granulozyten. Auch hier kommt es zur Ausbildung eines transmembranösen Kanals und zur Störung des internen Milieus der Zelle.

Die enzymatische Aktivität des lytischen Komplexes und die katalytische Verstärkereigenschaft der Komplementkaskade machen dieses System zu einem wirksamen Abwehrinstrument.

Es wäre zugleich auch ein gefährliches Instrument, wenn es nicht Mechanismen gäbe, die die Effekte des Komplementsystems räumlich und zeitlich begrenzen. Hierbei handelt es sich einmal um Inhibitoren, die die aktiven Zwischenstufen der Kaskade schnell wieder inaktivieren. Zum anderen sind die aktiven Intermediärprodukte, wie z. B. die Schlüsselsubstanz C3b, sehr instabil. Diese Substanz verliert bereits in weniger als einer Millisekunde durch eine sterische Umlagerung in eine stabilere Form ihre enzymatische Aktivität.

2.3 Synopsis

Mit der Schilderung der wichtigsten heute bekannten zellulären und humoralen Komponenten des Immunsystems hat man erst eine Voraussetzung für das Verständnis des Ganzen geschaffen – keinesfalls das Verständnis selbst. Da es sich hier aber um ein Lehrbuch der Immunpharmakologie handelt, mußte vor spezifischen Erörterungen sichergestellt sein, daß dieses System in seinen wichtigsten Einzelheiten und damit auch in seinen möglichen Ansatzpunkten für eine Therapie bekannt ist. Natürlich ist die Summe der Teile nicht das Ganze – dieses ergibt sich erst aus den funktionellen Verknüpfungen der Teile untereinander. Auch diese Verknüpfungen können den Ansatzpunkt für pharmakologische und therapeutische Maßnahmen bieten – schon aus diesem Grunde sollten sie ins Auge gefaßt werden. Am besten ist es vielleicht, sich das Immunsystem als Ergebnis eines evolutionären Prozesses vorzustellen.

Phagozytose und intrazelluläre Abtötung und Verdauung – also der Nahrungsaufnahme und Energiegewinnung nahestehende Prozesse – bilden wohl die Grundlage aller körpereigenen Abwehrmechanismen. Hauptträger dieser Funktionen sind – wie wir gesehen haben – die Zellen der monozytär-myeloischen Reihe. Der Makrophage in seinen vielen Erscheinungsformen ist eine der bestkonservierten Zellen in der Evolution höheren Lebens. Eine gewisse, sich in groben molekularen Kategorien bewegende Unterscheidung zwischen „selbst" und „nicht selbst" hat es in der Auseinandersetzung primitiver Vielzeller mit ihrer Umwelt schon früh gegeben [15].

Die „spontane", als „Aktivierung" in Erscheinung tretende und zunächst nicht durch dritte Zellen vermittelte Steigerung der Aggressivität von Makrophagen beim „Anblick" bakterieller Antigene wie der Lipopolysaccharide, β-1,3 oder β-1,4 verknüpfter D-Glukane oder der Peptidoglukane illustriert diesen phylogenetischen Zusammenhang. In dieser Hinsicht reagieren die Makrophagen von Limulus polyphemus, der „horseshoe crab", genauso wie ihre Nachfahren in Säugetieren. Mit der Erweiterung des Spektrums der als Parasiten in Frage kommenden Lebewesen ergab sich auch die Notwendigkeit einer Spezialisierung in ihrer Bekämpfung. Die Entstehung von Effektorzellen, die auf den Einsatz gegen Bakterien spezialisiert waren, kann so verstanden werden. Analoges gilt für Pilze und vor allem für tierische Parasiten, die – anders als maligne Tumoren – eine evolutionär wirksame Bedrohung für die Entwicklung multizellulärer, warmblütiger Organismen darstellten. In einer solchen Herausbildung spezieller Abwehrmaßnahmen, repräsentiert durch spezialisierte Effektorzellen, kann man eine sehr wichtige Linie in der Entwicklung des Immunsystems sehen: die Bezogenheit der neutrophilen Granulozyten auf die Abwehr bakterieller Infektionen wurde bereits erwähnt, gleiches gilt für Eosinophile und Helminthen sowie Schistosomen oder für Mastzellen und primärtoxische Allergene, die in einer akuten entzündlichen Reaktion, an der Makrophagen und Neutrophile – über Extravasation herbeigeführt – teilnehmen, beseitigt werden. Neben diese Entwicklung von „Sofortmaßnahmen" trat dann später – vielleicht schon auf der Stufe der Erdwürmer, ausgeprägter aber bei den Knorpelfischen – ein System, das biologische Individualität im strengen Sinne erst ermöglichte. Zyklostomen verfügen bereits über die Fähigkeit zur Antikörperbildung. Dieses System, das der körpereigenen Abwehr nicht nur sehr viel spezifischere Effektormechanismen, nämlich Antikörper und zytotoxische Lymphozyten, sondern auch die Dimension der Informationsspeicherung, des Gedächtnisses, hinzufügte, dominierte hinfort die primitiveren, aus Nahrungsaufnahme und Energiegewinn entstandenen Mechanismen und brachte sie – z. B. durch die gezielte Rekrutierung von Effektorzellen in Entzündungsgebiete – zu viel stärkerer Geltung. Umgekehrt erwies es sich als zweckmäßig, ein System von humoralen Signalen zu entwickeln, die vom älteren System der Sofortverteidigung an das jüngere, „strategisch" übergeordnete System gerichtet werden können. Die Sekretion von Interleukin 1 durch aktivierte und antigenpräsentierende Makrophagen ist ein solches Signal, das zur Aktivierung von Lymphozyten und dadurch zu einer besseren Steuerung der Abwehrvorgänge (Rekrutierung von Entzündungszellen in eine bestimmte Region), zur Spezifikation der Abwehrmechanismen (Bildung von Antikörpern) und zur Einschaltung des immunologischen Gedächtnisses („memory" Zellen) führt.

Die relative Wichtigkeit der beiden phylogenetisch verschiedenen Teile des Immunsystems ist übrigens mit den Attributen „unspezifisch" und „spezifisch" nur unvollständig wiedergegeben. Die biochemische Intaktheit der vom älteren System repräsentierten Effektormechanismen ist für das Überleben eines Individuums von ganz entscheidender Wichtigkeit: viele angeborene Störungen, die die Funktion der Makrophagen oder der Neutrophilen betreffen, beweisen es.

Die thymuslose „nude" Maus illustriert, daß ein Säugetier ohne thymusabhängige Immunreaktionen existieren kann. Das Fehlen von Neutrophilen oder von Makrophagen wäre dagegen mit dem Leben kaum vereinbar.

Die verschiedenen Erscheinungsformen der körpereigenen Abwehr allerdings beruhen auf den vielfältigen Interaktionen zwischen „altem" und „neuem" Immunsystem. Makrophagen und Granulozyten können ihre Aufgabe der Phagozytose und intrazellulären Abtötung per se wahrnehmen. Die Existenz von Antikörpern verleiht dieser Funktion jedoch eine neue Dimension der Spezifität und eine erhebliche Steigerung der Effizienz. Man kann diese Funktionsverbesserung experimentell direkt beobachten, wenn man den Einfluß von opsonierenden Antikörpern auf die Phagozytose von Bakterien durch Granulozyten untersucht.

Mikroben, die durch die Phagozytose und die Bildung interzellulärer Sauerstoffradikale nicht schnell abgetötet werden, wie z. B. Listerien, Mykobakterien oder Toxoplasmen, werden durch Granulombildung lokalisiert und an der Ausbreitung gehindert. Dies geschieht innerhalb eines Funktionskreises, in dem die Präsentation eines mikrobiellen Antigens durch Makrophagen an T-Lymphozyten und die Sekretion von Interleukin 1 den *afferenten* Schenkel darstellen und in dem die Abgabe von γ-Interferon, Interleukin 2, Migration inhibitory factor (MIF) und anderer Lymphokine den Beginn der *efferenten* Funktion repräsentieren. Alle diese efferenten Signale führen dann am Ort des mikrobiellen Eindringens zu einer Einwanderung von Makrophagen, Granulozyten, NK-Zellen und zu einer weiteren Steigerung ihrer Funktion. Im zeitlichen Ablauf tritt dieses Geschehen als Überempfindlichkeit vom verzögerten Typ (delayed type hypersensitivity, DTH) in Erscheinung. Ihr morphologisches Kennzeichen ist die Granulombildung. Dieser konzertierten Aktion von Zellen der „Sofortverteidigung" und den Lymphozyten erliegen schließlich auch „intrazelluläre" Keime, also solche Bakterien, deren Replikationszyklus innerhalb einer Zelle ablaufen kann und die den Mechanismen der intrazellulären Abtötung durch Makrophagen oder Granulozyten im ersten Anlauf zu widerstehen vermögen. Das immunologische Gedächtnis bietet überdies die Gewähr dafür, daß bei Wiederholung einer solchen Infektion schneller und intensiver reagiert werden kann, – eine Tatsache, die ja in analoger Form auch für die Bildung von Antikörpern gilt.

Alle bekannten Formen der Überempfindlichkeit beruhen auf solchen Interaktionen primordialer und phylogenetisch jüngerer zellulärer und humoraler Mechanismen. Die wichtigsten Mechanismen seien hier noch einmal zusammengefaßt:

Typ I: Anaphylaktische Reaktion. Das Antigen reagiert mit homozytotropen Antikörpern (IgG oder häufiger IgE), die über Fc-Rezeptoren die Zelloberflächen von basophilen Granulozyten oder Mastzellen besetzt halten. Die „Überbrückung" zweier oder mehrerer Antikörper durch ein oder mehrere Antikörpermoleküle führt zur Konformationsänderung im Fc-Teil der Antikörper, zum Einstrom von Kalzium in die Zelle und zur Degranulierung mit Ausschüttung von Serotonin (Nagetiere) oder Histamin. Die klinischen Korrelate solcher Störungen sind je nach Antigenmenge und Lokalisation: Heuschnupfen, Asthma bronchiale, urtikarielle Reaktionen und der generalisierte anaphylaktische Schock.

Typ II: Antikörperabhängige Zytotoxizität. Dieser Abwehr- oder Überempfindlichkeitsmechanismus beruht auf der antikörpervermittelten Abtötung von Bakterien, Parasiten, von virusinfizierten Zellen oder von Tumorzellen durch neutrophile Granulozyten, Makrophagen oder NK-Zellen. Bei dieser Reaktion kommt es entweder zur Phagozytose der krankheitsverursachenden Zelle und zur intrazellulären Abtötung oder zur Abtötung durch einen extrazellulären Mechanismus. Man spricht von „antibody dependent cell-mediated cytotoxity" oder abgekürzt ADCC. Auch die durch Antikörper vermittelte Aktivierung der Komplementkaskade und die durch die Bildung des lytischen Komplexes bewirkte Abtötung einer parasitären Zelle gehört in diese Kategorie.

Typ III: Diese Form der Überempfindlichkeit wird bei der Reaktion von Antikörpern mit Antigen beobachtet. Es bilden sich lösliche Antigen-Antikörperkomplexe, die einerseits Komplement aktivieren, andererseits Plättchenaggregation bewirken. Die Komplementaktivierung führt zur chemotaktischen Mobilisierung von Granulozyten durch C5a und zur Degranulierung dieser Zellen (siehe Abschnitt über Eosinophile und Neutrophile). Die Plättchenaggregation hat die Bildung von Mikrothromben und die Freisetzung vasoaktiver Amine (Serotonin, Histamin) zur Folge. Der klinische Verlauf solcher Reaktionen hängt von dem Verhältnis zwischen Antigen und Antikörper ab: bei Antikörperüberschuß werden die Immunkomplexe schnell am Ort des Antigeneintritts präzipitiert und damit lokalisiert (Arthus-Phänomen) *(Abbildung 2.20)*.

Bei starkem Antigenüberschuß und bei intravenöser Applikation (inkompatible Blutkonserven oder xenogene Immunglobuline) kommt es zum generalisierten Komplementverbrauch, zur Ablagerung von Antigen-Antikörperkomplexen in der Körperperipherie sowie in den Kapillaren der Haut, der Niere und der Gelenke. Die generalisierte Komplementaktivierung führt zur Histaminfreisetzung aus Mastzellen und zu einer generalisierten Urtikaria. Vermehrte Freisetzung von Pyrogen aus den Leukozyten führt zu Fieber. Klinisch ist dieser Zustand als „Serumkrankheit" bekannt.

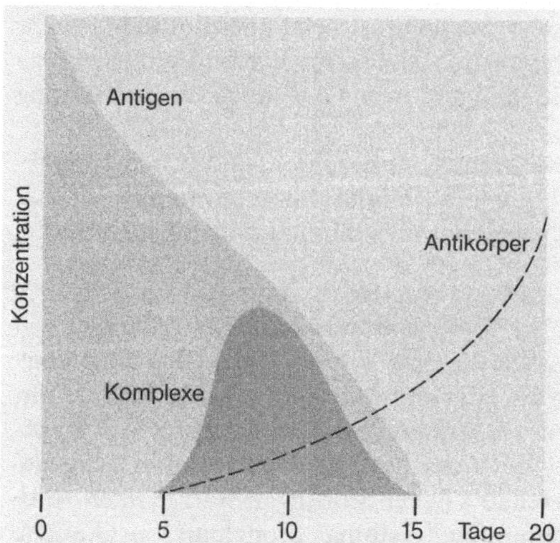

Abb. 2.20. Die Bildung löslicher Antigen-Antikörperkomplexe nach Injektion einer großen Antigenmenge (z. B. artfremdes Serum). Ab etwa dem 7. Tag führt die Antigenmenge auch zur Bildung von Antikörpern, zwischen dem 5. und 15. Tag kann es, wie durch die gepunktete Linie angedeutet wird, zur Bildung von löslichen Antigen-Antikörperkomplexen kommen. Diese Komplexe können eine Serumkrankheit verursachen (s. auch Abb. 2.17.).

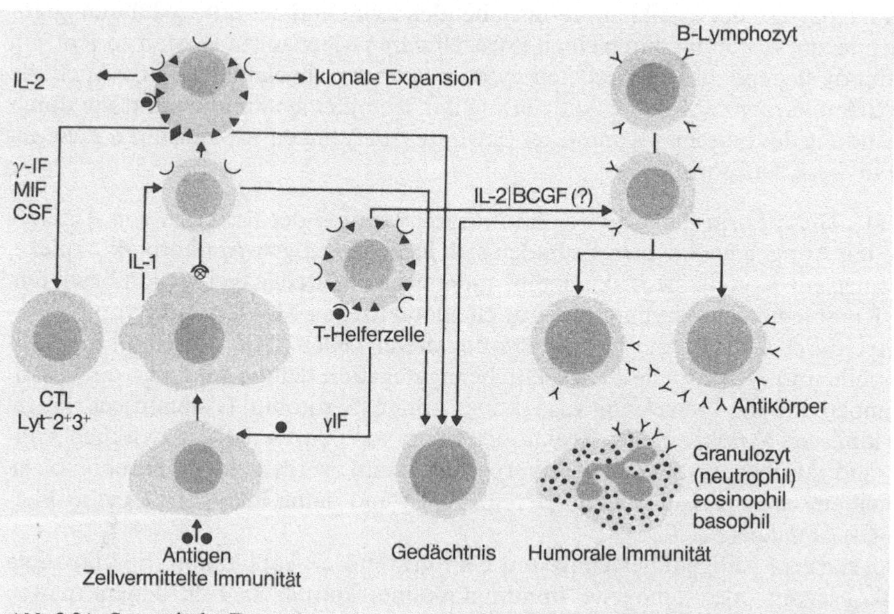

Abb. 2.21. Synoptische Darstellung der Funktion des Immunsystems. Erläuterungen im Text.

Typ IV: Die Überempfindlichkeit vom Typ IV (delayed type hypersensitivity) wurde bereits beschrieben. Die wichtigsten Zusammenhänge sind noch einmal in *Abbildung 2.21* dargestellt.

Manche Autoren erwähnen noch einen fünften Typ der Überempfindlichkeit, die „stimulatory hypersensitivity" oder die durch Antikörper stimulierte Überempfindlichkeit. Hierbei handelt es sich nicht um ein Abwehrmodell im eigentlichen Sinn, sondern um einen pathologischen oder pathophysiologischen Sonderfall. Dieser kommt dadurch zustande, daß ein Antikörper gegen einen Rezeptor oder eine dem Rezeptor benachbarte Region einen ähnlichen stimulierenden Effekt auf die Zelle ausübt wie die Bindung des Rezeptorliganden selbst. Eine Hyperthyreose kann z. B. durch Autoantikörper entstehen, die für die endokrin aktive Zelle die gleiche Auslösefunktion besitzt wie TSH. Dieses Phänomen könnte uns im Rahmen dieses Textes allenfalls da interessieren, wo Antikörper als „Pharmaka" verwendet werden, also im Abschnitt über die therapeutische Verwendung von Antikörpern.

3 Antikörper als Immunpharmaka

Der therapeutischen Verwendung von Antikörpern (Immunglobulinen) liegen unterschiedliche Vorstellungen zugrunde. Bei angeborenen oder – häufiger – erworbenen Antikörpermangelzuständen hat die Zufuhr von Immunglobulinen den Charakter einer Substitutionstherapie: eine nicht oder in zu geringer Menge vorhandene Komponente des Immunsystems wird ersetzt; dadurch wird ein funktionelles Defizit behoben. In ähnlicher Weise kann ein Mangel an spezifischen, d.h. gegen einen bestimmten Infektionserreger gerichteten Antikörpern durch die Zufuhr von Antikörperpräparaten kompensiert werden, die den fehlenden Antikörper in relativ hoher Konzentration enthalten. Dies geschieht meist zu prophylaktischen Zwecken, etwa bei Verdacht auf eine erfolgte Infektion mit dem Erreger der Hepatitis B, mit dem Hepatitis A-Virus, mit dem Tollwuterreger oder mit Clostridium tetani. Die Zufuhr spezifischer Antikörper kann gelegentlich auch in therapeutischer Absicht erfolgen, z. B. bei der Behandlung eines durch gramnegative Bakterien hervorgerufenen Endotoxinschocks durch Antikörper der Klasse IgG oder IgM, die gegen den Lipid A-Anteil des Endotoxins gerichtet sind. Für die genannten Beispiele ist der Zusammenhang mit der von Emil von Behring geschaffenen „passiven Immunisierung" ohne weiteres ersichtlich [2, 3, 4].

In jüngerer Zeit entwickelte Anwendungen von Immunglobulinen gehen über dieses Konzept jedoch weit hinaus. Einige Beispiele mögen dies verdeutlichen: um die immunologische Reaktion Rhesus (Rh)-negativer Mütter gegen die Erythrozyten ihrer Rh-positiven Foeten zu verhindern, werden diesen Müttern während der Geburt des Kindes gegen den Rhesusfaktor gerichtete Antikörper appliziert, die in den mütterlichen Kreislauf gelangte Erythrozyten des Kindes „abfangen" und eine Immunreaktion gegen das Rhesusantigen auf diese Weise verhindern. Mit Antikörpern, die gegen die Lymphozyten eines Organempfängers gerichtet sind, lassen sich immunsuppressive Wirkungen erzielen, die das Überleben eines transplantierten Organs im Empfängerorganismus sicherstellen können. Polyvalente Antikörperpräparate werden zur Unterbrechung pathologischer Autoimmunvorgänge verwendet, ohne daß der für den therapeutischen Erfolg maßgebende Mechanismus bisher eindeutig geklärt wäre. Mit der Verfügbarkeit monoklonaler Antikörper zeichnen sich Möglichkeiten zu gezielten regulatorischen Eingriffen in das Immunsystem ab, auf die weiter unten eingegangen wird [10, 36, 39].

3.1 Präparate [22, 28, 29, 30, 35]

Unter den bereits besprochenen Antikörperklassen spielen IgG-Antikörper eine besonders wichtige Rolle: dies gilt sowohl in quantitativer Hinsicht – Gammaglobuline machen etwa 80% der im Blute zirkulierenden Immunglobuline aus – als auch

Tabelle 3.1. Übersicht über die biologischen Funktionen der einzelnen Domänen des IgG-Moleküls.

Domäne	Funktion
$V_H + V_L$	– spezifische Antigenbindung – nicht kovalente Bindung zwischen schweren und leichten Ketten
$C_H1 + C_L$	– nicht kovalente und kovalente Bindung zwischen schweren und leichten Ketten – „Spacer" zwischen Antigenbindung und Effektorfunktionen
C_H2	– Bindung von C1 (Aktivierung des Komplementsystems) – Kontrolle des Katabolismus
C_H3	– Interaktion mit dem Fc-Rezeptor auf Makrophagen und Monozyten sowie anderen Zellen – nicht kovalente Bindung zwischen den schweren Ketten
$C_H2 + C_H3$	– Interaktion mit dem Fc-Rezeptor auf Neutrophilen, zytotoxischen K-Zellen und Synzytiotrophoblasten

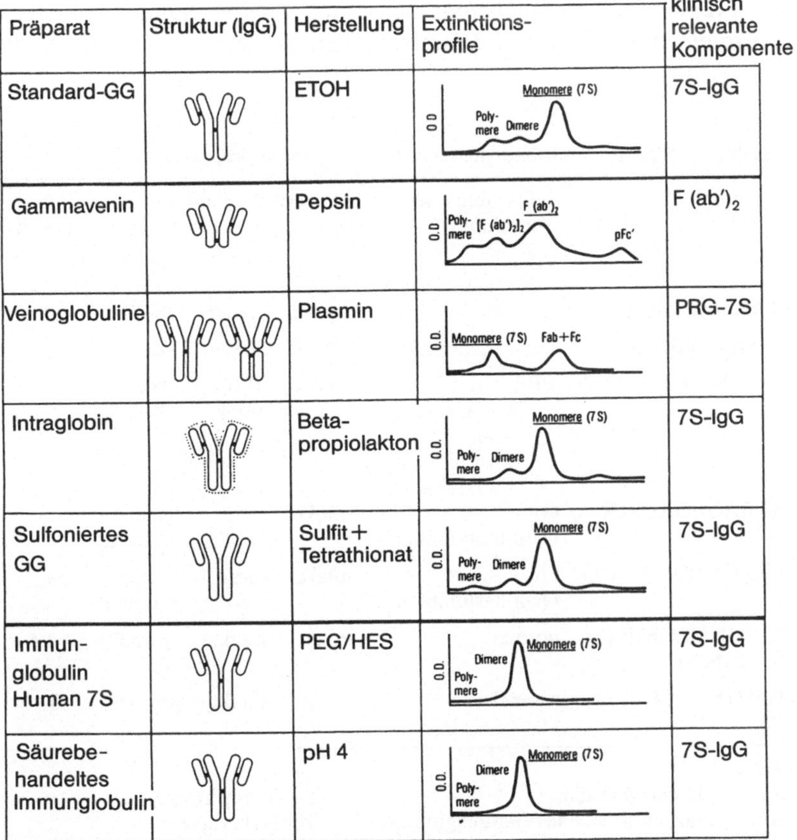

Abb. 3.1. Schematische Darstellung der Eigenschaften einiger im Handel befindlicher intravenös applizierbarer γ-Globulinpräparate. Die nach Gelfiltration bei 280 nm gemessenen Extinktionsprofile geben Aufschluß über die jeweiligen Anteile an monomeren, dimeren und polymeren Antikörpern.

qualitativ: IgGs können verschiedene physiologische Barrieren passieren, so z. B. die menschliche Plazenta, die Kapillarwände und unter pathologischen Bedingungen auch die Blut-Liquorschranke. Diese Antikörper finden sich also in relativ hoher Konzentration in den extrazellulären Flüssigkeiten. IgG-Antikörper sind ferner in der Lage, Komplement zu aktivieren und sich über ihre Fc-Stücke in die Fc-Rezeptoren verschiedener Effektorzellen zu binden. Es ist also erklärlich, wenn praktisch alle Versuche, gereinigte Antikörper therapeutisch einzusetzen, sich auf diese Klasse von Antikörpern konzentrieren.

Man weiß heute, welche Domänen des IgG-Moleküls für seine Funktionen verantwortlich sind *(Tabelle 3.1)*. Die Intaktheit dieser Molekülbereiche und der mit ihnen verbundenen Funktionen ist für die Beurteilung der verschiedenen heute verwendeten IgG-Präparate und für deren therapeutischen Einsatz sehr wesentlich.

Neben der Messung der Titer gegen die wichtigsten Krankheitserreger, der Bestimmung der Komplementaktivierung in vitro und dem Nachweis der Bindung von IgG an die Fc-Rezeptoren von Effektorzellen, z. B. von neutrophilen Granulozyten und Makrophagen, sind vor allem zwei Parameter für die Beurteilung von IgG-Präparaten wesentlich: das Verhältnis der IgG-Subklassen zueinander – mit den in einem international gebräuchlichen Referenzplasma gefundenen Werten –

Tabelle 3.2. Eigenschaften verschiedener Immunglobulinpräparate

Präparate	IgG-Subklassen Verteilung	Biologische Funktion			Ac-Aktivität	Indikation
		Fab	Fc	t/2		
STANDARD-GG	normal	intakt	intakt	18–22 T.	+ +	P
GAMMAVENIN	nicht bestimmbar	intakt	fehlen	kurz	0	Th
VEINOGLOBULINE	PRG: G_2 angereichert G_1 vermindert G_3 fehlt	intakt	PRG: intakt	PRG: normal	0	P+Th
INTRAGLOBULIN	G_3 nicht bestimmbar	intakt	reduziert	leicht verkürzt	0	P+Th
SULFONIERTES GG	G_3 nicht bestimmbar	intakt	reduziert	leicht verkürzt	+	P+Th
IMMUNGLOBULIN HUMAN 7S	normal	intakt	intakt	normal	+(+)	P+Th
IMMUNGLOBULIN SRK	normal	intakt	intakt	normal	0	P+Th

Legende:
GG   = Gammaglobulin
PRG = Plasmin-resistentes Gammaglobulin
t/2   = biol. Halbwertszeit (T = Tage)
Ac Aktivität = Antikomplementäre Aktivität
      (Schockrisiko bei Agammaglobulinämie)

P = Prophylaxe
Th = Therapie
Biol. Funktion: Fab = spezifische Antigenbindung
    Fc = unspezifische Effektorfunktionen z. B. t/z
    = biol. Halbwertszeit

und die biologische Halbwertszeit. Diese Daten sind für einige der wichtigen, heute im Handel befindlichen Präparate in *Abb. 3.1.* und *Tab. 3.2.* dargestellt.

Genauere immunologische und proteinchemische Analysen von IgG produzierenden Myelomen haben gezeigt, daß es innerhalb der IgG-Klasse bestimmte Varianten gibt, die als „Subklassen" bezeichnet werden. Die biologischen Differenzen zwischen diesen Subklassen beruhen ausschließlich auf strukturellen Eigentümlichkeiten innerhalb der schweren Ketten. Man kennt vier voneinander verschiedene schwere Ketten, die beim Menschen als γ_1, γ_2, γ_3 und γ_4 bezeichnet werden. Entsprechend unterscheidet man die IgG-Unterklassen 1–4. Die Unterschiede zwischen den Unterklassen bestehen in Veränderungen der Aminosäuresequenzen und der Ausbildung von Disulfidbrücken.

Alle heute im Handel befindlichen Gammaglobuline sind polyvalente Mischpräparate. Sie werden von einer großen Anzahl von Spendern gewonnen und repräsentieren auf diese Weise eine große Anzahl spezifischer, jeweils von einem bestimmten B-Zellklon abstammender Antikörper. Da die Zahl der Spender für eine Gammaglobulincharge zwischen 2000 und 5000 liegt, sind die in den verschiedenen handelsüblichen Präparaten enthaltenen Antikörperspektren untereinander sehr ähnlich. Es gibt aber auch Präparate, die entweder von einer begrenzten Zahl von Rekonvaleszenten oder von geimpften Individuen stammen und die mit Antikörpern gegen einen bestimmten Erreger angereichert sind. Solche Präparate werden als „Hyperimmunglobuline" bezeichnet. Zwischen polyvalenten Präparaten und Hyperimmunpräparaten bestehen also nur quantitative, nicht jedoch qualitative Unterschiede.

In den letzten Jahren sind eine Reihe verschiedener Immunglobulinpräparate entwickelt worden. Die wichtigsten, heute im Gebrauch befindlichen IgG-Präparate seien hier kurz charakterisiert.

3.1.1 Standard-Gammaglobulin (SGG)

Das nach dem klassischen Cohn'schen Alkoholfraktionierungsverfahren gewonnene Standard-Gammaglobulin wird auch heute noch am häufigsten verwendet. Das 16%ige polyvalente Konzentrat (mindestens 2000 Spender) enthält überwiegend IgG. IgA- und IgM-Antikörper kommen nur in ganz geringen Anteilen vor.

Die Vorteile des Präparates sind offensichtlich: die IgG-Immunglobuline sind, mit Ausnahme des aggregierten Materials, nativ und besitzen deshalb alle biologischen Funktionen humoraler Antikörper; insbesondere eine normale biologische Halbwertszeit, normale Komplementaktivierung in Gegenwart des Antigens sowie opsonierende Eigenschaften.

Standard-Gammaglobulin und die daraus gewonnenen Immunglobulinpräparate enthalten alle in der Spenderbevölkerung regelmäßig vorkommenden Antikörper.

In einem polyvalenten, von 2000–5000 Spendern stammenden Immunglobulinpräparat sind etwa 1 Mio. verschiedene Antikörperarten enthalten.

Bei einer derart breiten Spenderbasis bleibt der relative Gehalt an Antikörpern von Charge zu Charge sehr konstant.

Bei den neben 7S sedimentierenden Monomeren und den Dimeren kommen im SGG-Präparat auch polymere Aggregate vor, die im Verlauf der Plasmafraktionierung durch Oberflächendenaturierung als Artefakte entstehen. Solche IgG-Aggregate besitzen die Eigenschaft, das Komplementsystem auch in Abwesenheit von Antigen zu aktivieren (antikomplementäre Aktivität). Wird SGG intravenös verabreicht, so kann es – insbesondere bei immungeschädigten Patienten – lebensbedrohliche anaphylaktoide Reaktionen hervorrufen. Das Präparat darf aus diesem Grunde nur intramuskulär appliziert werden. Darin liegen natürlich gewisse Nachteile: erstens können kaum mehr als 1,5–3 g in 10 bzw. 20 ml Volumen auf einmal appliziert werden. Selbst diese Dosen verursachen bereits schmerzhafte lokale Erscheinungen. Zweitens wird das Präparat nur relativ langsam aus dem Muskeldepot resorbiert. Der maximale Blutspiegel wird erst 4–6 Tage nach der Applikation gemessen. Drittens kann bei immundefizienten Patienten selbst die intramuskuläre Injektion einen Schock auslösen. SGG kann somit nur zur Prophylaxe eingesetzt werden. Adäquate therapeutische Dosen lassen sich mit diesem Präparat also nicht erreichen.

Um eine risikoarme und ausreichend dosierte Immunsubstitution durchführen zu können, ist man auf intravenös applizierbare Antikörperkonzentrate angewiesen, die keine Aggregate, d. h. keine schockauslösenden antikomplementären Eigenschaften besitzen.

Zur Gewinnung solcher Präparate sind verschiedene Wege beschritten worden:

1. Die proteolytische Abspaltung des Fc-Teils vom IgG-Molekül.
2. Die chemische Modifizierung des Ig-Moleküls, so daß die spontane Komplementaktivierung verhindert wird.
3. Die Verhinderung der Bildung von Aggregaten während der Fraktionierung (z. B. durch Zusatz von Polyäthylenglykol, Albumin und anderen Stoffen).
4. Die selektive Elimination der gebildeten Aggregate (Ausfällung durch Polyäthylenglykol, Behandlung mit Adsorbentien, pH4-Behandlung in Gegenwart niedriger Konzentrationen von Pepsin).

Die Tatsache, daß so viele Wege zur Auffindung wirksamer und verträglicher Präparate eingeschlagen wurden, beleuchtet das Dilemma, vor das man sich bei der Lösung dieser Aufgabe gestellt sah: je stärker Immunglobuline modifiziert bzw. fragmentiert werden, um so besser sind sie einerseits verträglich. Andererseits werden aber Antikörper eben durch chemische Modifikation und Spaltung ihrer biologischen Effektorfunktionen beraubt. Bei nichtmodifizierten, d. h. nativen Antikörpern besteht hingegen immer wieder die Gefahr der spontanen Aggregation im Verlaufe der Fraktionierung und damit auch das Risiko anaphylaktischer Reaktionen vor allem bei agammaglobulinämischen Individuen.

3.1.2 Enzymatisch gespaltene Immunglobulinpräparate

3.1.2.1 Behandlung mit Pepsin

Die Behandlung von SGG mit Pepsin führt zu einer Spaltung der IgG-Moleküle an einer Stelle, die unmittelbar hinter, d. h. auf der C-terminalen Seite der Disulfidbindung liegt, welche die beiden schweren Ketten verbindet. Es resultiert daraus ein

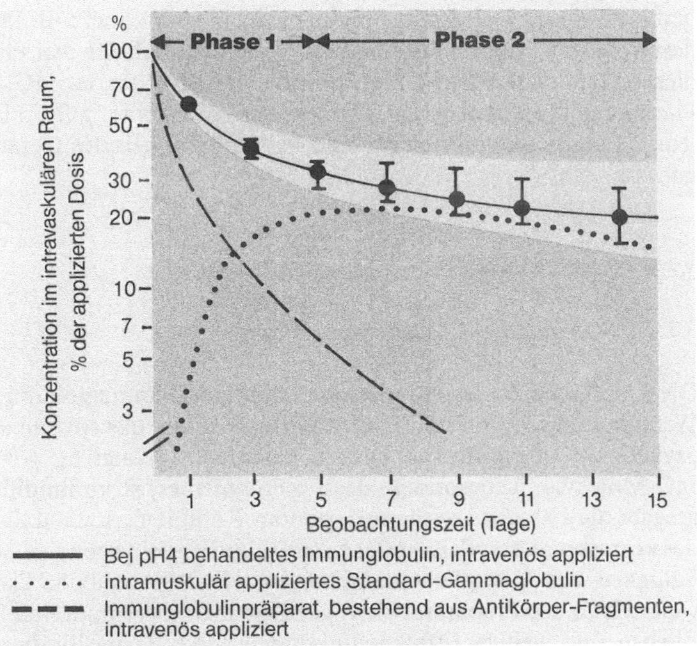

Abb. 3.2. Blutspiegel zweier intravenös applizierter IgG-Präparate im Vergleich zu i. m. gegebenem SGG.
1. bei pH 4 behandeltes Immunglobulin
2. aus F(ab′)$_2$-Fragmenten bestehendes Präparat
3. i. m. appliziertes SGG

Produkt, das zu über 80% aus dem bivalenten F(ab′)$_2$ besteht und das bei intravenöser Verabreichung gut verträglich ist. Dieses bivalente Bruchstück ist imstande, Antigen-Antikörperkomplexe zu bilden und damit Viren und Toxine zu neutralisieren, jedoch ist es wegen des Fehlens des Fc-Stückes nicht in der Lage, die in diesem Teil des Moleküls lokalisierten unspezifischen Effektorfunktionen wahrzunehmen. Es kann also Komplement nicht auf dem klassischen Reaktionsweg aktivieren, es bewirkt keine Beschleunigung der Phagozytose, und es hat außerdem den Nachteil, in kurzer Zeit (HWZ 1–2 Tage) wieder aus dem Kreislauf eliminiert zu werden *(Abb. 3.2)*. Die sogenannte „Gewebegängigkeit" beruht bei diesem Präparat also auf einem raschen Verlust der fragmentierten Antikörper aus der Blutbahn und nicht auf einer gezielten Anreicherung der Antikörper am Ort der Infektion.

3.1.2.2 Behandlung mit Plasmin

Im Gegensatz zum Angriffspunkt des Pepsins spaltet Plasmin (wie Papain) im SGG das IgG-Molekül unmittelbar vor, also auf der N-terminalen Seite, der Disulfidbrücke. Es entstehen dabei drei ungefähr gleich große Bruchstücke, nämlich zwei identische monovalente Fab- und ein Fc-Fragment. Die beiden monovalenten Fab-Bruchstücke vermögen mit ihrem Antigen zu reagieren, ohne dabei eine Vernetzung herbeizuführen. Diese Fab-Fragmente können Toxine, z. B. Digoxin und – zumindest in vitro – Viren neutralisieren. Verantwortlich für den therapeutischen Effekt dieses Präparates aber ist die Tatsache, daß 30–40% der IgG-Moleküle sich durch Plasmin nicht spalten lassen. Diese plasminresistente IgG-Fraktion ist biologisch in jeder Hinsicht aktiv; die intravenöse Verträglichkeit des Gesamtpräparates ist sehr gut.

3.1.3 Chemisch modifizierte Gammaglobuline

3.1.3.1 Behandlung mit Betapropiolakton

Die Cohn'sche Fraktion II ist mit Standard-Gammaglobulin praktisch identisch. Wenn man diese Fraktion mit Betapropiolakton, das sowohl alkylierende als auch azylierende Eigenschaften besitzt, behandelt, gelingt es, gewisse Strukturen des IgG-Moleküls (insbesondere des Fc-Fragmentes) so zu modifizieren, daß IgG-Aggregate die Fähigkeit verlieren, spontan Komplement zu aktivieren. In Gegenwart des korrespondierenden Antigens soll allerdings eine gewisse, wenn auch reduzierte Fähigkeit zur Komplementaktivierung erhalten bleiben. Die biologische Halbwertszeit dieses Präparates ist gegenüber dem unveränderten SGG leicht verkürzt. Ebenso sind weitere Effektorfunktionen wie z. B. die Bindung des Protein A aus Staphylokokken beeinträchtigt.

3.1.3.2 Sulfoniertes oder reduziertes und alkyliertes Gammaglobulin

Im Prinzip handelt es sich hier ebenfalls um ein SGG, das nachträglich reduziert wurde. Dadurch werden die Disulfidbrücken zwischen den schweren und den leichten Ketten gelöst. Das Molekül verliert dabei zum Teil seine antikomplementären Eigenschaften. Jedoch ist eine Aktivierung des Komplementsystems über den klassischen Reaktionsweg noch möglich.

3.1.4 Weitgehend intakte Immunglobuline

Auch die hier genannten Präparate sind chemisch leicht modifiziert. Die Veränderungen sind jedoch so diskret, daß sowohl die Struktur als auch die Funktion des Gammaglobulins fast völlig erhalten bleiben.

3.1.4.1 Behandlung mit Polyäthylenglykol

Es handelt sich im Prinzip um ein nicht modifiziertes Gammaglobulin, das mit Zusätzen von Polyäthylenglykol allein oder Polyäthylenglykol und Hydroxyäthylstärke aufgearbeitet wurde. Diese Zusätze sollen eine Aggregation der IgG-Moleküle verhindern und eventuell bereits vorhandene Aggregate ausfällen. In der Tat finden sich in diesen Präparaten nur Spuren von Aggregaten. Indessen weisen derartig behandelte Präparate immer noch spontan antikomplementäre Wirkungen auf und können deshalb bei agammaglobulinämischen Patienten unerwünschte Reaktionen auslösen. Biologisch sind diese Präparate dem Standard-Gammaglobulin gleichwertig.

3.1.4.2 Behandlung bei pH4

Dieses Präparat wird nach einer Modifikation des Cohn'schen Alkoholfraktionierungsverfahrens gewonnen, das eine schonende Säurebehandlung bei pH 4 sowie einen minimalen Pepsinzusatz (1:10000) einschließt. Durch dieses Verfahren werden eventuell vorhandene Aggregate eliminiert. Das Präparat zeigt keine spontane antikomplementäre Aktivität mehr und wird deshalb auch in sehr hoher Dosierung von agammaglobulinämischen Patienten vertragen. Im übrigen weist das Präparat die gleichen spezifischen und unspezifischen Effektoreigenschaften des nativen Gammaglobulins auf wie auch Standard-Gammaglobulin.

Die chemisch nur leicht modifizierten „intakten" Gammaglobulinpräparate zeigen eine dem nativen Gammaglobulin nahekommende Verweildauer im Organismus *(Abb. 3.2.)*.

3.2 Tierexperimentelle Befunde mit Gammaglobulinen bei Infektionen

Neben den anerkannten Indikationen von Immunglobulinen zur Prophylaxe von bestimmten viralen und toxischen Erkrankungen und zur Substitution von Antikörpermangelzuständen werden polyvalente Präparate heute in zunehmendem Maße auch zur Behandlung schwerer Allgemeininfektionen bei Patienten ohne manifeste Störung der humoralen Immunabwehr empfohlen. Da bis heute jedoch keine schlüssigen Ergebnisse kontrollierter klinischer Studien vorliegen, sind die Ansichten über den Nutzen der Behandlung mit Immunglobulinen bei solchen Indikationen verständlicherweise kontrovers. In der Tat erweist sich die Planung und Durchführung randomisierter Doppelblindstudien beim Menschen als hier besonders schwierig. Solche Untersuchungen müßten an einem möglichst homogenen Krankengut vorgenommen werden; außerdem könnte aus ethischen Gründen auf die gleichzeitige Durchführung einer optimal angepaßten Chemotherapie nicht verzichtet werden. Da der zu erwartende Nutzen einer Therapie mit Gammaglobulinen unter diesen Umständen eventuell klein wäre, bedürfte es großer Patientenzahlen, um ihn statistisch zu sichern.

Im Gegensatz dazu lassen sich im Tierversuch hinsichtlich des Immunstatus der Tiere, des Infektionsmodus, der Infektionsdosis, der Umweltbedingungen und zeitlichen Verhältnisse nahezu einheitliche Bedingungen schaffen. Tierexperimente wurden denn auch in der Vergangenheit häufig zur Prüfung der Wirksamkeit von Immunglobulinpräparaten herangezogen. An kleinen Nagern ist wiederholt gezeigt worden, daß die Zufuhr hoher Dosen von Gammaglobulinen den therapeutischen Effekt einer suboptimalen Antibiotikatherapie bei septischen Infektionen verbessert. Allerdings können nur bei wenigen Infektionsmodellen, bei denen zur Infektion multiple resistente Bakterien verwendet werden, die mit einer hochdosierten

Antibiotikatherapie allein erzielbaren Resultate durch die zusätzliche Gabe von Gammaglobulinen noch verbessert werden.

Eindrucksvollere Befunde lassen sich an neugeborenen Ferkeln erheben. Diese Tiere sind – aufgrund der Nichtpassierbarkeit der Schweineplazenta für Gammaglobuline – bei der Geburt agammaglobulinämisch. Sie erhalten das für die ersten Lebenswochen nötige Gammaglobulin per os durch die Aufnahme des Kolostrums. Die biologische Aktivität von humanem IgG (säurebehandelt) ließ sich dadurch zeigen, daß Ferkel menschliches IgG, das ihnen anstelle des mütterlichen Gammaglobulins im Kolostrum angeboten wurde, gut resorbierten und daß sich bereits 24 Stunden nach der ersten Fütterung ein Konzentrationsgleichgewicht von 500–700 mg% Gammaglobulin im Blut fand. Auf diese Weise vorbehandelte Tiere, die anschließend mit verschiedenen humanpathogenen Erregern durch intraperitoneale Injektion infiziert wurden, erwiesen sich gegenüber den meisten Infektionserregern als vollständig geschützt, während umgekehrt fast alle nicht vorbehandelten agammaglobulinämischen Tiere ihren Infektionen erlagen.

3.3 Klinische Anwendungen von Gammaglobulinen

3.3.1 Prophylaxe und Therapie von Infektionen [6, 11, 12, 32, 34]

Grundsätzlich kommt die Gabe von Immunglobulinen – im Sinne der passiven Immunisierung – überall dort in Frage, wo ein exponiertes oder bereits infiziertes Individuum nicht über genügend protektive Antikörper verfügt, um eine mit einem erheblichen Risiko verbundene Infektionskrankheit zu verhindern bzw. zu überwinden.

Unter diesen Voraussetzungen bietet sich eine Verabreichung von Immunglobulinen in folgenden Situationen an:

– Als Prophylaxe bei gesunden Individuen, die bis zum Zeitpunkt einer Risikoexposition (z. B. Tetanus, Tollwut) keine Gelegenheit hatten, auf natürlichem Wege oder durch aktive Impfung gegen das entsprechende infektiöse Agens Antikörper zu entwickeln. Häufig vermag in solchen Fällen ein in relativ geringer Dosierung intramuskulär verabreichtes, spezifisch angereichertes Immunglobulin (Hyperimmunglobulin) einen hinreichenden Schutz zu gewähren. Zur Prophylaxe endemischer Viruserkrankungen (z. B. Varizellen, Masern, Hepatitis usw.) kann – insbesondere bei immunsupprimierten Patienten – auch die hochdosierte i. v.-Verabreichung eines polyvalenten Präparates zum Ziele führen.

  Die Annahme bzw. der Nachweis des Fehlens eines spezifischen Antikörpers basiert in diesen Situationen auf der negativen Infekt- bzw. Impfanamnese oder in Ausnahmefällen auf dem negativen Ergebnis des serologischen Antikörpernachweises (z. B. Varizellen, Röteln).

– Zur Substitution bei Patienten, die aufgrund einer angeborenen oder erworbenen, vorübergehenden oder permanenten Störung nicht in der Lage sind, einen immunogenen Reiz mit einer adäquaten Synthese von humoralen Antikörpern der Klassen IgG oder IgM zu beantworten. Das Fehlen oder die Verminderung spezifischer Antikörper ist in diesen Fällen Ausdruck einer umfassenden Störung der Immunglobulinsynthese. In diesen Fällen wird der Antikörpermangel indirekt, d. h. aufgrund des Fehlens oder der Verminderung aller (Agamma- oder Hypogammaglobulinämie) bzw. einzelner Immunglobulinklassen, Subklassen oder Typen mit Hilfe immunchemischer Methoden wie der Immunelektrophorese erfaßt.

– Zur Therapie bei Patienten, die im Verlaufe einer generalisierten Infektionskrankheit (Septikämie, Antigenämie) infolge eines durch ihre eigene Produktion nicht kompensierbaren Verbrauches oder Verlustes protektiver Antikörper in den Zustand eines vorübergehenden selektiven Antikörpermangels geraten sind (konsumptives Antikörpermangelsyndrom, selektives normogammaglobulinämisches Antikörpermangelsyndrom – AMS). Das Vorliegen eines selektiven Antikörpermangels kann in diesen Fällen nur durch den aufwendigen Nachweis erbracht werden, daß im Serum des betreffenden Patienten keine protektiven Antikörper gegen den individuellen krankmachenden Erreger vorhanden sind. Häufig scheitert dieser Nachweis an der Unmöglichkeit, innerhalb nützlicher Frist aus dem zu isolierenden Krankheitserreger ein geeignetes Testantigen herzustellen. Die immunchemische Bestimmung der Immunglobuline ist in dieser Situation wenig aussagekräftig, da das konsumptive AMS mit einer verminderten, normalen oder sogar erhöhten Konzentration der Serumimmunoglobuline einhergehen kann.

3.3.1.1 Spezielle Antikörpermangelsyndrome

Tab. 3.3 gibt einen Überblick über die verschiedenen Formen des Antikörpermangels. Eine Substitution mit einem Antikörperpräparat kommt grundsätzlich immer dann in Frage, wenn ein spezifischer Antikörpermangel, nachweisbar an der fehlen-

Tabelle 3.3. Antikörpermangel-Zustände (AMS)

		Serum-Konzentration	
		Antikörper[a]	IgG[b]
physiologisch:	Frühgeburten	↓	↓
	Neugeborene	↓	○
	alte Individuen	↓	○↑
kongenital:	humorale Immundefekte	↓	↓
erworben:	L-R-Neoplasien	↓	○↓↑
(symptomatisch)	Eiweißverlust-Syndrome	○	↓
	Antikörper-Verbrauch	↓	○↑
iatrogen:	Bestrahlung	↓	○↑
	Immunsuppression	↓	○
	Chemotherapie	↓	○
	Plasmapherese	○	↓

○ normal   ↓ reduziert   ↑ erhöht

[a] Bestimmung mittels korrespondierenden Antigens
[b] Bestimmung mittels immunchemischer Methoden

den Reaktion auf ein bestimmtes Antigen, vorliegt, oder wenn aufgrund eines Gesamtdefizites an Immunglobulinen damit gerechnet werden muß, daß ein optimaler Schutz gegen bestimmte Erreger nicht mehr gewährleistet ist. Es ist an dieser Stelle aber noch einmal darauf hinzuweisen, daß statistisch gesicherte Ergebnisse über den Nutzen einer Antikörpersubstitution nur bei septischen Infektionen Früh- und Neugeborener sowie bei kongenitalen Agammaglobulinämien vorliegen. In allen anderen in der Tabelle erwähnten Fällen existieren zwar anekdotische Hinweise auf die Wirksamkeit von Gammaglobulinen; der therapeutische Nutzen dieser Präparate kann aber aus den bereits erwähnten Gründen nicht als erwiesen gelten.

In einer schweizerischen Studie zeigte sich eine kombinierte Behandlung septisch infizierter Neugeborener mit Antibiotika *und* Immunglobulinen der allein mit Antibiotika durchgeführten Behandlung als deutlich überlegen. In die Studie wurden 82 Neugeborene aufgenommen, von denen 35 eine bakteriologisch gesicherte Sepsis und 47 lediglich die klinischen Zeichen einer Infektion aufwiesen. 20 der septischen Neugeborenen erhielten neben der Antibiotikatherapie 6 Tage lang 0,5 g (Frühgeborene) bzw. 1 g (Termingeborene) eines intravenös applizierbaren polyvalenten Gammaglobulins. In der nur mit Antibiotika behandelten Gruppe starben 4 von 15 Neugeborenen, während in der mit Antibiotika und Gammaglobulinen behandelten Gruppe nur 2 von 20 Kindern ad exitum kamen. Dieser Unterschied ist statistisch nicht signifikant. Betrachtet man jedoch die Frühgeborenen in beiden Gruppen separat, so ergibt sich ein signifikanter Unterschied: von den 9 Frühgeborenen ohne Immunglobulinsubstitution starben 4 an der Sepsis, von den 13 vergleichbaren Frühgeborenen, die mit Immunglobulin behandelt wurden, kam nur 1 Kind ad exitum.

Auch bei den nicht nachweisbar bakteriämischen Kindern schnitt die mit Immunglobulinen und Antibiotika behandelte Gruppe besser ab als die nur mit Chemotherapeutika versorgte Gruppe. Die Letalität lag hier bei 2 von 21 (10%) für die substituierten Patienten und bei 4 von 26 (15%) für die nur mit Antibiotika behandelten Neugeborenen.

Eine Nachuntersuchung der überlebenden Kinder nach 2½ Jahren zeigte bei den mit Immunglobulinen behandelten Kindern völlig normale Immunglobulinkonzentrationen und normale Antikörpertiter gegen Tetanustoxoid, mit dem sie in der Zwischenzeit geimpft worden waren. Die Bestimmung der Antikörper gegen polyvalentes IgG durch passive Hämagglutination ergab für alle Kinder normale Resultate. Auch die Tuberkulinreaktion fiel in beiden Gruppen gleich aus: 16 von 18 IgG behandelten Kindern und 9 von 11 Kindern aus der Kontrollgruppe waren tuberkulinpositiv. Man ist aufgrund dieser Daten wohl zu der Schlußfolgerung berechtigt, daß die Verabreichung hoher Dosen von Gammaglobulinen bei frühgeborenen oder am Termin geborenen Kindern weder zu einer Unterdrückung der humoralen Immunität noch zu einer abnormen Sensibilisierung gegen polyklonales IgG führt. Ebenso scheinen die zellulären Immunreaktionen unbeeinträchtigt zu bleiben [33].

Die klassische Indikation für die Antikörpersubstitution ist die kongenitale Agamma- oder Hypogammaglobulinämie. Bei regelmäßiger Zufuhr eines nativen polyvalenten IgG-Präparates in Mengen, die die Aufrechterhaltung eines annähernd normalen IgG-Spiegels im Blut und im Gewebe gewährleisten, gelingt es, die Patienten weitgehend frei von akuten Infekten zu halten. Diese Aussage stützt sich unter anderem auf eine 2jährige kontrollierte Studie an 13 Patienten mit kongenitaler Agammaglobulinämie. Während des ersten Jahres wurden Patienten nur gelegentlich mit geringen Mengen (10–20 ml) Standard-Gammaglobulin i. m. oder mit modifizierten i. v.-Präparaten behandelt. Im darauffolgenden zweiten Jahr erhielten die Patienten regelmäßig alle 3 Wochen 9–12 g eines intakten, intravenös applizierbaren Immunglobulins. Im Mittel lagen die Serum-IgG-Konzentrationen während des ersten Jahres bei 125 mg%, während des zweiten Jahres bei 450 mg%.

Als Parameter für die Infektanfälligkeit dienten:

Die Arbeitsabsenz in Tagen, die Häufigkeit von Temperaturanstiegen über 38 °C in Tagen sowie die Anzahl von Tagen, an denen wegen einer bakteriellen Infektion Antibiotika verabreicht werden mußten. Während des ersten Jahres betrug die durchschnittliche Zahl der Tage mit Temperaturen über 38 °C innerhalb des Kollektivs 23, an durchschnittlich 117 Tagen mußten Antibiotika gegeben werden, und der Verlust an Arbeitstagen betrug 65 Tage.

Während des zweiten Behandlungsjahres wurden im Durchschnitt nur noch an einem Tag Temperaturen von über 38 °C gemessen, an 6 Tagen mußten Antibiotika gegeben werden, und nur 13 Tage wurden durch Arbeitsausfall verloren.

Die Resultate der Studie zeigen also, daß die hohe und in gewissen Fällen auch invalidisierende Infektanfälligkeit bei diesen Patienten durch eine Substitution mit Gammaglobulinen weitgehend ausgeglichen werden konnte. Als relativ schwer beeinflußbar erwiesen sich chronische lokale Entzündungen wie Sinusitis, Bronchitis oder Arthritis.

Die Resultate dieser und anderer ähnlicher Studien zeigen eindeutig, daß das Ausmaß des Infektionsschutzes gut mit den Serum-IgG-Konzentrationen korreliert.

3.3.2 Autoimmunkrankheiten

Nachdem man bei zwei agammaglobulinämischen Patienten, die an einer schweren Thrombozytopenie und hämolytischen Anämie litten, unter der Substitutionstherapie mit intravenös verabreichtem Gammaglobulin einen Wiederanstieg der Thrombozyten und des Hämoglobins beobachtet hatte, versuchte man die intravenöse Gammaglobulinbehandlung auch bei der immunhämolytischen thrombozytopenischen Purpura (ITP). Zunächst wurden 13 Kinder (7 mit akuter und 6 mit chronischer ITP) 5 Tage lang mit Infusionen von Gammaglobulin behandelt. Die Dosis betrug 0,4 g/kg Körpergewicht. Alle Kinder reagierten mit einem Anstieg ihrer Thrombozyten auf normale Werte. Bei 4 der 6 Kinder mit akuter Thrombopenie genügte diese einmalige Behandlung, um eine langfristige, möglicherweise dauerhafte Remission zu erzielen. Bei den verbleibenden 2 Patienten waren weitere Infusionen im Abstand von einigen Wochen nötig, um die Remission aufrechtzuerhalten. 4 der 7 Kinder mit chronischer ITP wiesen eine nur intermittierende Thrombopenie auf. Alle reagierten gut auf die Gammaglobulintherapie. 3 der 4 Kinder benötigten jedoch erneute Einzelinfusionen in Abständen von einigen Wochen, um die Remission aufrechtzuerhalten. Die 3 verbleibenden Kinder mit schwerer, chronischer ITP, die weder auf Splenektomie noch auf Prednison oder Zytostatika reagiert hatten, zeigten zwar initial nach einer Behandlung mit Gammaglobulinen eine Besserung, waren aber auch mit einer Fortsetzung dieser Therapie nicht in der Remission zu halten [14]. Diese günstigen Ergebnisse sind inzwischen an verschiedenen Patientenkollektiven wiederholt und im großen und ganzen bestätigt worden [1, 5, 39].

In japanischen, britischen und amerikanischen Studien ist gezeigt worden, daß auch erwachsene Patienten mit ITP auf die intravenöse Behandlung mit hochdosierten Gammaglobulinen positiv reagieren. In der englischen Studie ergaben sich für Erwachsene im Alter von 14–62 Jahren mit einer Dosierung von 0,4 g/kg Körpergewicht gute Therapieerfolge, wenn die Patienten weniger als 16 Wochen an ihrer Krankheit gelitten hatten. Auch diejenigen Individuen, die bereits länger krank waren, reagierten auf die Gammaglobulintherapie mit einer anfänglichen Normalisierung ihrer Thrombozytenzahlen. Im Gegensatz zu den relativ akut Erkrankten, bei denen der Therapieerfolg während der ganzen Beobachtungszeit von 173 Tagen aufrechterhalten blieb, sanken die Thrombozytenwerte der schon länger als 16 Wochen erkrankten Patienten jedoch innerhalb weniger Wochen wieder auf pathologische Werte ab. Über die Therapie einer akuten ITP mit IgG bei Schwangeren liegen ebenfalls günstige Ergebnisse vor [19, 23, 24, 25, 31].

Für die kurz- und mittelfristigen Wirkungen von Gammaglobulinen bei ITP sind folgende Mechanismen postuliert worden:

1. Der Erkrankung kann eine Autoimmunreaktion gegen Antigene der eigenen Blutplättchen zugrunde liegen. In der Tat werden bei eigenen Patienten erhöhte Konzentrationen von Antikörpern, die gegen Blutplättchen reagieren, gefunden. Von solchen Antikörpern wird angenommen, daß sie die Plättchen opsonieren und zu einer beschleunigten Elimination dieser Zellelemente über das mononukleär-phagozytäre System führen. Die Zufuhr nativer IgG-Moleküle in großem Überschuß könnte diese beschleunigte Entfernung opsonierter Blutplättchen durch eine Blockade der Fc-Rezeptoren auf Makrophagen hemmen.
2. Die Krankheit ist Folge der Bildung von Immunkomplexen zwischen einem noch unbekannten (mikrobiellen?) Antigen und Autoantikörpern. Infolge eines relativen Antigenüberschusses bleiben diese Komplexe wasserlöslich, binden an Plättchen und vermitteln eine beschleunigte Lyse (durch Komplement) oder eine beschleunigte Entfernung durch Makrophagen. Die Zufuhr eines großen Überschusses von Gammaglobulinen ermöglicht die vollständige Absättigung der zirkulierenden Antigene: sie werden nun nicht mehr an Thrombozyten gebunden und beeinflussen auch nicht mehr deren Lebensfähigkeit.
3. Die neu zugeführten Antikörper besetzen die Fc-Rezeptoren der Thrombozyten und verhindern dadurch eine Adsorption löslicher Immunkomplexe an diese Rezeptoren.

Diese drei Möglichkeiten sind schematisch in *Abb. 3.3.* dargestellt. Experimentelle Befunde scheinen für die erste Möglichkeit zu sprechen: wenn man Patienten mit ITP markierte oder mit Anti-D-IgG, also mit einem Antirhesusfaktor-IgG, opsonierte Erythrozyten injiziert, verschwinden diese Zellen sehr schnell aus der Zirkulation. Injiziert man dem Patienten vor der Zufuhr der Erythrozyten aber große Mengen von IgG, so bleiben die Erythrozyten sehr lange im Blutkreislauf; gleichzeitig kommt es zu einem Anstieg der Thrombozyten. Etwas vulgär und im Sinne eines älteren Sprachgebrauches könnte man diesen Mechanismus als Blockade des

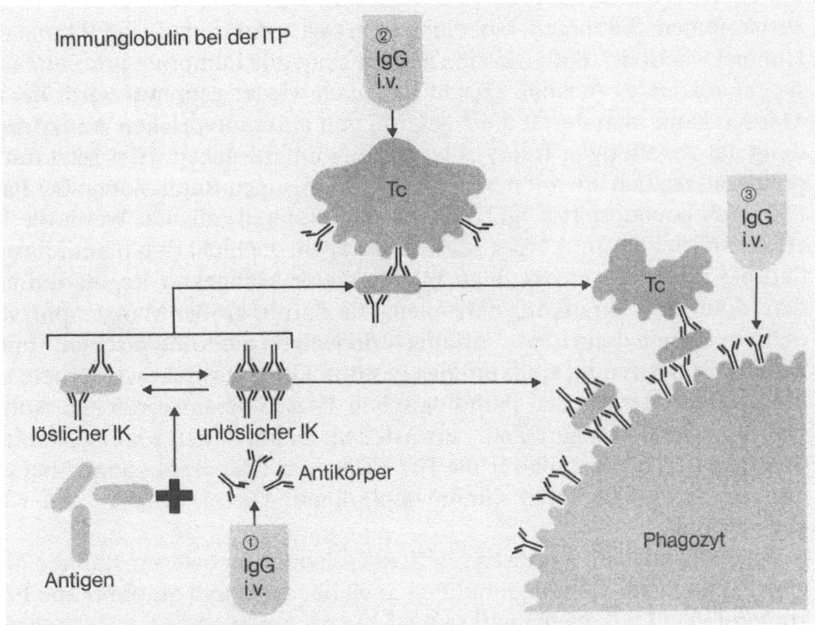

Abb. 3.3. Darstellung der hypothetischen Wirkungsmechanismen von i. v. applizierten γ-Globulinen bei immunhämolytischer Thrombozytopenie.
1. Monomeres IgG kann zirkulierende Immunkomplexe und/oder mikrobielle Antigene eliminieren.
2. Monomeres IgG kann die Bindung von Immunkomplexen an Blutplättchen verhindern und dadurch die Plättchen vor der Einwirkung von Komplement schützen.
3. Monomeres IgG kann die Fc-Rezeptoren von Makrophagen blockieren und dadurch eine antikörpervermittelte zytotoxische Reaktion der Makrophagen mit Blutplättchen oder eine über Antigen-Antikörperkomplexe zustande kommende Interaktion zwischen Makrophagen und Plättchen verhindern.

retikulo-endothelialen Systems – oder besser des mononukleär-phagozytären Systems – bezeichnen [15].

Wie aber entstehen Dauerremissionen?

Bereits 1974 hat Niels Jerne postuliert, daß das Immunsystem nach Art eines Netzwerkes funktioniere. Dies bedeutet folgendes: bei jeder Immunreaktion entstehen Antikörper mit einer bestimmten Antigenspezifität. Die Idiotypen dieser Antikörper, also die für die Antigenbindung zuständigen Anteile der variablen Regionen der schweren und der leichten Ketten, wirken nun ihrerseits als Antigene und induzieren die Bildung von Antikörpern, die gegen diese Idiotypen gerichtet sind. Man spricht von „antiidiotypischen Antikörpern". In ganz analoger Weise lösen die antiidiotypischen Antikörper die Bildung anti-antiidiotypischer Antikörper aus [17].

Für diese Hypothese gibt es inzwischen viele experimentelle Bestätigungen. Den antiidiotypischen Antikörpern scheint dabei eine immunregulatorische Bedeutung zuzukommen. Sie sorgen – vereinfacht gesagt – dafür, daß „die Bäume nicht in den Himmel wachsen", daß also eine an sich sinnvolle humorale Immunreaktion, wenn sie ein adäquates Ausmaß ereicht hat, auch wieder gebremst wird. Bei neonatalen Mäusen kann man durch die Injektion von antiidiotypischen Antikörpern die Bildung des zugehörigen Idiotyps lebenslang unterdrücken. Hier setzt nun der Interpretationsversuch an, mit dem man die langfristigen Remissionen bei Patienten mit ITP nach hochdosierter IgG-Behandlung erklären möchte. Wenn die für die ITP verantwortlichen Antikörper Idiotypen tragen, die nicht durch antiidiotypische Antikörper reguliert werden, dann könnte dieser Mangel an Regulation ja eigentlich den Motor der Erkrankung darstellen. Die Zufuhr großer Mengen polyvalenter Antikörper könnte dann aber – zufällig – diejenigen antiidiotypischen Antikörper enthalten, die notwendig sind, um das gestörte Gleichgewicht wiederherzustellen und die Synthese der für den pathologischen Prozeß verantwortlichen Antikörper auf Dauer – oder für längere Zeit – abzustellen. Damit hätten wir eine zumindest hypothetische Erklärung auch für die Erzielung von Dauerremissionen bei der ITP mit intravenös applizierbaren Gammaglobulinen. Dieses Thema wird weiter unten noch erörtert.

Vorläufig noch anekdotische Berichte scheinen zu belegen, daß die hochdosierte Anwendung von Gammaglobulinen auch bei der durch autoimmune Prozesse hervorgerufenen Leukopenie wirksam sein kann – zumindest vorübergehend. Ähnlich wie bei der ITP scheint der Wirkungsmechanismus eine temporäre Blockade des mononukleär-phagozytären Systems zu involvieren [26].

Eine weitere sehr wichtige Anwendung der Gammaglobuline gilt der Rhesus-Inkompatibilität. Diese Krankheit kommt dadurch zustande, daß der mütterliche Rh-negative Organismus gegen die Rh-positiven Erythrozyten des Foeten Antikörper bildet und daß diese Antikörper bei späteren Schwangerschaften zu einer schweren hämolytischen Anämie des Neugeborenen mit Hyperbilirubinämie, Schädigung der Stammganglien, dem sog. Kernikterus, führen können. Es ist nun in einer Reihe kontrollierter Studien gezeigt worden, daß durch die Behandlung werdender Rh-negativer Mütter, die ein Rh-positives Kind erwarten, mit einem Anti-Rh-Gamma-globulin die kindlichen Erythrozyten, die während der Geburt in den mütterlichen Kreislauf gelangen, schnell abgefangen und lysiert werden. Dadurch wird eine Immunisierung der Mutter gegen den Rhesusfaktor verhindert. In einer kanadischen Multizenterstudie wurden 216 Rhesus-negative Patientinnen innerhalb von 72 Stunden nach der Geburt mit einer einzigen intramuskulären Injektion eines Anti-Rh-Immunglobulins (435 µg spezifische Antikörper) behandelt. Keine einzige dieser Patientinnen wurde gegen den Rhesusfaktor immunisiert. Von 203 Erstgebärenden, die nicht behandelt worden waren, wiesen 18 (8,9%) und von 279 unbehandelten Mehrgebärenden ohne Behandlung ebenfalls 18, also 6,1%, Rhesusantikörper auf. Diese Zahlen, die auch durch weitere Untersuchungen bestätigt wurden, haben heute dazu geführt, daß eine Anti-Rh-Prophylaxe nach jeder Rh-inkompatiblen Schwangerschaft durchgeführt wird. Von einer konsequenten Durchführung dieser Maßnahme erwartet man das baldige Verschwinden der Rh-bedingten hämolytischen Anämie aus der pädiatrischen und der geburtshilflichen Praxis [10, 27].

3.3.3 Immunsuppression mit Antilymphozytenseren

Ein Organ, das von einem Spender auf einen Empfänger übertragen wird, löst normalerweise eine zellvermittelte Abwehrreaktion aus. Träger dieser Abwehrreaktion, die sich klinisch zuerst als Funktionsverlust und schließlich als isolierter Tod des transplantierten Organs äußert, sind die Lymphozyten, besonders zytotoxische T-Lymphozyten. Man kann die Funktion – und davon wird weiter unten noch die Rede sein – dieser Lymphozyten durch Zytostatika, durch Nebennierenrindensteroide wie Prednison und neuerdings auch durch Cyclosporin A hemmen.

Eine andere in der Transplantationschirurgie geübte Methode besteht darin, daß man Spendertiere, normalerweise Pferde, gegen menschliche Lymphozyten- oder Thymozytenmembranen immunisiert, daß man aus dem Serum immunisierter Pferde anschließend die Gammaglobuline gewinnt und diese Gammaglobulinpräparate, bekannt als Antilymphozyten- oder Antithymozytenseren, zur temporären Ausschaltung der zellulären Immunität eines Organempfängers benutzt. Monaco und Mitarbeiter zeigten 1967, daß eine Überempfindlichkeitsreaktion vom verzögerten Typ durch heterologes Antilymphozytenglobulin (ALG) beim Menschen unterdrückt werden kann. Anschließend wurde ALG in verschiedenen Transplantationszentren zur Verbesserung der Überlebenszeit von Organtransplantaten eingesetzt. 1969 berichteten Najarian und seine Mitarbeiter über ermutigende Erfolge bei Nierentransplantationen. Mit 20–40 mg/kg Körpergewicht ALG pro Tag fand sich eine einjährige Überlebensrate der Transplantate von 80% gegenüber nur 50% bei einer niedrigen Dosierung von 10 mg/kg. Weitere kontrollierte klinische Studien ergaben keine eindeutig positiven Ergebnisse. Die meisten Untersucher fanden eine Verbesserung der Organüberlebensrate für 3–6 Monate. Zu späteren Zeitpunkten glichen sich die Ergebnisse aus.

Eine kanadische Multizenterstudie zeigte aufgrund einer einheitlichen Methodik und einer großen Patientenzahl ein objektiveres und insgesamt positiveres Bild. An der Studie waren 179 Patienten beteiligt, die nach der Transplantation einer Niere entweder nur eine „konventionelle" Therapie, bestehend aus Azathioprin, Prednison, Aktinomycin D oder lokaler Röntgenbestrahlung bekamen oder zusätzlich, streng randomisiert, noch mit ALG behandelt wurden. ALG wurde in einer Dosis von 20 mg/kg Körpergewicht i.v. 10 Tage lang nach der Transplantation gegeben. In dieser Studie fand sich im ersten Jahr nach dem Eingriff eine deutlich verbesserte Überlebensrate der Transplantate bei den mit ALG behandelten Patienten (Abb. 3.4). Auch die Organfunktion war in der ALG-Gruppe – gemessen am Serumkreatinin – besser als bei den Kontrollen. Andere Parameter wie der Verbrauch von Prednison, die Häufigkeit ernster Abstoßungsreaktionen innerhalb der ersten 3 Monate fielen zugunsten der ALG-Gruppe aus. Diese Ergebnisse sprechen für die Verwendung von ALG bei Organtransplantationen. Andere Autoren wie Monaco und Mitarbeiter verweisen darauf, daß sich mit längeren als 10-tägigen Behandlungszeiten noch bessere Ergebnisse erzielen lassen [38].

Interessant sind gewisse, bis heute nicht erklärte Unregelmäßigkeiten, die bei der Behandlung mit Antithymozytenglobulinen aufgetreten sind. Hier wurden mit verschiedenen Chargen, die nach dem gleichen Verfahren aufgearbeitet wurden, sehr unterschiedliche Ergebnisse erzielt. Für manche Chargen ergaben sich eindeutige Verbesserungen in der Transplantationsüberlebenszeit, andere Chargen schienen

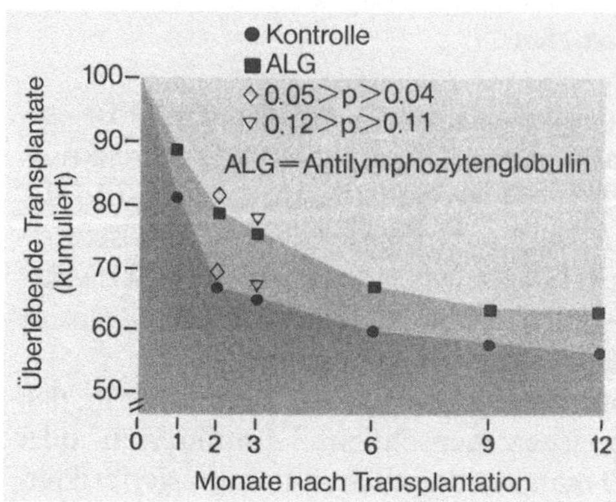

Abb. 3.4. Akkumulierte Überlebensrate von transplantierten Nieren bei Patienten mit medikamentöser Therapie allein (Azathioprin, Actinomycin D und Prednison) oder bei zusätzlicher Behandlung mit Antilymphozytenglobulin (ALG). Größe der Gruppen: ALG n = 87; Kontrollgruppe n = 92. p = Signifikanzschwellen.

keinen Vorteil zu bringen. Cosimi und Mitarbeiter erzielten mit ATG eine Transplantationsüberlebenszeit von 75% gegenüber nur 40% bei den Kontrollen – für einen Behandlungszeitraum von 21 Tagen. Mit dem nach dieser Zeit erfolgten Absetzen des Präparates glichen sich die Unterschiede in beiden Gruppen schnell aus.

Soweit sie bis heute nicht schon überwunden sind, beruhen diese Unregelmäßigkeiten auf der Heterogenität der verwendeten Gammaglobulinpräparate, besonders auf Schwankungen in den Konzentrationen der spezifischen Antikörper, die gegen kritische T-Zellantigene gerichtet sind. Welche T-Zellantigene aber sind kritisch? Diese Frage läßt sich erst mit den heute existierenden Methoden zur Herstellung und Austestung monoklonaler Antikörper beantworten. Die möglichst selektive immunologische Ausschaltung einer zellulären Immunantwort gegen ein bestimmtes Transplantat ist – soviel darf heute als sicher gelten – ein erfolgversprechender Weg zur komplikationslosen Einheilung transplantierter Organe.

Experimentell konnte 1976 gezeigt werden, daß die Abstoßungsreaktionen gegen eine transplantierte Niere durch antiidiotypische Antikörper unterdrückt werden, die gegen die Rezeptoren zytotoxischer T-Zellen gerichtet sind. Auf diese Weise konnte eine permanente Einheilung transplantierter Organe erreicht werden.

Vereinfacht dargestellt verläuft ein solcher Versuch wie folgt [37]:

L-Lewis-Ratten werden mit Lymphozyten aus (LBN) F_1-Ratten, also einer Kreuzung aus L- und „Brown Norwegian" (BN)-Ratten, immunisiert. Sie bilden L-Anti-BN-Antikörper. Diese L-Anti-BN-Antikörper werden anderen L-Ratten anschließend zusammen mit Lymphozyten von (LBN) F_1-Ratten injiziert. Diese Maßnahme führt in den L-Ratten zu einer energischen Bildung von Antikörpern, die gegen die Idiotypen der L-Anti-BN-Antikörper gerichtet sind. Die Titer an antiidiotypischen Antikörpern in den L-Ratten erreichen 10 Tage nach dieser Behandlung ihren Höhepunkt. Zu diesem Zeitpunkt wird eine Niere transplantiert. Die normalerweise gegen diese Niere stattfindende Immunreaktion wird nun durch die bereits vorhandenen antiidiotypischen Antikörper abgefangen. In der zitierten Studie konnte eine inverse Korrelation zwischen dem Titer antiidiotypischer Antikörper einerseits und dem Grad einer zytotoxischen Reaktion gegen Gewebsantigene des Spendertieres andererseits festgestellt werden. Es konnte auch gezeigt werden, daß die Bildung antiidiotypischer Antikörper gegen L-Anti-BN-Antikörper nur dann stattfand, wenn sowohl Lymphozyten von (LBN) F_1-Ratten als auch L-Anti-BN-Antikörper zur Immunisierung von L-Ratten verwendet wurden. Auf eine – noch hypothetische – humanmedizinische Situation übertragen, würde dies bedeuten: Individuum A soll eine Niere von Individuum B erhalten. Gegen die Lymphozyten des Spenders werden in einem Versuchstier (Ziege, Kaninchen) Antikörper erzeugt. Diese Antikörper werden angereichert und zusammen mit Lymphozyten des Spenders dem potentiellen Empfänger A injiziert. Dieser reagiert auf diese Maßnahme mit der Synthese antiidiotypischer Antikörper gegen die heterologen Antidonorantikörper. Eine nun erfolgende Organtransplantation bliebe reaktionslos, weil die gegen dieses Organ inszenierte Immunantwort auf eine bereits vorhandene massive antiidiotypische Bremsung stieße.

3.4 Monoklonale Antikörper

Die heute in der Therapie gebräuchlichen Antikörperpräparate sind polyklonal, d.h. sie enthalten eine große Zahl individuell verschiedener Antikörper, von denen sich jeder einzelne auf einen bestimmten Klon von B-Zellen zurückführen läßt. Durch Verdünnung von Lymphozytensuspensionen konnte man schon früh einzelne Lymphozyten isolieren, die sich mit anderen Zellen zu Hybridzellen verschmelzen ließen und zu Klonen heranwuchsen, die einen einzigen – eben einen monoklonalen – Antikörper produzierten. Allerdings überlebten solche Klone nicht lange und waren deshalb als Quelle für größere Mengen eines monoklonalen Antikörpers nicht zu gebrauchen. Erst 1975 wurde dieses Problem gelöst. George Köhler und César Milstein gelang es zum ersten Mal, einen antikörperproduzierenden Lymphozyten mit einer Myelomzelle, also einer ebenfalls von einer B-Zelle abstammenden Tumorzelle, zu verschmelzen und auf diese Weise eine stabile Hybridzelle zu erzeugen, die ein nahezu unbegrenztes Potential zur Zellteilung besaß und dementsprechend auch große Mengen ihres monoklonalen Antikörpers bilden konnte [16]. Inzwischen ist die Technik der Hybridombildung und der Gewinnung monoklonaler Antikörper weit gediehen. Die einzelnen Schritte dieses Prozesses sind in *Abb. 3.5* veranschaulicht. Hybridome aus Mauslymphozyten und Myelomzellen der Maus lassen sich am besten in der Peritonealhöhle von Mäusen züchten. Dabei können hohe Zelldichten und entsprechend hohe Antikörperkonzentrationen (bis zu 20 mg/ml) erzielt werden. Monoklonale Antikörper, die auf diese Weise gewonnen werden, können für diagnostische Verfahren in vitro eingesetzt werden. Monoklonale Antikörper aus Mäusen werden aber auch in vivo zur Diagnostik und zur Therapie verwendet. Natürlich sind solche Techniken nicht unbedenklich: das menschliche Immunsystem reagiert auf Mausantikörper mit der Bildung eigener Antikörper. Damit tritt eine Sensibilisierung ein. Bei neuerlicher Injektion von monoklonalen Antikörpern aus der Maus besteht dann die Gefahr einer akuten Überempfindlichkeitsreaktion nach Art einer Serumkrankheit. Zumindest für therapeutische Zwecke, aber auch für einen wiederholten diagnostischen Einsatz in vivo, ist daher die Verwendung *menschlicher* monoklonaler Antikörper wünschenswert. Diese aber sind schwer zu gewinnen.

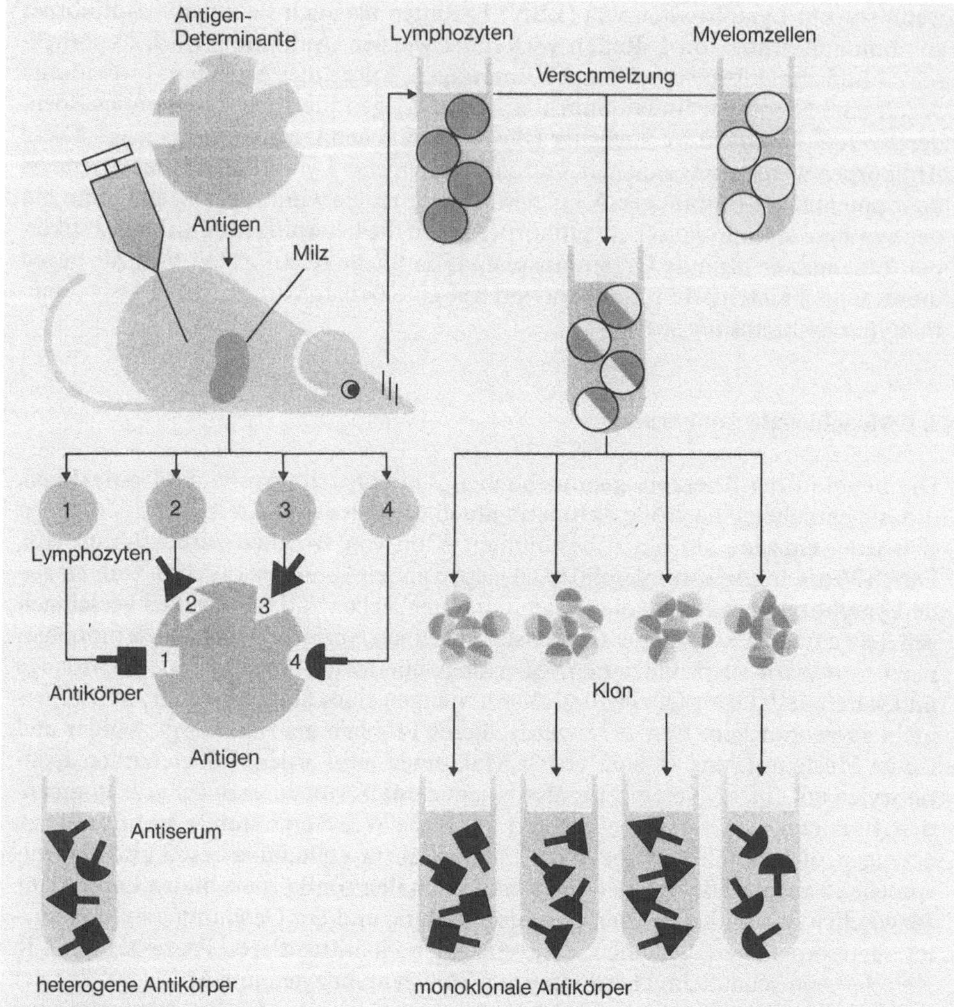

Abb. 3.5. Schematische Darstellung der Bildung von Hybridomen und der Gewinnung von monoklonalen Antikörpern.

Dafür gibt es folgende Gründe:

1. Die Zahl der im Blut zirkulierenden B-Zellen ist begrenzt. In Blutproben Lymphozyten zu finden, die einen Antikörper mit der gewünschten Antigenspezifität herstellen, ist deshalb aus statistischen Gründen schwierig. Leichter ist es, einen geeigneten Zellklon in regionären Lymphknoten zu entdecken, die chirurgisch gewonnen werden.
2. Es stehen heute nur wenige menschliche Myelomzellen zur Verfügung, die mit Humanlymphozyten stabile Hybridome ergeben.
3. Gelingt es, eine menschliche Hybridomzelle zu gewinnen, die einen Antikörper mit einer geeigneten Spezifität synthetisiert, dann muß diese Zelle in vitro vermehrt werden. Dabei sind aber die Ausbeuten bisher deutlich geringer als bei der

Vermehrung in vivo. Sie liegen in der Größenordnung von 10–50 mg/l. Die Gewinnung von Antikörpermengen, die für die Therapie ausreichen, ist also kostspielig.

Aus diesen Gründen ist es nicht verwunderlich, daß im Augenblick noch die diagnostische Verwendung von Mausantikörpern im Vordergrund steht. Es ist aber in verschiedenen Laboratorien gelungen, menschliche monoklonale neutralisierende Antikörper gegen Zytomegalieviren zu gewinnen und nachzuweisen, daß diese Antikörper in Tiermodellen akute Infektionen mit dem CMV-Virus abkürzen. Solche Antikörper werden in absehbarer Zeit auch für die Therapie von CMV-Infektionen bei Patienten, z. B. bei immunsupprimierten Empfängern von Transplantaten, zur Verfügung stehen [8]. Auch sind monoklonale Antikörper gegen zahlreiche Tumorantigene gefunden worden, die – zumindest im Tierexperiment – eine tumor- oder metastasenhemmende Wirkung zeigen [13].

3.4.1 Diagnostische Anwendung monoklonaler Antikörper

Monoklonale Antikörperpräparate haben gegenüber polyklonalen Präparaten den Vorteil der genau definierten Spezifität und Einheitlichkeit. In der In vitro-Diagnostik bringen diese Vorteile eine gute Reproduzierbarkeit von Meßdaten. Wie polyklonale Antikörper werden auch monoklonale Antikörper zum Aufbau von Radioimmunoassays (RIA) oder von sogenannten Elisa-Tests – (*enzyme linked sorbent assay*) benutzt. Heute existieren auf dieser Grundlage bereits Tests gegen alpha-Foetoprotein, carcinoembryonales Antigen, Kreatinkinase, Ferritin, menschliches Choriongonadotropin, menschliches Wachstumshormon, Hepatitis B, IgE, Insulin, saure Phosphatase, Prolaktin, thyreotropes Hormon (TSH) und andere Antigene. Ein Hauptinteresse der auf monoklonalen Antikörpern beruhenden Diagnostik richtet sich auf den Nachweis sogenannter Tumorantigene. Hierbei handelt es sich um onkofoetale Antigene, also um Proteine oder Glykoproteine, die in normalen erwachsenen Zellen nicht oder nur in geringer Zahl, in Tumorzellen jedoch mit hoher Regelmäßigkeit ausgedrückt werden. Viele dieser Tumorantigene sind „organspezifisch", d.h. sie sind typisch für das Vorliegen von malignen Tumoren, die von bestimmten Organen ausgehen. B-Lymphozyten, die Antikörper gegen solche Tumorantigene produzieren, finden sich häufig in den regionären Lymphknoten von befallenen Patienten. Solche Zellen können mit Myelomzellen der Maus oder mit menschlichen Myelomzellen fusioniert und zur Bildung von Hybridomen benutzt werden. Meistens werden Mäusen jedoch Tumorantigene zur Immunisierung injiziert, und die Hybridombildung geeigneter B-Zell-Klone wird mit Myelomzellen der Maus, also *homolog,* vorgenommen.

Da viele Tumoren die von ihnen gebildeten onkofoetalen Antigene an das Medium abgeben, in dem sie wachsen, in vivo also an die Körperflüssigkeiten, können Verlaufskontrollen von Tumorpatienten während der Behandlung durch Bestimmung von Tumorantigenen im Blut vorgenommen werden. Zwei erst jüngst publizierte Beispiele zeigen, daß dieses Verfahren bei Ovarialkarzinomen und bei kolorektalem Krebs zu recht genauen Beurteilungen des Krankheitsverlaufes und des Therapieerfolges führen kann. In einem Vergleich des CA 125-Antigens mit carci-

Tabelle 3.4. Beziehung zwischen klinischem Verlauf und CA 125-Blutspiegeln. Beziehungen zwischen der Konzentration des Antigens CA 125 und dem klinischen Verlauf bei 45 Patientinnen mit Ovarialkarzinom. In dieser Analyse wurde eine Verdoppelung oder Halbierung der Serumkonzentrationen des Antigens als signifikante Erniedrigung oder Erhöhung gewertet. Zur Beurteilung des Rückganges oder des Fortschreitens der Erkrankung wurden klinische Kriterien verwendet. Die Beobachtungen erstreckten sich über Zeiträume zwischen 2 und 60 Monaten.

Antigenspiegel	Erkrankung		
	gebessert	unverändert	verschlechtert
erniedrigt	20	1	0
unverändert	0	5	2
erhöht	0	0	17
insgesamt	20	6	19

Tabelle 3.5. Beziehung zwischen klinischem Verlauf und CEA-Blutspiegeln. Konzentrationen des carcinoembryonalen Antigens (CEA) bei 23 Fällen von Ovarialkarzinom. Für die klinische Beurteilung und den Beobachtungszeitraum galten die gleichen Kriterien wie in Tabelle 3.4. Eine Verdoppelung oder Halbierung der CEA-Konzentrationen wurde – analog zu den CA 125-Konzentrationen – als Erhöhung oder Erniedrigung gewertet.

Antigenspiegel	Erkrankung		
	gebessert	unverändert	verschlechtert
erniedrigt	0	0	3
unverändert	4	3	7
erhöht	3	0	3
insgesamt	7	3	13

noembryonalem Antigen ließ sich das Verhalten von Ovarialkarzinomen bei 38 Patienten über einen Zeitraum von 5 Jahren mit CA 125 in 93,3% voraussagen, dagegen korrelierten die Spiegel des carcinoembryonalen Antigens mit dem Krankheitsverlauf nur in 26% der untersuchten 23 Fälle *(Tab. 3.4 und 3.5)*.

In einer restrospektiven Untersuchung an 1000 Blutproben von Patienten mit einem kolorektalen Krebs ergab sich mit einem RIA, der auf der Verwendung eines monoklonalen Antikörpers gegen CA 19-9 aufgebaut war, in 41% aller Fälle mit postoperativer Rekurrenz des Tumors ein um bis zu 10 Monate früherer Anstieg und damit auch eine frühere Warnung als mit dem Nachweis des carcinoembryonalen Antigens. In 36% der Fälle waren beide Tests gleich sensibel, und in 23% stieg das carcinoembryonale Antigen früher an als CA 19-9. Während CEA, allein verwendet, in 17,7% der Fälle falsch positive Resultate ergab und diese Zahl bei CA 19-9 bei nur 3,2% lag, gab es bei der kombinierten Verwendung der beiden Tests kein einziges falsch positives Resultat: d.h. der Anstieg beider Antigene signalisierte mit an Sicherheit grenzender Wahrscheinlichkeit ein Weiterwachsen des Tumors.

3.4.2 In vivo-Diagnostik

Die Tumordiagnostik in vivo beruht auf der Bindung monoklonaler Antikörper an zellständige Tumorantigene. Die Zellständigkeit ist wichtig. Anders als bei der In vitro-Diagnostik, bei der in das Blut abgegebene Glykoproteine gemessen werden, würde ein sogenanntes „shedding" von Antigenen sehr stören, da die einmal an den Tumor gebundenen Antikörper bald wieder vom Tumor abgelöst würden. Das angestrebte und in einigen Fällen auch schon verwirklichte Diagnoseprinzip beruht auf der Markierung von geeigneten monoklonalen Antikörpern der gewünschten Spezifität mit metallhaltigen organischen Verbindungen, die nach Bindung an Tumoren und deren Absiedlungen durch Röntgenstrahlen sichtbar gemacht werden können. Ein weiteres Prinzip liegt in der Markierung der Antikörper mit kurzlebigen, Gammastrahlen emittierenden Isotopen, die dann nach erfolgter Bindung durch geeignete Gammazähler lokalisiert werden können. Ob sich diese Techniken angesichts vieler anderer Fortschritte auf dem Gebiet bildgebender Verfahren durchsetzen werden, muß zweifelhaft bleiben.

3.4.3 Therapie mit monoklonalen Antikörpern

Gegen zellständige Tumorantigene gerichtete Antikörper können einerseits als Vehikel für Zytostatika oder radioaktive Stoffe, die den Tumor aus nächster Nähe schädigen sollen, dienen. Auch Toxine, wie das Rizin, das eine katalytische Spaltung ribosomaler RNS bewirkt und bereits in sehr kleinen Konzentrationen wirksam ist, können durch monoklonale Antikörper an den Ort ihrer beabsichtigten Wirkung gebracht werden. In allen diesen Fällen hat der Antikörper lediglich eine Trägerfunktion zu erfüllen: er wird sozusagen dazu benutzt, die fehlende Spezifität eines Wirkstoffes auszugleichen.

Wie bereits erwähnt, können monoklonale Antikörper, vornehmlich solche der IgG-Klasse, aber auch direkt als Effektormoleküle verwendet werden. Eine Reihe von gegen Tumorantigene gerichteten Antikörpern kann in vivo das Wachstum von Tumoren hemmen und Tumorzellen zerstören. Ein experimentelles Modell, in dem diese Wirkungen gut untersucht werden können, ist die thymuslose „nackte" (nu/nu) Maus. Transplantierte menschliche Tumoren können in diesen Tieren weiterwachsen. Gegen derartige Tumoren gerichtete Antikörper – meistens handelt es sich um IgG-Antikörper der Unterklasse IgG 2 – hemmen das Wachstum solcher transplantierter menschlicher Tumoren oder induzieren sogar eine Zerstörung des Tumors. Der dafür verantwortliche Mechanismus scheint eine durch NK-Zellen vermittelte antikörperabhängige Zytolyse (ADCC) zu sein. Der klinische Einsatz solcher Antikörper hat vereinzelt günstige Resultate ergeben. Eine zusammenfassende Beurteilung des therapeutischen Wertes dieser Methode ist aber noch nicht möglich.

Vereinzelt wurden auch monoklonale Antikörper verwendet, die gegen den Idiotyp eines monoklonalen T-Zell-Lymphoms gerichtet waren. Levy berichtete über die Behandlung eines solchen Falles, der unter der Therapie mit antiidiotypischen Antikörpern in eine Remission gebracht werden konnte. Dieses Beispiel zeigt, daß antiidiotypische Antikörper die Expansion eines durch einen einheitlichen Idiotyp gekennzeichneten T-Zellklons auch dann zurückdrängen können, wenn dieser Expansion nicht ein immunologischer, sondern ein „maligner" Prozeß zugrunde liegt.

3.4.4 *Wechselwirkungen zwischen idiotypischen und antiidiotypischen Antikörpern* [7, 9, 18, 20, 21]

Die Wechselwirkungen zwischen Idiotypen und Antiidiotypen, die für die Aufrechterhaltung eines funktionellen Gleichgewichtes im Immunsystem eine so wichtige Rolle spielen, können, wie sich in ersten experimentellen Arbeiten zeigt, auch therapeutisch genutzt werden. Antikörper gegen ein bestimmtes Antigen, z. B. ein Tumorantigen, zeichnen sich durch einen bestimmten Idiotyp aus. Dieser Idiotyp steht in einer gewissermaßen komplementären Beziehung zu einer bestimmten Struktur auf dem Antigen (Epitop). Gewinnt man nun Antikörper eines bestimmten Idiotyps und injiziert sie einem anderen Individuum, so werden gegen den injizierten Idiotyp antiidiotypische Antikörper gebildet. Ein Teil dieser antiidiotypischen Antikörper trägt nun in seinem eigenen Idiotyp ein „internes Bild" des ursprünglichen Antigens. Injiziert man diese antiidiotypischen Antikörper einem weiteren Individuum, so lösen sie dort die Bildung von Antikörpern aus, die gegen das ursprüngliche Antigen gerichtet sind. Ein Beispiel: man verwendet ein menschliches Tumorantigen (Zellen oder Zellextrakte) zur Erzeugung von Mausantikörpern. Ein Klon mit besonders hoher Spezifität für das Tumorantigen wird selektiert; die von einem Klon produzierten Antikörper werden einer Ziege injiziert. Es entstehen nun antiidiotypische Mausantikörper in der Ziege. Man selektiert diejenigen Antikörper, die am stärksten mit der ursprünglichen Antigen-Antikörperreaktion interferieren. Diese Antikörper tragen einen Idiotyp, der einem Teil des Antigens sterisch entspricht. In Verbindung mit einem Alloantikörper wirkt dieser Idiotyp aber viel stärker antigen als das ursprüngliche Tumorantigen. Die Injektion dieses antiidiotypischen Antikörpers in den Tumorträger löst deshalb eine sehr viel stärkere Antikörperreaktion gegen den Tumor aus als das Tumorantigen selbst. Diese stärkere Antikörperreaktion kann in Verbindung mit NK-Zellen zur Regression des Tumors führen.

4 Immunsuppression

Die Frage, welche Substanzen als Immunsuppressiva zu klassifizieren sind, ist a priori nicht leicht zu beantworten. Sowohl Antigene als auch Antikörper können unter bestimmten Bedingungen immunsuppressiv wirken. Auch chemische Substanzen, z. B. alkylierende Verbindungen oder Antimetaboliten, können je nach den Umständen ihrer Anwendung einen fördernden oder – häufiger – einen hemmenden Einfluß auf die Beantwortung eines antigenen Reizes ausüben. Wir werden sehen, daß Azathioprin, ein häufig zur Unterdrückung von Abstoßungsreaktionen oder „Transplantat gegen Wirt"-Reaktionen eingesetztes Medikament, dann immunstimulierend wirken kann, wenn es gelingt, seine proliferationshemmenden Eigenschaften vorwiegend auf die Entstehung von T-Suppressorzellen zu richten. Antientzündlich wirkende Substanzen können helfen, die Folgen einer zellulären Immunreaktion gegen ein transplantiertes Organ oder gegen körpereigene Strukturen abzuschwächen. Ähnliches gilt unter Umständen für Antikoagulantien. Zu diesen Schwierigkeiten kommt noch die Tatsache, daß die biochemischen oder molekularen Mechanismen, die zur Immunsuppression führen, noch nicht in allen Einzelheiten bekannt sind. Eine Klassifizierung der Substanzen nach dem molekularen Mechanismus ihrer Wirkung ist also derzeit noch nicht möglich.

Angesichts dieses noch unübersichtlichen Sachverhaltes geht man bei der Beantwortung der Frage „Was ist ein Immunsuppressivum?" am besten von klinisch-therapeutischen Gesichtspunkten aus. Wir wissen, daß die immunologische Reaktion des Wirtsorganismus gegen ein Organtransplantat im Kern als Manifestation einer Überempfindlichkeitsreaktion vom verzögerten Typ verstanden werden kann. Dies gilt auch für die „Graft versus host reaction". Bei Autoimmunkrankheiten spielen sowohl humorale als auch zelluläre Immunreaktionen gegen körpereigene Strukturen eine wesentliche pathogenetische Rolle. Man beobachtet, je nach der Krankheit, Überempfindlichkeitsreaktionen vom Typ II, Typ III oder Typ IV. Reaktionen des Typs II sind antikörpervermittelte zytotoxische Reaktionen. Wir begegnen ihnen bei der immunhämolytischen thrombozytopenischen Purpura des Neugeborenen, gelegentlich bei der Reaktion des Wirts gegen ein Organtransplantat sowie bei Autoimmunreaktionen gegen die zellulären Elemente des Blutes (immunhämolytische Anämien) und die Basalmembran der Glomeruli bei der Glomerulonephritis. Auch die Überempfindlichkeit vom Typ III ist antikörpervermittelt. Sie beruht auf der Bildung von Immunkomplexen, die Komplement aktivieren, auf chemotaktischem Wege neutrophile und eosinophile Granulozyten herbeiführen und dadurch lokale Läsionen verursachen. Die Manifestationen dieser lokalen Vorgänge finden sich bei der pulmonalen Aspergillose und nach schneller Lysis der Erreger von Syphilis, Lepra oder Typhus abdominalis unter der Chemotherapie, ebenso bei der sog. Farmerlunge und bei der „pigeon fancier's"-Krankheit. Bei relativem Antigenüberschuß gelangen lösliche Antigen-Antikörperkomplexe in die Zirkulation, lagern sich in Gelenken, Nieren, in der Haut und im Plexus chorioidis ab und verursachen dort entzündliche Reaktionen. Klinische Manifestationen generalisierter Überempfindlichkeitsreaktionen vom Typ III sind z. B. die Serumkrankheit, die Polyarthritis bei Hepatitis B, der hämorrhagische Schock bei Dengue-Fieber und natürlich die Glomerulonephritis nach Streptokokkeninfektion.

Die Überempfindlichkeit vom Typ IV schließlich ist die klassische, in diesem Text schon mehrfach erwähnte zelluläre Immunreaktion, deren morphologisches Substrat bei Antigenpersistenz das Granulom ist.

Bei diesen uns klinisch interessierenden Situationen ist also eine zelluläre oder humorale Immunantwort gegen fremde oder als fremd erkannte Strukturen das „primum movens". Substanzen, die solche Reaktionen unterdrücken und dadurch die Einheilung und Funktion eines Organtransplantates ermöglichen oder die Symptome einer Autoimmunkrankheit abschwächen, können im operativen Sinn als Immunsuppressiva bezeichnet werden, auch wenn eine stichhaltige Klassifikation aufgrund ihres Wirkungsmechanismus noch nicht möglich ist.

Trotz der Unvollständigkeit unserer Kenntnisse über zelluläre und molekulare Mechanismen, die eine therapeutisch nützliche Immunsuppression herbeiführen, soll hier kurz erörtert werden, welche pharmakologischen Angriffspunkte für eine Immunsuppression überhaupt in Frage kommen.

Ein Antigen muß, um eine Immunantwort auszulösen, von Makrophagen oder dendritischen Zellen aufgenommen und zusammen mit Histokompatibilitätsantigenen präsentiert werden. Spezifische Hemmstoffe für diese Vorgänge sind nicht bekannt. Sowohl Azathioprin als auch Cyclophosphamid verringern jedoch den Antigengehalt in lymphatischen Organen: Cyclophosphamid vorwiegend in Milzfollikeln, Azathioprin in stärkerem Ausmaß in Lymphknoten. Dieser Effekt kann einmal Folge der verminderten Bereitstellung von Monozyten aus Promonozyten in Gegenwart von Azathioprin sein. Zum anderen ist er möglicherweise auf eine direkte Schädigung der antigenenthaltenden dendritischen Zellen durch beide Wirkstoffe zurückzuführen.

Die Erkennung des präsentierten Antigens durch Lymphozyten löst über ein direktes, vom T- oder B-Zellrezeptor ausgehendes Signal und über einen zweiten humoralen Stimulus, der durch Interleukin 1 (Il-1) gesetzt wird, die Aktivierung eines antigenspezifischen Lymphozyten aus. Niedermolekulare Stoffe, die den Vorgang der Antigenerkennung stören, sind nicht bekannt, wohl auch kaum vorstellbar, weil sie spezifische T- und B-Zellrezeptoren blockieren müßten und dazu strukturelle Eigentümlichkeiten des zu erkennenden Antigens aufzuweisen hätten. Vorstellbar wären allerdings monoklonale Antikörper mit hoher Affinität für T- oder B-Zellrezeptoren oder für Histokompatibilitätsantigene, die imstande wären, für den Erkennungsvorgang kritische Strukturen auf der Oberfläche der antigenpräsentierenden Zelle oder des Lymphozyten zu maskieren. Der Vorgang der Lymphozytenaktivierung, der durch die Erkennung von Antigen und Histokompatibilitätsantigen eingeleitet wird, ist durch Cyclosporin A hemmbar. Die molekularen Einzelheiten dieser Hemmung sind noch unklar. Ihr Angriffspunkt als solcher scheint sich, wie an der Wirkung von Cyclosporin A zu erkennen ist, jedoch für eine immunsuppressive Wirkung zu eignen. Die auf die T-Zellaktivierung folgende Expansion antigenspezifischer Zellklone wird durch antiproliferative Substanzen wie Antimetaboliten, Cyclosphosphamid und wohl auch durch Glukokortikoide gehemmt. Cyclosporin A hemmt die klonale Expansion per se nicht. Es verhindert jedoch die Synthese von Lymphokinen, insbesondere von Interleukin 2 (Il-2), und verhindert auf *diesem* Wege eine klonale Expansion. Il-2-Rezeptoren werden auch in Gegenwart von Cyclosporin A exprimiert, und die exogene Zufuhr von Il-2 führt auch in Gegenwart von Cyclosporin A zur Expansion bereits aktivierter T-Zellklone. Gegen Il-2-Rezeptoren gerichtete monoklonale Antikörper verhindern eine Besetzung dieser Rezeptoren durch Il-2 und damit eine Proliferation aktivierter T-Zellklone. Vom therapeutischen Standpunkt aus, besonders im Hinblick auf die Spezifität der zu erzielenden Immunsuppression, ist eine Hemmung auf der Ebene der T-Zellaktivierung oder sogar der Antigenerkennung wünschenswert. Nur eine frühe Blockierung verhindert die Entstehung aktivierter Lymphozyten und damit auch die Entstehung von Gedächtniszellen. Die Induktion von Suppressorzellen kann zur langfristigen Toleranz gegenüber einem oder mehreren bestimmten Antigenen führen. Suppressorzellen sind im Experiment durch Wahl der Antigenmenge und des Applikationsmodus induzierbar. Definierte Stoffe, die zu einer Verstärkung der T-Suppressorfunktion führen, gibt es bislang nicht. Eine genaue Kenntnis der immunologischen Mechanismen, insbesondere der humoralen Signale, die die Induktion von Suppressorzellen bewirken, sollte Ansätze für eine pharmakologische Manipulation dieses Mechanismus sichtbar machen. Das chemische Äquivalent der immunologischen Hilfe ist Il-2. Stoffe, die die Bildung oder die Funktion dieses Lymphokins hemmen, müssen immunsuppressiv wirken. Das bereits erwähnte Beispiel von Cyclosporin A illustriert die Richtigkeit dieser Annahme. Ob eine isolierte Unterdrückung der immunologischen Hilfe allerdings eine therapeutisch hinreichende Maßnahme wäre, ist noch unsicher.

Die Hemmung der Induktion zytotoxischer T-Zellen oder die Blockierung der Funktion dieser Zellen könnte vor allem bei bestimmten Autoimmunkrankheiten nützlich sein, in Situationen also, in denen die primäre Immunantwort längst stattgefunden hat und man sich therapeutisch nur noch mit sekundären Reaktionen auseinandersetzen kann. Idealerweise sollte eine Blockierung der Funktion zytotoxischer Lymphozyten nur diejenigen Zellklone umfassen, die aufgrund ihrer spezifischen Reaktion gegen körpereigene Strukturen krankheitsverursachend wirken. Eine solche Selektivität wird allerdings am ehesten mit monoklonalen Antikörpern erreichbar sein, die über antiidiotypische Wechselwirkungen bestimmte Klone „bremsen", ohne die zelluläre Immunabwehr als Ganzes zu beeinträchtigen.

Die pharmakologische Hemmung der Rekrutierung und Aktivierung anderer Effektorzellen wie Makrophagen, neutrophile Granulozyten oder NK-Zellen führt uns weg von der spezifischen Immunsuppression und in die Nähe der pharmakologischen Entzündungshemmung. Die Rolle der Glukokortikoide in diesem Zusammenhang wird bei der Besprechung dieser Stoffklasse geschildert.

Auf den folgenden Seiten werden Immunsuppressiva in dem eingangs definierten Sinn besprochen. Daher wird bewußt auf die Erörterung der Zytostatika verzichtet, weil diese antiproliferativen Substanzen in allen einschlägigen Lehrbüchern der Pharmakologie oder Chemotherapie dargestellt sind. Lediglich dem Azathioprin, einer dem 6-Mercaptopurin sehr nahe verwandten, also antiproliferativ wirkenden Substanz, wird wegen seiner besonderen Eigenschaften ein eigener Abschnitt gewidmet.

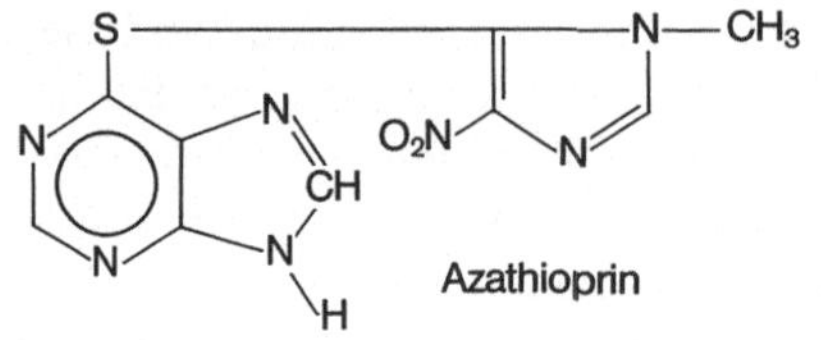

S — N—CH₃

N   O₂N   N

CH

N   N

H   Azathioprin

Abb. 4.1. Molekulare Struktur von Azathioprin

4.1 Azathioprin [22, 24]

4.1.1 Chemie, Vorgeschichte

Neben den Steroiden und Cyclosporin A ist Azathioprin das am häufigsten verwendete Immunsuppressivum. Die Substanz wurde ursprünglich nicht als Immunsuppressivum konzipiert, sondern als eine Variante des als Zytostatikum gebräuchlichen 6-Mercaptopurins. Azathioprin ist Methyl-nitroimidazolyl-6-mercaptopurin *(Abb. 4.1)*. Vom Schutz der 6-Mercaptogruppe vor Methylierung erhoffte man sich eine längere Wirkungsdauer des Moleküls gegenüber ungeschütztem 6-Mercaptopurin. Obwohl diese Rechnung nicht aufging, hat sich Azathioprin gegenüber anderen zytostatischen Substanzen in der Immunsuppression durchgesetzt.

4.1.2 Pharmakokinetik

Azathioprin wird nach oraler Gabe zu 88% resorbiert. Dieser Wert bedeutet eine Steigerung gegenüber der Resorption von 6-Mercaptopurin (78%). Fünfzehn Minuten nach i.v. Injektion und eine Stunde nach oraler Gabe von Azathioprin liegen ca. 70% der verabreichten Dosis als 6-Mercaptopurin und Methyl-nitroimidazol vor. Die Halbwertszeiten für Azathioprin und 6-Mercaptopurin sind relativ kurz. Sie betragen nach i.v. Injektion für Azathioprin 10 bis 20 Minuten und für 6-Mercaptopurin etwa 90 Minuten. Nach oraler Gabe bewegt sich die Plasmahalbwertszeit für 6-Mercaptopurin zwischen zwei und vier Stunden. Für 6-Mercaptopurin, das eigentliche Wirkprinzip von Azathioprin, gibt es zwei Abbauwege: der eine führt über 6-Methylierung und eine anschließende Oxydation. Der zweite Weg besteht in der Umwandlung von 6-Mercaptopurin durch Xanthinoxydase in die zytostatisch inaktive 6-Thioharnsäure. 6-Methylmercaptopurin wird ebenso wie die nicht methylierte Ausgangsverbindung intrazellulär zu den entsprechenden Mono-, Di- und Triphosphaten aufphosphoryliert. Azathioprin und 6-Mercaptopurin verteilen sich gleichmäßig im Organismus; eine Tendenz zur Anreicherung in einem bestimmten Organ besteht nicht. In das Zentralnervensystem gelangen beide Substanzen nur in sehr niedrigen Konzentrationen.

4.1.3 Wirkungsmechanismus

Der zytotoxische Wirkungsmechanismus von Azathioprin ist identisch mit demjenigen von 6-Mercaptopurin. Ob damit allerdings auch eine plausible Erklärung für alle immunpharmakologischen Wirkungen der Substanz gegeben ist, steht dahin.

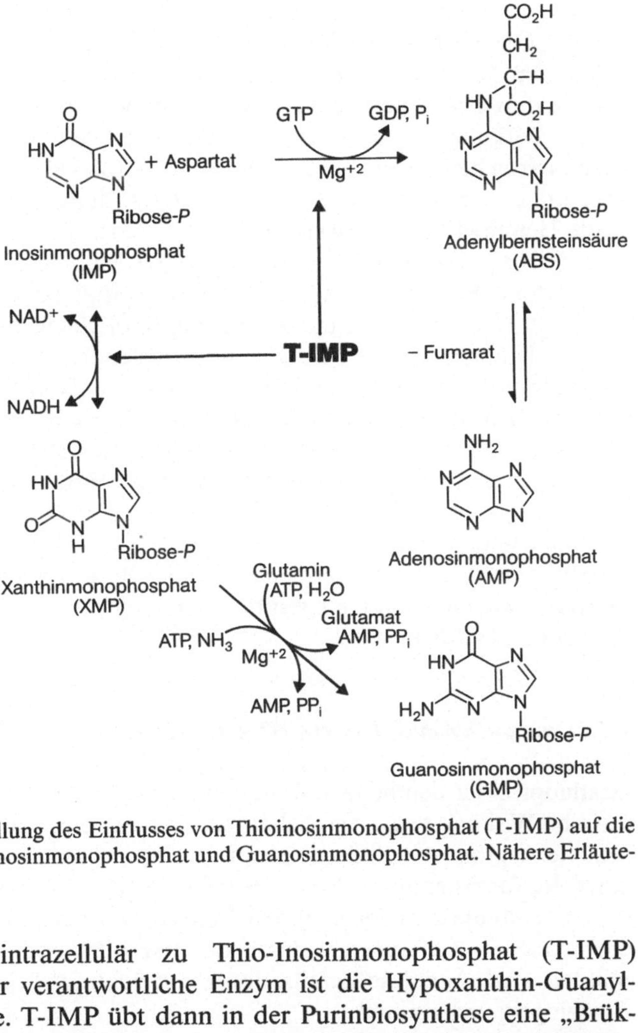

Inosinmonophosphat
(IMP)

Adenylbernsteinsäure
(ABS)

Xanthinmonophosphat
(XMP)

Adenosinmonophosphat
(AMP)

Guanosinmonophosphat
(GMP)

Abb. 4.2. Schematische Darstellung des Einflusses von Thioinosinmonophosphat (T-IMP) auf die Umwandlung von IMP in Adenosinmonophosphat und Guanosinmonophosphat. Nähere Erläuterungen siehe im Text.

6-Mercaptopurin wird intrazellulär zu Thio-Inosinmonophosphat (T-IMP) phosphoryliert. Das dafür verantwortliche Enzym ist die Hypoxanthin-Guanyl-Phosphoribosyltransferase. T-IMP übt dann in der Purinbiosynthese eine „Brükkenkopffunktion" aus. Es hemmt einmal die Umwandlung von Inosinmonophosphat (IMP) in Adenylsuccinat und damit die Bereitstellung von Adenosinphosphaten. Außerdem hemmt T-IMP die IMP-Dehydrogenase, also dasjenige Enzym, das die Umwandlung von IMP in Xanthinmonophosphat katalysiert. Mit der Unterbrechung dieses Biosyntheseschrittes ist auch die Herstellung von Guanosinmonophosphat in der Zelle unterbrochen *(Abb. 4.2)*. Außerdem kann T-IMP durch einen Rückkopplungsmechanismus den ersten Syntheseschritt in der Purinbiosynthese, die Reaktion von Glutamin mit Phosphoribosylpyrophosphat, hemmen und dadurch eine Drosselung der Purinbiosynthese bewirken.

Wir werden sehen, daß Azathioprin gegenüber anderen Antimetaboliten und wohl auch gegenüber 6-Mercaptopurin eine gewisse Selektivität für Lymphozyten und besonders für T-Lymphozyten, die Träger der Überempfindlichkeitsreaktion vom verzögerten Typ, aufweist. Es ist immerhin denkbar, daß diese Eigenschaft durch das Nitroimidazol zustande kommt. Dieser Möglichkeit ist bisher kaum Beachtung geschenkt worden. Vom Imidazol ist jedoch bekannt, daß es in Lymphozyten die cGMP-Konzentrationen und dadurch die Reagibilität dieser Zellen für Mitogene und fremde Antigene erhöht. Es wäre immerhin denkbar, daß Lymphozyten, die durch Nitroimidazol „sensibilisiert" wurden, besonders empfindliche Ziele für die Wirkungen von 6-Mercaptopurin darstellen. In diesem Zusammenhang ist aber auch zu bedenken, daß ein verwandtes Molekül, nämlich Nitrothiozolyl-2-imidazolidinon oder Niridazol, eine vorwiegend die zellvermittelte Immunität betreffende Hemmwirkung aufweist. Patienten, denen dieses Anthelmintikum über längere Zeit gegeben wurde, wiesen noch drei Monate nach Absetzen der Therapie eine verminderte Transformierbarkeit ihrer Lymphozyten durch Mitogene oder Antigene auf. Auch war die kutane Überempfindlichkeit vom verzögerten Typ bei solchen Individuen für etwa die gleiche Zeit deutlich reduziert. Für die Wirkung ist möglicherweise nicht das gesamte Molekül verantwortlich. Im Urin von Patienten, die Niridazol erhalten hatten, fand sich ein Metabolit, möglicherweise das Imidazolidinon, der nicht mehr anthelmintisch wirkt, jedoch stärkere immunsuppressive Eigenschaften aufweist als das Niridazol selbst. Niridazol verhält sich in der Verhinderung der Abstoßungsreaktion bei Hunden mit Nierentransplantaten gegenüber Azathioprin und Steroiden synergistisch. Die Einordnung dieser recht unterschiedlichen Befunde in ein zusammenhängendes Bild ist noch schwierig. Es liegt jedoch nahe, daß die Nitroimidazolgruppe im Azathioprin zur Gesamtwirkung dieses Medikamentes beiträgt.

4.1.4 Immunpharmakologische Wirkung von Azathioprin

Azathioprin hat deutliche antiinflammatorische Eigenschaften. Die antiinflammatorische Wirkung tritt – verglichen mit anderen entzündungshemmenden Substanzen wie Aspirin oder Indomethazin – verzögert auf. Sie hängt wahrscheinlich mit einer Reifungshemmung von Promonozyten zusammen. Diese Zellen werden durch Azathioprin in der S- und G 2-Phase retardiert, so daß die Zahl der das Knochenmark pro Zeiteinheit verlassenden reifen Monozyten durch Azathioprin vermindert wird. Auch die Bereitstellung von neutrophilen Granulozyten wird durch Azathioprin verlangsamt.

Unter gewissen Umständen hemmt Azathioprin die humorale Immunität. Davon ist die Synthese von IgG-Antikörpern stärker betroffen als die Bildung von IgM-Antikörpern. Die Deutlichkeit dieses Effektes hängt von verschiedenen Parametern, z.B. von der Antigendosis, ab. In besonderer Weise ist sie aber abhängig vom Zeitpunkt der Wirkstoffgabe. Im klassischen Modell der primären Immunantwort der Maus auf artfremde Erythrozyten zeigt Azathioprin nur dann eine deutliche Wirkung, wenn es innerhalb von 48 Stunden nach der Immunisierung verabreicht wird. Dieser Befund steht im Einklang mit dem zytostatischen Wirkungsmechanismus von Azathioprin bzw. 6-Mercaptopurin: ruhende Zellen werden kaum beeinflußt, während Zellen nach dem Eintritt in den Teilungszyklus sehr empfindlich sind. Für den Menschen gibt es kaum Daten, die etwas Verläßliches über die Beeinflussung der humoralen Immunität durch Azathioprin aussagen.

Azathioprin setzt schon nach kurzer Anwendung in Nagetieren die Zahl der Lymphozyten im Knochenmark herab. Auch der Zellreichtum des Thymus wird vermindert. Dabei scheinen die kortisonempfindlichen kortikalen Zellen stärker betroffen zu sein als die im Thymusmark gelegenen steroidresistenten Lymphozyten. Periphere und im Lymphknoten angesiedelte Lymphozyten sind relativ unempfindlich gegen Azathioprin. Bei Patienten mit einer primär-chronischen Polyarthritis war die Zahl der peripheren Lymphozyten nach einer 6monatigen Behandlung mit Azathioprin allerdings um durchschnittlich 40% vermindert. Von dieser Verminderung sind T- und B-Lymphozyten etwa in gleichem Umfang betroffen.

Patienten, die nach einer Nierentransplantation 1 bis 5 Monate lang mit Prednison und Azathioprin behandelt worden waren, wiesen eine deutliche Verringerung ihrer NK-Zellaktivität in vitro auf. Ebenso war ihre ADCC stark vermindert. In einer noch länger mit diesen Stoffen behandelten Patientengruppe waren die gleichen Veränderungen noch deutlicher ausgeprägt. Durch Kontrollversuche mit Patienten, die ausschließlich Prednison erhalten hatten, konnte wahrscheinlich gemacht werden, daß Azathioprin die für diese Veränderungen verantwortliche Substanz war. Die Rückbildung derartiger Veränderungen nach Absetzen von Azathioprin scheint mehrere Monate in Anspruch zu nehmen [20].

Azathioprin scheint T-Lymphozyten stärker zu beeinflussen als B-Zellen. Die Wirkstoffkonzentrationen, die zur Hemmung der Induktion zytotoxischer T-Zellen in vitro nötig sind, liegen im Bereich von 0,1 bis 1 µg/ml. Demgegenüber werden zur Hemmung der humoralen Immunantwort gegen T-zellunabhängige Antigene etwa 300fach höhere Konzentrationen benötigt. In beiden Fällen wirkt Azathioprin nur dann, wenn der Wirkstoff den Zellkulturen zusammen mit dem Antigen oder kurz danach zugefügt wird. Präsensibilisierte Zellen sind weitgehend unempfindlich gegen Azathioprin. Dies könnte dafür sprechen, daß die Substanz die der Antigenerkennung folgende Aktivierungsphase stärker hemmt als die Bildung oder die Aktivität von Effektorzellen. Eine interessante Parallele zu Cyclosporin A!

T-Zellen bilden mit Schafserythrozyten, die mit Neuraminidase behandelt wurden, spontan Rosetten. Der hierfür verantwortliche Rezeptor – vermutlich Typ I – wird während der Reifung der T-Lymphozyten im Thymus erworben. Azathioprin erniedrigt den Anteil rosettenbildender Lymphozyten in sehr niedrigen Konzentrationen (< 1,0 µg/ml). Allerdings tritt der Effekt nicht spontan ein, sondern erst nach etwa einer Stunde Inkubation! Nach Entfernung von Azathioprin ist er innerhalb von 60 Minuten reversibel. Dies ist ein Hinweis auf einen schnellen Umsatz des Rezeptorproteins in den Membranen von T-Lymphozyten. Diese Wirkung kommt durch 6-Mercaptopurin allein nicht zustande, sie enthält also einen Hinweis auf die besonderen Eigenschaften von Azathioprin. In eine ähnliche Richtung weist die außerordentliche Wirksamkeit von Azathioprin in der „mixed lymphocyte reaction". Diese Reaktion, ein einfaches In vitro-Modell für eine immunologische Inkompatibilität zweier Individuen, wird in Konzentrationen zwischen 0,1 und 10 µg Azathioprin pro ml vollständig gehemmt. Auch hier jedoch ist die Substanz nur dann voll wirksam, wenn sie sich von Beginn an im Inkubationsgemisch befindet, also zu einem Zeitpunkt, in dem die DNS-Synthese noch nicht begonnen hat.

Azathioprin verringert die Antigenkonzentration in der Milz und in den Lymphozyten. Diese Wirkung wird der Tatsache zugeschrieben, daß die Substanz die Dichte antigenpräsentierender Zellen (Makrophagen und dendritische Zellen) in diesen Organen herabsetzt. Die Substanz verringert auch die Aktivierbarkeit von Makrophagen und beeinträchtigt die Produktion von MIF (migration inhibitory factor), eines die Wanderung von Makrophagen hemmenden und diese Zellen aktivierenden Lymphokins. Außerdem setzt Azathioprin die Aktivität von NK-Zellen herab. Unter bestimmten experimentellen Bedingungen (besonders in Gegenwart hoher Antigendosen) interferiert Azathioprin auch mit der Induktion von T-Suppressorlymphozyten. Die Substanz, deren Gabe bei solchen Versuchen innerhalb eines streng gesetzten „Zeitfensters" stattfinden muß, kann unter diesen Umständen eine humorale Immunantwort verstärken.

4.1.5 Klinische Anwendung

Azathioprin wird meistens zusammen mit Steroiden in der Organtransplantation und in der Knochenmarkstransplantation eingesetzt. Die täglichen Dosen betragen während der ersten Wochen nach der Transplantation 3 bis 5 mg/kg Körpergewicht, später 1 bis 2 mg/kg Körpergewicht pro Tag. Die Anwendung dieser Substanz bei Autoimmunerkrankungen ist Gegenstand klinischer Prüfungen. Bei Patienten mit Niereninsuffizienz kann es zur Kumulation von Azathioprin kommen. Die Dosen sind dann zu reduzieren. Ebenso kann die tägliche Dosis um etwa 25% reduziert werden, wenn Azathioprin zusammen mit dem Xanthinoxydasehemmer Allopurinol verabreicht wird. Durch die Hemmung dieses Enzyms wird einer der beiden Abbauwege für Azathioprin blockiert.

Azathioprin verursacht dieselben Nebenwirkungen, die auch von 6-Mercaptopurin bekannt sind. An der Spitze der unerwünschten Effekte steht die Myelosuppression, die sich klinisch zunächst als Granulozytopenie manifestiert. Die Substanz hat auch ein lebertoxisches Potential: biliäre Stase und auf direkter Einwirkung beruhende Zelluntergänge beherrschen das Bild (toxische Hepatitis!). Wie bei anderen Methoden der Immunsuppression kommt es auch unter der Behandlung mit Azathioprin zu Infektionen. Die Tatsache, daß Infektionen mit CMV und anderen Viren der Herpesgruppe dabei eine wichtigere Rolle spielen als bakterielle Infektionen, kann als indirekte Bestätigung dafür gelten, daß Azathioprin vorwiegend die zelluläre Immunität beeinträchtigt.

4.2 Glukokortikoide

Die Glukokortikoide spielen in der endokrinen Regulation praktisch aller funktionellen Systeme des Organismus eine wichtige Rolle. Von den Stoffwechselwirkungen (antianabol-glukoneogenetisch), denen diese Steroidhormone auch ihren Namen verdanken, soll hier nicht die Rede sein. Hydrokortison oder Kortisol (beim Menschen) und Kortikosteron (bei Nagern) beeinflussen aber auch eine große Anzahl von zellulären und geweblichen Regulationsvorgängen, die für die Funktion des Immunsystems von Bedeutung sind. Dies gilt sowohl für die relativ unspezifischen Abwehrreaktionen, die von Makrophagen, neutrophilen, basophilen und eosinophilen Leukozyten sowie von Mastzellen wahrgenommen werden, als auch für das Funktionieren von T- und B-Lymphozyten, also von Immunzellen im engeren Sinne. Die vielfältigen Wirkungen der Glukokortikoide sind auf molekularer Ebene noch nicht voll verstanden. Insbesondere fehlt uns noch der Zugang zu den komplexen Veränderungen, die Glukokortikoide in der Verteilung und Umverteilung von Blut- und Immunzellen im Makroorganismus hervorrufen. Dementsprechend orientiert sich auch die klinische Anwendung der Glukokortikoide und ihrer synthetischen Analoga zu einem erheblichen Teil an empirischen Kriterien. Die Kenntnis mechanistischer Grundlagen ist für das Verständnis der Therapie mit Glukokortikoiden zwar unerläßlich, zwischen diesem Verständnis und der klinischen Handhabung von Glukokortikoiden bestehen aber nur lose Verbindungen.

4.2.1 *Zellulärer Wirkungsmechanismus* [10, 17, 18]

Viele Zellen enthalten in ihrem Zytoplasma Rezeptoren, die Glukokortikoide mit hoher Affinität binden: Lymphozyten, Bindegewebszellen, Monozyten, Makrophagen enthalten solche Rezeptoren. In diesen Zielzellen finden sich etwa $6\text{--}7 \times 10^3$ Rezeptoren pro Zelle. Die Dissoziationskonstante für Rezeptor und Steroid liegt in der Größenordnung von 10^{-8} M. Nach Bindung des Liganden verändert sich die Konformation des Rezeptormoleküls im Zytoplasma dergestalt, daß seine Affinität für Interphasechromosomen im Zellkern zunimmt. Der „aktivierte" Rezeptor-Steroidkomplex wird im Zellkern angereichert und bindet sich dort an chromosomale DNS. Bereits 30 Minuten nach diesem Ereignis beobachtet man im Zellkern die Synthese und Anreicherung spezifischer Messenger-RNS-Vorläufermoleküle. Diese Moleküle enthalten neben den für die Expression bestimmten Nukleotidsequenzen auch sog. Introns. Hierbei handelt es sich um Sequenzen, die nicht für die Translation bestimmt sind. Diese Introns werden durch einen Vorgang, der als „Spleissen" bezeichnet wird, aus den Messenger-RNS-Molekülen herausgeschnitten, wobei die freien Schnittenden wieder vereinigt werden. Die derart prozessierte und nun „reife" mRNS wird dann ins Zytoplasma transportiert und dort in Protein übersetzt. Die dabei entstehenden Proteine bewirken den hormonell induzierten Phänotyp. Es gibt viele Hinweise darauf, daß der eigentliche Mechanismus, durch den Steroidhormone wirken, in der „An- und Abschaltung" von spezifischen Genen liegt. Gene, deren Funktionszustand durch Steroidhormone reguliert wird, tragen an ihrem 5′-Ende Nukleotidsequenzen, die eine besonders starke Affinität für Steroid-Rezeptorkomplexe aufweisen [18]. Wenn man diese Sequenzen entfernt, verliert das betreffende Gen damit seine Regulierbarkeit durch Steroidhormone. Welches aber sind die Proteine, deren Synthese durch Glukokortikoide induziert wird? Die Frage ist nur unvollständig zu beantworten. Sicher gehören Proteine, die Phospholipase A_2 hemmen, in diese Gruppe. Auch Proteine, die den Kalzium- und Magnesiumtransport regeln, könnten in bestimmten Zelltypen – z. B. in Thymozyten – durch Glukokortikoide induzierbar sein. Es ist aber keineswegs erwiesen, daß alle Wirkungen von Glukokortikoiden diesem grundsätzlichen Muster folgen. Wird z. B. die Hemmung der Histaminfreisetzung aus basophilen oder Mastzellen, die eine typische Wirkung der Glukokortikoide darstellt, durch die induzierte Synthese eines spezifischen Proteins veranlaßt?

4.2.2 *Pharmakologische Wirkungen* [5]

Synthetische Glukokortikoide wie Dexamethason, Triamcinolon und Prednison, werden therapeutisch in drei Indikationsbereichen eingesetzt, die Beziehungen zum Immunsystem haben: einmal als Immunsuppressiva, zweitens als antilymphozytäre Zytostatika in der Onkologie und drittens in der Therapie von allergischen und entzündlichen Erkrankungen. Die im folgenden Abschnitt beschriebenen pharmakologischen Wirkungen lassen sich diesen Kategorien nicht deckungsgleich zuordnen. Dennoch bestehen Zusammenhänge im Sinne von Schwerpunkten, die hier angedeutet werden.

4.2.2.1 *Wirkungen auf die Verteilung von Blutzellen*

4–6 Stunden nach einer einmaligen therapeutischen Dosis eines Glukokortikoids beobachtet man eine starke Vermehrung der neutrophilen Leukozyten im peripheren Blut. Dieser Effekt beruht auf der Mobilisierung von neutrophilen Zellen aus dem Knochenmark. Alle anderen weißen Blutzellen zeigen unter dem Einfluß von Glukokortikoiden einen Abfall, der bei Monozyten sowie bei T- und B-Lymphozyten ebenfalls 4–6 Stunden und bei den basophilen und eosinophilen Zellen 4–8 Stunden nach der Gabe des Glukokortikoids am stärksten ausgeprägt ist.

Die nach Gabe von Glukokortikoiden zu beobachtende Lymphopenie ist zumindest beim Menschen nicht die Folge einer vermehrten Lyse von Lymphozyten, sondern ganz überwiegend das Resultat einer Umverteilung. Lymphozyten und vor allem T-Lymphozyten wandern unter dem Einfluß von Glukokortikoiden in das Knochenmark, zu einem kleineren Teil auch in die Lymphknoten. Von dieser Wanderung sind Lymphozyten mit dem Phänotyp von T-Helferzellen T4+ ; Lyt1+ besonders betroffen. Verantwortlich für diese Umverteilung innerhalb des Pools zirkulierender Lymphozyten sind, ähnlich wie bei den eosinophilen und basophilen Leukozyten, Veränderungen der Zellmembran, die über eine gesteigerte Affinität zu den Wänden kleiner Gefäße, vor allem kleiner Venen, eine längere Verweildauer in der „Peripherie" bewirken. Hinzu kommt, daß Glukokortikoide auch das Gefäßendothel selbst beeinflussen, so daß der Effekt auf die Blutzellen noch verstärkt wird. Eine mögliche Auswirkung dieser veränderten Zirkulation von Lymphozyten auf immunologische Parameter besteht darin, daß Lymphozyten und basophile und eosinophile Leukozyten, die für eine zelluläre Immunantwort und für kollaterale entzündliche Reaktionen zur Verfügung stünden, vorübergehend von der Kontaktnahme mit einem Antigen ausgeschlossen sind.

Monozyten und ihre Differenzierungsprodukte scheinen sowohl im Hinblick auf ihre Umverteilung und ihre chemotaktische Ansprechbarkeit als auch in ihren antigenpräsentierenden und sekretorischen Funktionen sehr empfindlich auf Glukokortikoide zu reagieren und zwar bereits auf Konzentrationen, die therapeutisch sehr leicht erreicht werden [8]. Für die Funktion von Monozyten ist die Tatsache von Bedeutung, daß die Sekretion von löslichen Mediatoren, vor allem von Interleukin 1, durch Glukokortikoide gehemmt wird [6]. Höhere Konzentrationen im Bereich von 10^{-3}–10^{-4} M beeinträchtigen auch die Funktion von C3b und IgG Fc-Rezeptoren auf der Oberfläche von Monozyten.

4.2.2.2 Hemmung der Lymphozytenaktivierung

Schon früh wurde bemerkt, daß die durch Concanavalin A oder durch Phytohäm-agglutinin bewirkte Lymphozytentransformation durch Glukokortikoide hemmbar ist. Dies gilt sowohl für In-vitro-Versuche als auch für ex-vivo-Situationen, in denen Versuchstiere oder Versuchspersonen mit Glukokortikoiden behandelt und ihre Lymphozyten anschließend in vitro mit Mitogenen stimuliert wurden. Sowohl auto-loge als auch allogene gemischte Lymphozytenreaktionen wurden durch Kortiko-steroide gehemmt. Dabei wurde eine Verminderung der Il-2-Produktion festgestellt. Diese Hemmung ist in „mixed lymphocyte reactions" durch Zugabe von exogenem Il-1 nicht aufhebbar, so daß der Schluß naheliegt, daß Lymphozyten in Gegenwart von 20 µg/ml Hydrokortison unempfindlich gegen Interleukin 1 werden. Il-1 spielt nach neueren Untersuchungen eine zentrale Rolle nicht nur bei der Lymphozyten-aktivierung, sondern auch bei der Entstehung von Fieber, in der Freisetzung von Prostaglandinen und Kollagenase sowie in anderen Reaktionen. Die durch Gluko-kortikoide hervorgerufene Hemmung der Il-1-Sekretion in aktivierten Monozyten und Makrophagen und die „Desensibilisierung" von Lymphozyten gegen Il-1 könnten also für die immunsuppressiven und antientzündlichen Effekte der Gluko-kortikoide von zentraler Bedeutung sein [6].

Einzeldosen von Glukokortikoiden haben kaum Einfluß auf die Leistungen von B-Lymphozyten. Bei mehrtägiger (3–10 Tage langer) Behandlung wird ein geringer Abfall der IgG-, IgA- und IgM-Antikörper und häufig ein Anstieg spezifischer IgE-Antikörper und der IgE-Fraktion insgesamt beobachtet. Verantwortlich für die zu-letzt genannten Wirkungen ist vermutlich eine Hemmung von IgE spezifischen T-Suppressorzellen. Die Veränderungen zeigen sich etwa 2 Wochen nach Beginn der Behandlung. Durch Suppressorzellen bewirkte Hemmungen der Sekretion von IgG können durch Kortikosteroide aufgehoben werden. Dies beobachtet man bei der Behandlung der variablen Hypogammaglobulinämie, aber auch bei Patienten mit aktiver Sarkoidose, die aufgrund einer spezifischen T-Suppressorzellwirkung eine Immunschwäche aufweisen. Hier hätten wir also wieder ein Beispiel dafür, daß ei-ne überwiegend immunsuppressiv wirkende Substanz unter bestimmten Bedingun-gen auch eine Stimulation der Immunantwort hervorrufen kann.

4.2.2.3 Lytische Wirkungen auf Lymphozyten

Verglichen mit den Lymphzellen von Nagetieren sind menschliche Lymphozyten sehr unempfindlich gegen Kortikosteroide. Mäusethymozyten werden bereits nach einer 6stündigen Inkubation in Gegenwart von 10^{-6} M Dexamethason lysiert, wäh-rend menschliche Lymphozyten selbst bei viel längeren Inkubationszeiten kaum ge-schädigt werden. Wenn man eine empfindlichere Methode zur Beurteilung der durch Steroide hervorgerufenen Zytotoxizität, nämlich den Einbau von Nukleoti-den in die Nukleinsäuren von Zellen heranzieht, erweisen sich menschliche Thymo-zyten gegenüber peripheren Lymphozyten als relativ unempfindlich. Trotz der rela-tiven Unempfindlichkeit menschlicher lymphatischer Zellen gegenüber Kortikoste-roiden ist der Einfluß der Glukokortikoide auf lymphatische Zellen und Organe auch beim Menschen seit langer Zeit bekannt. Die klinischen Bilder des Cushing-Syndroms mit einer Atrophie und der Addison'schen Krankheit mit einer Hyperplasie der lymphatischen Gewebe illustrieren die Rolle der Glukokortikoide für den Zustand des lymphatischen Systems sehr eindringlich. Auf dieser phänomenologischen Grundlage wurde auch die Behandlung immunologischer und entzündlicher Erkrankungen sowie neoplastischer Erkrankungen der lymphatischen Organe mit Kortison oder mit synthetischen Glukokortikoiden eingeführt.

Den Klinikern ist bekannt, daß bestimmte Leukämien und lymphatische Neoplasien auf Glukokortikoide ansprechen, während andere nicht reagieren. Es ist versucht worden, die Ansprechbarkeit lymphatischer Zellen mit ihrem Gehalt an Glukokortikoidrezeptoren zu korrelieren. Daß dies möglich sein würde, schien aus der positiven Beziehung zwischen dem Vorhandensein von Oestrogen- und Progesteronrezeptoren einerseits und der hormonellen Ansprechbarkeit verschiedener Formen des Brustkrebses andererseits hervorzugehen. Bisher konnte aber keine vergleichbare Beziehung zwischen der Zahl der Glukokortikoidrezeptoren und der In vitro-Empfindlichkeit normaler und neoplastischer lymphatischer Zellen beim Menschen gefunden werden. Dies mag in der Vergangenheit daran gelegen haben, daß die untersuchten Zellpopulationen zu heterogen waren. Wenn man Zellen von Fällen mit akuter lymphatischer Leukämie mit Hilfe von monoklonalen Antikörpern charakterisiert und ihre Empfindlichkeit gegen Glukokortikoide unter immunologischen Gesichtspunkten ansieht, dann finden sich reproduzierbare Unterschiede: Zellen von Patienten mit Prä-B-Zell-Leukämie oder mit „früher" T-Zell-Leukämie sind in vitro sehr empfindlich gegen Glukokortikoide, wohingegen Zellen, die bereits einen reiferen T-Zellphänotyp aufweisen, unempfindlich sind. Die Zahl der Glukokortikoidrezeptoren ist also zumindest nicht allein ausschlaggebend für die Kortikoidempfindlichkeit einer lymphatischen Zelle. Maßgebend ist auch die Entwicklungsstufe der Zellen und ihr Wachstumsverhalten. Lymphozytenpopulationen mit einem hohen Anteil von Zellen, die sich in der S-Phase befinden, sind im allgemeinen empfindlicher als Zellen mit einem niedrigeren Anteil von S-Phasen [10].

Welcher biochemische Mechanismus in kortikosteroidempfindlichen Zellen zum Zelluntergang führt, ist nicht restlos geklärt. Offensichtlich spielen glukokortikoidinduzierte Membranveränderungen eine Rolle, die zu einem vermehrten Einstrom von Kalzium in die Zelle Anlaß geben. Kürzlich wurde in Thymozyten von Mäusen eine Kalzium- und Magnesium-abhängige Endonuklease gefunden, die in Gegenwart pharmakologisch oder auch physiologisch erreichbarer Konzentrationen von 10^{-7} M Dexamethason bzw. 10^{-6} M Kortikosteron aktiviert wird und innerhalb von 90 Minuten die DNS in Thymuszellkernen fraktioniert. Es konnte gezeigt werden, daß diese Aktivierung nicht ohne de novo RNS- und Proteinsynthese abläuft: Actinomycin D (5 µg/ml) und Cycloheximid (5 µg/ml) verhindern die Aktivierung dieses Enzyms durch Glukokortikoide; es kommt in Gegenwart dieser Inhibitoren der RNS- und Proteinbiosynthese auch nicht zur Fraktionierung der DNS. Das Enzym funktioniert nur in Gegenwart von 5 mM Ca^{++} und 10 mM Mg^{++}. Es ist durch Zinksulfat hemmbar. Die durch die Endonuklease erzeugten Schnitte liegen zwischen den Nukleosomen. Es entstehen also „oligonukleosomale" Fragmente. Lymphozyten aus Lymphknoten haben dieselbe Anzahl von Glukokortikoidrezeptoren wie Thymozyten. Sie enthalten auch die Endonuklease. Dennoch sind diese

Zellen gegenüber Dexamethason in der gewählten Konzentration von 10^{-7} M unempfindlich. Es findet auch keine DNS-Fraktionierung statt. In diesen Zellen können Glukokortikoide das Enzym offenbar nicht aktivieren [3].

4.2.2.4 Phospholipase A_2 - Inhibitoren

Für die antientzündliche und antiallergische Wirkung der Glukokortikoide ist neben der Hemmung der Il-1-Sekretion und der Inhibierung der Sekretion von Mediatoren durch basophile Granulozyten und durch Mastzellen vor allem ein Mechanismus verantwortlich: die Hemmung der Phospholipase A_2 durch steroidinduzierte Proteine. Bereits in den 70er Jahren wußte man, daß Glukokortikoide die Prostaglandinsynthese hemmen und daß dies nicht, wie bei Aspirin und anderen Antiphlogistika, durch die Hemmung der Zyklooxygenase geschieht, sondern durch eine Verhinderung der Freisetzung von Arachidonsäure aus Phospholipiden. Wenig später fand man, daß diese Wirkung durch ein nicht dialysierbares „second messenger"-Molekül zustande kommt. Wie andere Steroidwirkungen hängt auch die Hemmung der Phospholipase A_2 von der Besetzung spezifischer Rezeptoren sowie von einer intakten RNS- und Proteinbiosynthese ab. Die Inhibitoren der RNS- und Proteinsynthese können die Hemmwirkung von Glukokortikoiden auf die Prostaglandinsynthese in Makrophagen und Leukozyten hemmen. 1980 wurde berichtet, daß der „second messenger", der die Hemmung der Phospholipase A_2 und damit die Blockierung der Prostaglandinkaskade verursacht, ein Protein mit dem Molekulargewicht 15 000 Dalton ist. Von diesem Protein, das Makrokortin genannt wurde, konnte gezeigt werden, daß es die Phospholipase A_2, das Schlüsselenzym der Prostaglandin- und Leukotriensynthese, spezifisch hemmt [1]. Durch diese Hemmung wird die Freisetzung von Arachidonsäure verhindert. Damit kommt es zu einer Reduktion des Substratangebotes für Zyklooxygenase und Lipoxygenase und in der Folge zu einer Verminderung der Synthese von Prostaglandinen und Leukotrienen. Bald wurden neben dem Makrokortin noch andere durch Kortikosteroide induzierbare Proteine gefunden, die Phospholipasen hemmen. Aus Leukozyten von Kaninchen wurde Lipomodulin (Mr 40 000) und aus Zellen des medullären Interstitiums der Rattenniere Renokortin (Mr 15 000 und 30 000) isoliert. Diese Proteine wirken alle auf die gleiche Weise. Vieles spricht dafür, daß Makrokortin ein phosphoryliertes Fragment von Lipomodulin ist, das zunächst durch eine Phosphatase dephosphoryliert werden muß, um wirksam zu sein. Da Phosphatasen ubiquitäre Enzyme sind, ist Makrokortin in allen Tests, in denen ganze Zellen zur Messung der Arachidonsäurefreisetzung benutzt werden, aktiv, in Ansätzen mit gereinigten Enzymen jedoch inaktiv. Hier wird die Aktivität erst durch die Behandlung mit alkalischer Phosphatase hergestellt. Sowohl Lipomodulin als auch Makrokortin sind in einigen herkömmlichen Entzündungsmodellen wie dem Carragenan-Pfotenoedem oder am Backentaschengranulom des Hamsters direkt wirksam [9, 23].

Studien aus allerjüngster Zeit haben ergeben, daß Peritonealzellen von Ratten 2 Phospholipase A_2-Aktivitäten enthalten: eine mit einem pH-Optimum von 4,5, die während der Phagozytose in die Umgebung der Zellen freigesetzt wird, die andere mit einem Optimum bei pH 8,5, die in phagozytierenden Zellen und Kontrollzellen die gleiche Aktivität zeigt. Die saure Phospholipase ist Bestandteil der Lysosomen. Sie ist unabhängig von Kalziumionen. Die alkalische Phospholipase hingegen ist

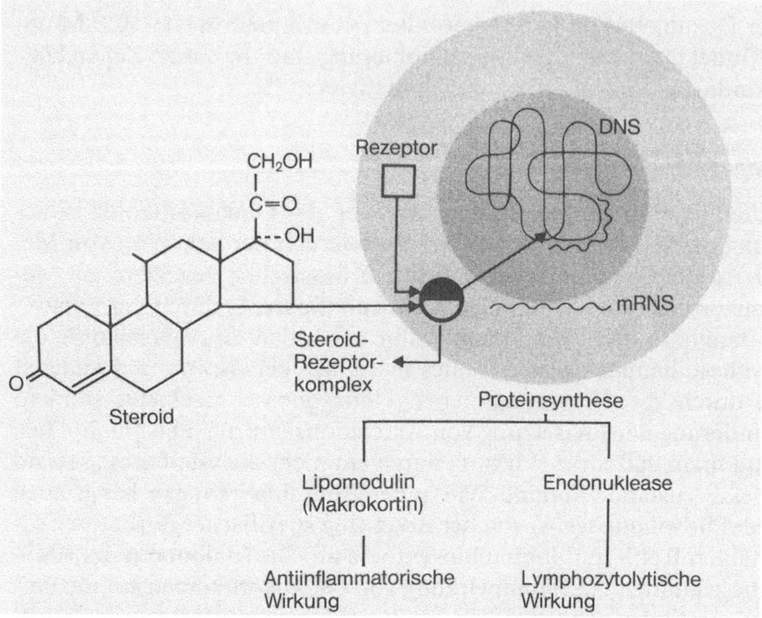

Abb. 4.3. Antiinflammatorische und lymphozytolytische Wirkungen von Glukokortikoiden als Auswirkungen einer „Aktivierung" spezifischer Gene und einer de novo Proteinsynthese. Einzelheiten siehe im Text.

Bestandteil der Zellmembran und benötigt für ihre Funktion Kalzium. Durch Glukokortikoide induzierte Proteine mit einem Molekulargewicht von 200 000 und 15 000 Dalton hemmen selektiv die membrangebundene Phospholipase A_2, während eine andere, ebenfalls steroidinduzierte Fraktion mit einem Molekulargewicht von 40 000 Dalton genauso selektiv das lysosomale, durch Phagozytose induzierte Enzym hemmt. Wenn man Leukozyten mit der zuerst genannten Fraktion inkubiert, wird nur die membrangebundene Phospholipase A_2 gehemmt, umgekehrt ist bei Inkubation mit dem Protein des Molekulargewichts 40 000 Dalton (Lipomodulin?) ausschließlich das lysosomale Enzym inhibiert. Diese zuletzt genannte Hemmung wirkt sich besonders stark während der Phagozytose, also während der Aktivierung und Ausscheidung des lysosomalen Enzyms, aus. Es ist noch ungewiß, auf welchem Wege das Phospholipase A_2 hemmende Protein in die Zelle gelangt; ob durch einen Vorgang der Pinozytose oder durch einen trägervermittelten Mechanismus [9].

Wie dem auch sei – die Induktion spezifischer Proteine, die Phospholipasen selektiv hemmen, stellt mit großer Wahrscheinlichkeit den zentralen Mechanismus dar, der für die antientzündliche und antiallergische Wirkung der Glukokortikoide verantwortlich ist. *(Abb. 4.3)*

4.3 Cyclosporin A

Die sich während der fünfziger Jahre profilierende Transplantationschirurgie bildete den Hauptanreiz für die Entwicklung einer wirksamen und sicheren medikamentösen Immunsuppression. Zunächst wurden Zytostatika, die ursprünglich in der

Tumorchemotherapie verwendet wurden, auch in der Immunsuppression eingesetzt. Diese Methode war sehr unspezifisch: es wurden alle proliferierenden Zellen geschädigt, nicht nur die an einer Immunreaktion beteiligten Zellen des Immunsystems. In einer zweiten Phase der medikamentösen Immunsuppression wurden mit Azathioprin und vor allem mit Steroiden schon selektivere Wirkungen erzielt. Vor allem Steroide haben neben vielen anderen Wirkungen eine ausgeprägte lymphozytotoxische Wirkung, die sich als Immunsuppression manifestieren kann (s. w. o.). Außerdem wirken sie antiphlogistisch. In die zwei Jahrzehnte, die durch den Einsatz von Prednison und Azathioprin als immunsuppressive Medikation der Wahl dominiert wurden, fiel auch die Entwicklung anderer immunsuppressiver Maßnahmen, die auf eine Verminderung oder Schädigung der Lymphozyten abzielten. Hierher gehören die Antilymphozyten- und Antithymozytenseren sowie die Drainage des Ductus thoracicus bei Transplantationsempfängern. Mit der kürzlich erfolgten Einführung von Cyclosporin A ist ein weiterer Schritt in Richtung auf eine selektivere Immunsuppression gelungen. Cyclosporin A wirkt nur auf Lymphozyten, die im Begriff sind, auf einen antigenen Stimulus zu reagieren. Mit dieser Substanz kann also eine bestimmte, d. h. zeitlich und qualitativ abgrenzbare Immunantwort unterdrückt werden, ohne daß andere immunologische Funktionen von dieser Suppression betroffen werden. In diesem Sinne ist Cyclosporin A ein wichtiger Hinweis darauf, daß das Immunsystem selektiv manipulierbar ist und daß der Aufbau einer Immunpharmakologie nicht nur ein Wunschtraum, sondern eine reale praktische Möglichkeit ist.

Cyclosporin A wurde 1970 als Stoffwechselprodukt zweier Fungi imperfecti, Tolypocladium inflatum Gams und Cylindrocarpon lucidum Booth, gefunden. Das Substanzgemisch, in dem sich Cyclosporin befand, fiel zunächst wegen seiner antifungischen Wirkungen auf. Jedoch waren diese Effekte zu schwach, um eine weitere Bearbeitung zu rechtfertigen.

Aufgrund früherer Arbeiten mit Ovalicin, einer immunsuppressiven Substanz mit allerdings prohibitiver Toxizität, wußte man, daß mikrobielle Metaboliten auch zytostatische und immunsuppressive Eigenschaften aufweisen können, die ihre antimikrobiellen Wirkungen unter Umständen deutlich übertreffen. In diesem Zusammenhang wurden auch die neutralen Peptide aus den erwähnten Fungi imperfecti in einem Mausmodell getestet, indem man einerseits zytostatische Wirkungen, andererseits die Bildung hämagglutinierender Antikörper gegen Schafserythrozyten messen konnte. In diesem Modell ergaben sich erste Hinweise für eine stark immunsuppressive Wirkung bei fehlenden zytostatischen Eigenschaften: die Substanz unterdrückte die Immunantwort, verlängerte aber nicht die Überlebenszeit der Tiere, denen Mäuseleukämiezellen vom Typ L 1210 übertragen worden waren. Ähnliche Befunde wurden in anderen Modellen erhoben, auch in vergleichenden Untersuchungen mit Milzzellen der Maus und Mastozytomzellen in vitro. Diese Resultate bildeten den Anreiz zur Isolierung des wirksamen Prinzips, zur Aufklärung der Struktur der Substanz und zur Verbesserung der Fermentationsausbeuten.

In der Folgezeit erwies sich Cyclosporin A als stark wirksame immunsuppressive Verbindung, die im Gegensatz zu allen bis dahin bekannten Zytostatika oder Immunsuppressiva wie Azathioprin keine Knochenmarkstoxizität erzeugte. Es konnte gezeigt werden, daß Cyclosporin A nicht lymphozytotoxisch ist, daß die mit dieser

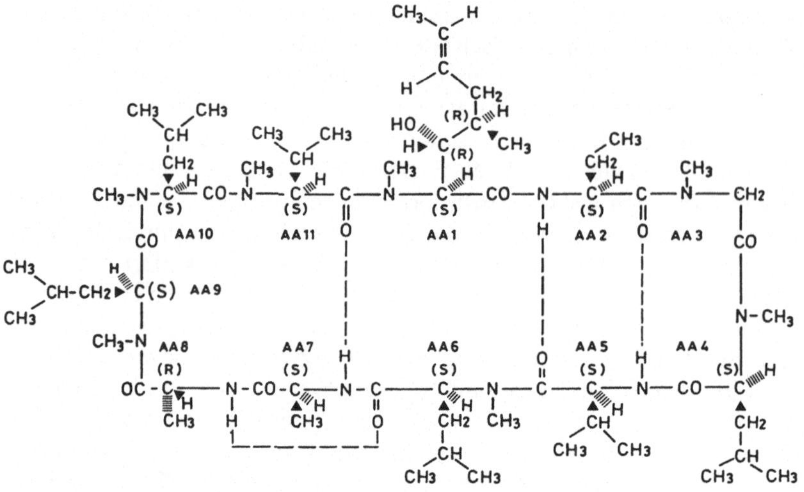

Abb. 4.4. Struktur von Cyclosporin A ($C_{62}H_{111}O_{112}$; M. W. 1202)

Substanz bewirkte Immunsuppression reversibel ist und daß die Substanz in allen untersuchten Tierspezies gleichartige Wirkungen hervorruft.

4.3.1 Chemie

Cyclosporin A ist ein neutrales, zyklisches Undecapeptid, das eine bisher unbekannte C_9-Aminosäure enthält. Das Molekül ist sehr lipophil *(Abb. 4.4)*. Die Totalsynthese des Moleküls und einer Reihe analoger Verbindungen ist inzwischen gelungen. Aus biologischen Untersuchungen dieser Substanzen ist mittlerweile ein recht genaues Bild der Struktur-Wirkungsbeziehungen entstanden. Die Aminosäuren 1, 2, 3 und 11 spielen offenbar eine entscheidende Rolle für die immunsuppressive Wirkung von Cyclosporin A. Unerläßlich für die Wirksamkeit ist die Kohlenstoffkette der C_9-Aminosäure in Position 1, ebenso das Methylvalin in Position 11.

An der Aminosäure in Position 2 sind einige Veränderungen möglich. Alkylreste von 2–3 C-Atomen zeigen gute biologische Aktivität. Threonin[2]-Cyclosporin A hat starke immunsuppressive Eigenschaften. Die Einführung eines Serins in Position 2 führt zu einem nur schwach wirksamen Präparat. Man ersieht aus diesem Sachverhalt, daß hydrophobe Wechselwirkungen bei der Interaktion der aliphatischen Kette in Position 2 mit dem Cyclosporinrezeptor eine wichtige Rolle spielen. Dagegen scheint der Hydroxylgruppe im (Threo[2]-)Cyclosporin A keine Bindungsfunktion zuzukommen.

4.3.2 Immunsuppressive Eigenschaften

Cyclosporin A unterdrückt zelluläre und humorale Immunantworten, wobei die Wirkung auf zelluläre Reaktionen überwiegt. Die „mixed lymphocyte reaction" wird genauso unterdrückt wie die Transformation von Lymphozyten durch Phythämagglutinin oder Concanavalin A. Maximale Wirkungen lassen sich schon mit Konzentrationen zwischen 40 und 200 ng/ml erzielen. Die Substanz hemmt in vivo in verschiedenen Spezies und Versuchsanordnungen Überempfindlichkeitsreaktionen vom verzögerten Typ. Die dazu nötigen Dosen betragen je nach Modell und Tierspezies 20–150 mg/kg per os. Die Reaktionen konnten sowohl durch eine frühe Behandlung während der Sensibilisierungsphase als auch durch eine Applikation von Cyclosporin A unmittelbar oder einige Tage nach der auslösenden Antigengabe gehemmt werden. Schon früh wurde Cyclosporin A in einer Reihe von Tiermodellen auf seine Wirkung gegen zellulär vermittelte Immunreaktionen untersucht. Dabei stellte sich sehr überzeugend heraus, daß die Substanz sowohl Abstoßungsreaktionen nach Organtransplantationen als auch „graft versus host"-Reaktionen nach Knochenmarkstransplantationen hemmen konnte. Auch erwies sich Cyclosporin A bei experimentell ausgelösten Autoimmunerkrankungen wie der allergischen Enzephalomyelitis der Ratte, des Meerschweinchens und des Rhesusaffen als wirksam [2]. Die dazu nötigen Dosen lagen während der Sensibilisierungsphase bei 25 mg/ kg. Zur Erzielung therapeutischer Wirkungen bei Einsetzen der Lähmungen wurden etwas höhere Dosen benötigt. In der Adjuvansarthritis der Ratte erwies sich Cyclosporin A bei prophylaktischer Anwendung auf einer mg/kg-Basis als deutlich wirksamer als Azathioprin oder Phenylbutazon. Auch in der Therapie der chronischen Arthritis ist Cyclosporin A in diesem Modell etwa so aktiv wie Phenylbutazon. Hingegen erwies sich Cyclosporin A in der Behandlung akuter entzündlicher Zustände, wie sie experimentell im Backentaschengranulom beim Hamster oder im Carragenan-Oedem an der Rattenpfote hervorgerufen werden, als unwirksam. Auch bleibt Cyclosporin A ohne Wirkung auf experimentell ausgelöstes Fieber. In einer Dosierung von nur 10 mg/kg kann Cyclosporin A die Entstehung einer allergischen Uveitis, die bei der Ratte durch die Injektion eines aus der Netzhaut von Säugetieren gewonnenen Glykoproteins ausgelöst wird, vollständig verhindern. Dosen von 50 mg/kg werden benötigt, um die Entstehung eines Lupus-erythematodes-ähnlichen Syndroms in weiblichen (NZB/NZW) F_1-Mäusen zu verhindern. Bei diesen Tieren beobachtet man im Alter von 5–6 Monaten hohe Titer von Anti-DNS-Antikörpern. 4–6 Wochen danach entwickelt sich eine Glomerulonephritis mit Proteinurie, Azotämie und schließlich tödlichem Nierenversagen. Cyclosporin A kann in einer täglichen Dosis von 60 mg/kg, vom 5. Lebensmonat an gegeben, die Proteinurie weitgehend verhindern. Bei prophylaktischer Applikation höherer Dosen (100 mg/kg/Tag) überleben nach der 64. Lebenswoche noch 60% aller Tiere gegenüber 0% bei den Kontrollen.

Spezifische Hinweise auf die vordringlichen therapeutischen Anwendungen am Menschen ergaben sich aus Transplantationsversuchen bei einer Reihe von Tierspezies. In den meisten Fällen erwies sich Cyclosporin A in diesen Experimenten als ein Mittel, mit dem die Überlebenszeit von Transplantaten verlängert werden konnte. Dabei fiel auf, daß Cyclosporin A in vielen Fällen nur über relativ kurze Zeiträume appliziert werden mußte, um eine langzeitige, wenn nicht sogar dauerhafte Akzeptanz der Transplantate zu ermöglichen. Diese Situation ist z. B. bei der Transplantation von Herz, Niere oder Leber bei der Ratte gegeben. Auf der anderen Seite gibt es Situationen, in denen die Substanz das Transplantat nur so lange schützt, wie sie verabreicht wird. In diese Gruppe gehören Hauttransplantationen bei Maus, Ratte und Kaninchen, Pankreastransplantationen bei der Ratte und Nierentransplantationen beim Hund. In allen Studien schützt Cyclosporin A während der Dauer seiner Applikation allogene Organtransplantate. Nach Absetzen der Substanz folgt eine Phase relativ schwacher Reagibilität, d. h. noch relativ unspezifischer „Abwehrschwäche" gegen eine Reihe untereinander nicht verwandter Transplantate oder Antigene. Während dieser Phase besteht im allgemeinen eine wachsende Bereitschaft zur Abstoßung transplantierter Organe oder Gewebe. In einer dritten Phase können einige Empfänger von Transplantaten spezifisch tolerant für die Gewebsantigene eines bestimmten Donors werden. Diese Phase ist häufig durch eine geringe spezifische Reagibilität der peripheren Lymphozyten ausgezeichnet – bei völlig erhaltenem alloreaktiven Repertoire der Lymphozyten in den Lymphknoten. Es ist postuliert worden, daß dieser therapeutisch wünschenswerte Zustand einer spezifischen Hyporeagibilität auf Makrophagen zurückzuführen ist, die Komplexe aus Antigen und spezifisch gegen dieses Antigen reagierenden Lymphozyten phagozytieren und zerstören. Eine andere, experimentell gestützte Erklärung könnte in der Induktion spezifischer T-Suppressorzellen liegen, die gegen das Transplantat gerichtete Aktionen auf der Ebene der T-Helferzellen unterbinden. Jedenfalls kommt die langfristige stabile Akzeptanz eines transplantierten Organs durch den Empfänger nicht durch Cyclosporin A, sondern durch das Transplantat selbst zustande. Die Fähigkeit, ein transplantiertes Organ dauerhaft zu akzeptieren, ist durch Lymphozyten toleranter Ratten auf bestrahlte Ratten desselben Stammes übertragbar. Auch dieser Befund wäre mit der Induktion von T-Suppressorlymphozyten zu erklären.

Die Transplantation von Knochenmarkszellen derselben Spezies auf ein bestrahltes oder durch Cyclophosphamid oder andere Zytostatika immunsupprimiertes Tier führt regelmäßig zu einer „Transplantat gegen Empfänger"-Reaktion (auf englisch: „graft versus host"-reaction = GVHR). Die Grundlage dieser Krankheit besteht in der Induktion von zytotoxischen Lymphozyten aus dem transplantierten Knochenmark, die sich gegen die Gewebe des Wirtes richten. Cyclosporin A hemmt diese Reaktion bei der Maus erst in relativ hohen Dosen von mehreren hundert mg/kg. Wesentlich empfindlicher reagieren Ratte und Kaninchen auf Cyclosporin A: bei der Ratte betragen die niedrigsten Dosen, mit denen die GVHR voll unterdrückt werden kann, bei einer 3wöchigen Behandlungszeit per os 30 mg/kg. Bei Kaninchen konnte das Eintreten einer GVHR mit einer über 28 Tage erfolgenden i.m.-Injektion von 10 mg/kg auf unter 25% gegenüber mehr als 80% bei den unbehandelten Tieren gesenkt werden.

4.3.3 Wirkungsmechanismen

Die Frage nach dem Wirkungsmechanismus von Cyclosporin A läßt sich auf zellulärer Ebene einigermaßen beantworten. Schwieriger wird die Beantwortung der Frage auf subzellulärer oder molekularer Ebene. Cyclosporin A hemmt die Aktivierung ruhender T-Zellen. Diese Reaktion erfordert zwei Signale: einmal die Erkennung des „passenden" Antigens in Verbindung mit MHC-Antigenen der Klasse I und II und zweitens die Stimulierung des Lymphozyten durch Interleukin 1, also durch ein humorales Signal, das von der antigenpräsentierenden Zelle ausgeht.

$$T \xrightarrow[(2)]{(1)} T'$$

In dieser von K.J. Lafferty vorgeschlagenen Schreibweise bedeutet (1) das durch die Antigenerkennung repräsentierte Signal, (2) die Stimulation durch Il-1 [13]. Aktivierte T-Zellen sind durch die Expression des Rezeptors für Interleukin 2 gekennzeichnet. Wenn man solchen Zellen in vitro Interleukin 2 zuführt, kann man die klonale Expansion dieser Zellen beobachten. Diese Reaktion wird durch Cyclosporin A in Konzentrationen bis zu 1 µg/ml nicht gehemmt. Hemmeffekte, die bei mehreren µg/ml auftreten, sind mit großer Wahrscheinlichkeit Ausdruck einer in diesen Konzentrationen zu beobachtenden Zytotoxizität. Aktivierte T-Zellen produzieren erst nach erneutem Kontakt mit Antigen oder mit Mitogenen Interleukin 2. Diese Reaktion wird durch Cyclosporin A in Konzentrationen zwischen 10 und 1000 ng/ml unterdrückt. In der Schreibweise von Lafferty ist also die Reaktion

$$T' \xrightarrow{(1)} l \; (= \text{Lymphokin})$$

hemmbar.

Allerdings gibt es Anzeichen dafür, daß die Lymphokinproduktion etwa 8 Stunden nach der Auslösung durch ein Antigen unempfindlich gegen Cyclosporin A wird. Diese Befunde lassen sich dahingehend interpretieren, daß Cyclosporin A die Übertragung des Reizes, der von der Antigenerkennung ausgeht, auf den Zellkern unterbricht. Wie dies geschieht, ist heute noch nicht klar. Fest steht nur, daß Cyclosporin A weder die Bindung von Antigen durch T-Zellrezeptoren noch die Interaktion von Il-2 mit seinem Rezeptor beeinträchtigt. In einer kürzlich veröffentlichten Studie zeigte die Arbeitsgruppe von Robert Gallo, daß Cyclosporin A in einer transformierten menschlichen permanenten T-Zelle, der sog. Jurkat-Zelle, die Transkription des Gens für Interleukin 2 selektiv hemmt. Zunächst wurde mit Hilfe authentischer Il-2-DNS nachgewiesen, daß Phorbolmyristinazetat (PMA) und Phythämagglutinin in Jurkat-Zellen die Synthese von Il-2-Messenger-RNS auslöst. Die intrazellulären Konzentrationen dieser Messenger-RNS erreichen 6 Stunden nach Induktion mit den genannten Mitogenen ihren Höhepunkt und fallen dann bis zur 24. Stunde auf nicht meßbare Werte ab. Nicht induzierte Zellen enthalten keine Il-2-mRNS und synthetisieren auch kein Interleukin 2. Wenn Cyclosporin A den Zellkulturen zum Zeitpunkt der Induktion zugesetzt wurde, unterblieb die mRNS-Synthese überhaupt oder war zumindest stark gehemmt [12].

Konzentrationen von 100 ng/ml des Wirkstoffes genügten, um die spezifische mRNS-Synthese völlig zu unterdrücken. 30 ng/ml erzeugten eine fast vollständige und 10 ng/ml eine immer noch feststellbare Hemmung der Synthese der mRNS von Interleukin 2. Unter den gleichen Versuchsbedingungen war die Expression zweier anderer induzierbarer Gene nicht oder nur geringfügig gehemmt. Von besonderem Interesse ist, daß der Il-2-Rezeptor auch in Gegenwart von Cyclosporin A normal exprimiert wurde. Aus diesen Experimenten scheint also hervorzugehen, daß Cyclosporin A die Transkription des Il-2-Gens sehr selektiv und ohne irgendwelche Anzeichen für eine allgemeine Zelltoxizität oder eine generelle Beeinträchtigung der Transkription hemmt. *Da unter dem Einfluß von Cyclosporin A auch die Synthese und Sekretion von Gamma-Interferon, von MIF und von Interleukin 3 beeinträchtigt wird, wäre zu erwägen, ob Cyclosporin A ein sehr selektiver Hemmstoff der Transkription einiger weniger induzierbarer Gene der T-Lymphozyten ist und daß alle weiteren immunologischen Wirkungen dieser Substanz auf diese Hemmung zurückzuführen sind.*

Kürzlich wurde nachgewiesen, daß Cyclosporin A mit einer Dissoziationskonstante von etwa 2×10^{-7} M an das Kalzium komplexierende Protein Calmodulin bindet und auf diese Weise die calmodulinabhängige Phosphodiesterase hemmt. Ob und wie dieser konzentrationsabhängige Hemmeffekt mit der geschilderten Wirkung von Cyclosporin A auf die Transkription des Il-2-Gens zusammenhängt, ist unbekannt [4].

4.3.4 Absorption, Kinetik

Es wurde bereits erwähnt, daß Cyclosporin A ein sehr lipophiles Molekül ist. Die Substanz muß, um resorbiert zu werden, in gelöster Form eingenommen werden. Lösungen in Olivenöl haben sich für experimentelle Zwecke und auch für erste klinische Untersuchungen bewährt. Für die Humananwendung existiert heute eine Trinklösung. Mit dieser Lösung ergibt sich für den Menschen eine orale Absorption von etwa 37%. Der „first-pass effect", d.h. der Abbau bei der ersten Leberpassage, beträgt 27%, und die absolute Bioverfügbarkeit liegt bei knapp 30%. Die wichtigsten Daten für Pharmakokinetik, Verteilung und Ausscheidung von Cyclosporin A sind in *Tab. 4.1* festgehalten. Es muß allerdings dazu angemerkt werden, daß die Resorption von Cyclosporin A sowohl inter- als auch intraindividuellen Schwankungen unterliegt. Man kann deshalb nicht davon ausgehen, daß bestimmte Dosierungen gleichbleibende Blutspiegel einer bestimmten Größenordnung ergeben. Es empfiehlt sich daher, die Konzentration von Cyclosporin A im Blut laufend zu überwachen. Dafür stehen mit einem Radioimmunassay oder auch mit einer Be-

Tabelle 4.1. Überblick über pharmakokinetische Parameter von Cyclosporin A

Resorption	
Orale Resorption	37%
First-pass effect	27%
Absolute orale Bioverfügbarkeit	27%
Zeit zur Erreichung maximaler Blutkonzentrationen	2–4 h
Blutkonzentrationen im Fließgleichgewicht (12 mg/kg/Tag)	100– 200 ng/ml (min) 500–1000 ng/ml (max)
Verteilung	
Bindung an Plasmaproteine	90%
Verteilungsvolumen	800 l/60 kg KG
Stoffwechsel	
Ausmaß des Metabolismus	99%
Anzahl der Metaboliten	etwa 10
Eliminationshalbwertzeit	2 h (α-Phase) 24 h (β-Phase)
Gesamte Blutclearance	400 ml/min
Renale Clearance	0,4 ml/min 60 kg KG

stimmung durch „high performance liquid chromatography" sensible und genaue Verfahren zur Verfügung. Wichtig ist allerdings, daß die Analysen im Vollblut durchgeführt werden, da sich Cyclosporin A, abhängig von seiner Konzentration im Plasma, zu annähernd 50% oder sogar 60% in den Erythrozyten anreichert. Obwohl eine Population von hochaffinen Bindungsstellen auf T-Lymphozyten schon bei 50–100 ng Cyclosporin A/ml Blut gesättigt sein müßte, wird für die Erhaltung von Transplantaten empfohlen, die Cyclosporin-A-Konzentration zwischen 200 ng und 700 ng/ml zu halten.

4.3.5 Nebenwirkungen

Cyclosporin A induziert eine Reihe von Nebenwirkungen, von denen die meisten für die Therapie relativ unbedeutend sind. Die wichtigste toxische Eigenschaft betrifft die Nieren. An Hunden waren in chronischen Toxizitätsuntersuchungen auch bei Dosen von 45 mg/kg keine Anhaltspunkte für eine besondere Nephrotoxizität zu gewinnen. Empfindlicher reagierten allerdings Ratten: in subakuten Untersuchungen lassen sich bei dieser Tierspezies bereits mit 36 mg/kg vakuolige Degenerationen am proximalen Tubulus bis hin zur Tubulusnekrose erzeugen. Schäden an der pars convoluta des Tubulus werden auch beim Menschen beobachtet. Für das Zustandekommen dieser Läsionen sind einerseits die Konzentrationen des Wirkstoffes, andererseits das Ausmaß und die Dauer der Ischämie maßgebend, der ein Organ ausgesetzt ist. Da die transplantierte Niere bis zu ihrem Anschluß an die arterielle Versorgung des Empfängers durch Ischämie bedroht ist und besonders bei Erwärmung auch geschädigt werden kann, ist es verständlich, daß die Schäden vorwiegend im *transplantierten* Organ beobachtet werden. Die Nephrotoxizität ist also in erster Linie eine Komplikation der Nierentransplantation, erst in zweiter Linie ein Risiko, mit dem auch bei der Behandlung aus anderen Indikationen gerechnet werden muß. Für die Differentialdiagnose zwischen einer Abstoßungsreaktion und einer toxischen Nierenschädigung durch Cyclosporin A gibt es eine Reihe von Kriterien, die man beachten muß, obwohl sie keine zwingende Gewißheit vermitteln. Typisch für die Abstoßung sind der Beginn der Reaktion innerhalb der ersten 30 Tage nach der Transplantation sowie ein Kreatininanstieg um über 25% des Ausgangswertes innerhalb von 3–4 Tagen bei Cyclosporin-A-Spiegeln im Blut um oder unter 200 ng/ml. Hingegen sprechen ein Beginn der Störung mehr als 30 Tage nach der Transplantation, ein Anstieg des Serum-Kreatinins um 25% innerhalb einer Woche bei Cyclosporin-A-Spiegeln von über 200 ng/ml eher für eine toxische Funktionsstörung. Oft muß zur Unterscheidung eine Biopsie vorgenommen werden, die allerdings nicht immer Aufschluß gibt. Die Existenz eines dichten zellulären Infiltrates spricht eindeutig für eine Abstoßungsreaktion, ebenso wie eine Abnahme des Nierenvolumens um 25% oder mehr.

Nach Cyclosporin A-Behandlung bei Knochenmarkstransplantationen fand man bei sorgfältig überwachter Dosierung nur leichte und unter der Therapie reversible Anzeichen für Nephrotoxizität. Ernstere Störungen ergaben sich nur im Zusammenhang mit Blutspiegeln, die zwischen den Gaben, also in den tiefsten Punkten der Blutspiegelkurve, noch über 500 ng/ml lagen. Ein besonders empfindliches Modell für die Erzeugung, für die Quantifizierung und für die Erklärung der durch

Cyclosporin A erzeugten Nierenschäden stellt die spontan hypertensive Ratte dar. In diesen Tieren beobachtet man unter Cyclosporin A eine intensive Stimulierung des Renin-Angiotensin-Aldosteron-Systems. Aus den an diesen Tieren erarbeiteten Daten kann geschlossen werden, daß erhöhter Sympathikotonus, Hemmung der renalen Prostaglandinsynthese, besonders von PGI_2 und PGE sowie Herzinsuffizienz mit renaler Minderdurchblutung zu den durch Cyclosporin A hervorgerufenen Schäden beitragen.

17 Empfänger von Herztransplantaten, die ein Jahr lang oder länger Cyclosporin A erhalten hatten, wiesen gegenüber 15 vergleichbaren Herzempfängern, die mit Azathioprin behandelt worden waren, deutliche Einschränkungen ihrer Nierenfunktion auf. Alle beobachteten Parameter (Plasmafluß, glomeruläre Filtrationsrate, renaler Blutfluß) hatten sich während der Langzeittherapie mit Cyclosporin A verschlechtert – trotz sorgfältiger Einhaltung von Wirkstoffkonzentrationen im Dosierungsintervall von weniger als 200 ng/ml. Bei 5 der mit Cyclosporin A behandelten Patienten wurden überdies bei Nierenbiopsien tubulointerstitielle und glomeruläre Veränderungen gesehen, deren Schwere mit der beobachteten Einschränkung der glomerulären Filtrationsrate korrelierte [15].

Die mit Cyclosporin A assoziierte Hepatotoxizität ist durch eine Hyperbilirubinämie (konjugiertes Bilirubin), durch eine mäßig Erhöhung der Aminotransaminasen und eine geringe Erhöhung der alkalischen Phosphatase charakterisiert. Diese Störung ist stark abhängig von den Cyclosporin-A-Konzentrationen im Blut. Histologisch erzeugt Cyclosporin A außer einer zentrilobulären Verfettung keine sehr typischen Leberveränderungen. Nach Knochenmarkstransplantationen ist eine durch Cyclosporin A bedingte Leberschädigung von einer GVHR abzugrenzen. Dies geschieht im allgemeinen aufgrund folgender Kriterien: die GVHR beschränkt sich im allgemeinen nicht auf die Leber, sondern manifestiert sich an der Haut und am Intestinaltrakt. Die alkalische Serumphosphatase ist bei einer GVHR an der Leber immer *stark* erhöht. Schließlich ist es für die durch Cyclosporin A bedingte Lebertoxizität bezeichnend, daß erhöhte Bilirubinspiegel sich nach Absetzen des Medikaments rasch normalisieren.

Gegenüber der Nephro- und Hepatotoxizität treten andere Toxizitäten des Cyclosporin A in den Hintergrund. Die Substanz kann gelegentlich, besonders bei vorgeschädigtem Gehirn und bei hohen Blutkonzentrationen, Krampfanfälle, die lokal oder generalisiert verlaufen können, hervorrufen.

Unter der Therapie mit Cyclosporin A kann ein Hirsutismus auftreten. Dieser Befund hat vielleicht eine Parallele in der Tatsache, daß Cyclosporin A auch bei nackten (nu/nu) Mäusen die Bildung eines fast „normalen" Haarkleides erzeugt. Häufig beobachtet man Gingivahyperplasien. Dieser Befund kann sowohl experimentell als auch klinisch erhoben werden. Klinisch scheint eine gute Zahn- und Mundpflege diese Wirkung weitgehend reduzieren zu können.

Eine erhebliche Zahl von experimentell und klinisch auftretenden Nebenwirkungen ist eine direkte Konsequenz der Immunsuppression. Bei Hunden beobachtet man unter chronischer Cyclosporin-A-Verabreichung häufig eine Papillomatosis der Haut, die viral bedingt sein könnte. Unter der Einwirkung von Cyclosporin A besteht eine besondere Gefährdung durch solche Organismen, deren Elimination nur über eine intakte T-Zellfunktion abläuft. Hierzu gehören die Herpesviren und vor allem das Zytomegalievirus, darüber hinaus einige pathogene Pilze. Das Auftreten infektiöser Komplikationen unter der Therapie mit Cyclosporin A ist in Schwere und Häufigkeit sehr vom transplantierten Organ abhängig. Fast alle Patienten haben eine CMV-Infektion, die in 18–30% während des ersten Jahres nach der Transplantation und der Immunsuppression symptomatisch wird. Diese akuten Episoden sind immer mit einer Virämie verbunden. Schwere Pilzinfektionen fanden sich nur bei Patienten, die ein Lebertransplantat erhalten hatten. Mit Cyclosporin A behandelte Individuen zeigen gegenüber den meisten extrazellulären oder fakultativ intrazellulären Bakterieninfektionen keine besondere Empfindlichkeit. Dies steht im Einklang mit Tierexperimenten. Die Abwehr derartiger Infektionen erfolgt über zirkulierende Antikörper, Komplement und über neutrophile Leukozyten, gelegentlich auch über Makrophagen. Diese Mechanismen werden durch Cyclosporin A nicht beeinträchtigt. Bei Tieren kann hingegen gezeigt werden, daß Cyclosporin A eine Empfindlichkeit gegenüber Herpesviren vermehrt. Bei zu massiver Immunsuppression mit Cyclosporin A kann man gelegentlich Infektionen beobachten, wie sie auch von Patienten mit erworbener Immundefizienz (AIDS) bekannt sind. So ereignen sich Pneumocystis carinii-Pneumonien unter Cyclosporin-A-Therapie bei nierentransplantierten Patienten häufiger als unter der Behandlung mit Azathioprin und Prednison.

Ein besonderes Kapitel bilden die Lymphome. Patienten, denen ein Organ transplantiert wurde und die sich unter immunsuppressiver Therapie befinden, tragen für eine Reihe von Tumoren, besonders für das Auftreten von Lymphomen, ein vielfach (bis zu 50fach) höheres Risiko als eine altersmäßig vergleichbare Kontrollpopulation. Bis Mai 1983 waren durch das Cincinnati Transplantation Tumor Registry unter 1767 malignen Tumoren, die bei 1661 Organempfängern beobachtet worden waren, 314 Lymphome erfaßt worden. Dies sind 18%. Im Gegensatz zu anderen Tumoren, die oft nach Latenzzeiten von vielen Jahren auftreten, erscheinen Lymphome relativ kurz nach der Transplantation (nach 1–153,5 Monaten, im Durchschnitt nach 29 Monaten). 10% dieser Tumoren treten bereits innerhalb der ersten 4 Monate nach der Transplantation auf. Innerhalb desselben Zeitraumes werden nur 3% der nichtlymphozytären Tumoren beobachtet. Die häufigsten Lymphome waren Retikulumzellsarkome (155), Kaposi-Sarkome (60), unklassifizierbare Lymphome (42), B-Zell-Lymphome (26) und Hodgkin'sche Erkrankungen (10 Fälle).

Der Vergleich dieser Daten mit Patienten, die nach einer Organtransplantation Cyclosporin A erhalten hatten, leidet unter der ungleichen Größe der Kollektive. Bis zum Frühjahr 1983 waren etwa 2000–2500 Patienten im Zusammenhang mit einer Transplantation mit Cyclosporin A behandelt worden. Bis zu diesem Zeitpunkt waren durch die CTTR 23 Patienten mit malignen Tumoren erfaßt worden. Von diesen 23 Patienten hatten 17 Lymphome. Der Anteil der Lymphome war also deutlich höher als in der Population, die mit anderen Mitteln immunsupprimiert worden war. Auffallend ist weiterhin, daß die Lymphome sehr früh nach der Transplantation auftraten, nämlich 1–17 Monate nach dem Eingriff (im Durchschnitt nach 6 Monaten). Im Gegensatz zu den Lymphomen bei „konventioneller" Therapie, bei denen eine Beteiligung des ZNS häufig vorkam, wies keiner der mit Cyclosporin A behandelten Patienten eine Beteiligung des ZNS auf. Diese Unterschiede sind interessant; man muß aber bedenken, daß nur einer der 17 Patienten mit einem Lymphom Cyclosporin A als einziges immunsuppressives Medikament erhalten hatte [19].

Ob aus diesen Ergebnissen eine besondere Gefährdung der mit Cyclosporin A behandelten Patienten durch Lymphome abgeleitet werden kann, steht noch dahin. Die kurze Induktionszeit nach der Transplantation wäre mit einer viralen Genese der Tumoren kompatibel. Hierfür gibt es 2 Entstehungsmöglichkeiten. Einmal könnten latente Infektionen mit onkogenen Viren durch eine immunologische Reaktion wie die Abstoßung eines transplantierten Organs aktiviert werden. Zum anderen könnten immunsupprimierte Patienten im besonderen Maße durch de novo-Infektionen mit Tumorviren, z. B. Epstein-Barr-Virus, gefährdet sein. Schließlich könnten Lymphome auch die Folge einer Reaktion antigenisch veränderter Lymphozyten mit normalen Lymphozyten sein.

Im Zuge der daraus entstehenden lokalen GVHR könnte die Sekretion eines Angiogenesefaktors zu einer intensiven Proliferation mesenchymaler und endothelialer Zellen führen. Dieser Mechanismus wäre besonders für die Entstehung der Kaposi-Sarkome verständlich.

4.3.6 Klinische Anwendung

Cyclosporin A hat sich sehr schnell einen Platz in der immunsuppressiven Therapie nach Organtransplantationen, besonders nach Nierentransplantationen oder Knochenmarkstransplantationen, erobert [11, 21]. Bei den meisten Autoren besteht Einigkeit darüber, daß die Anwendung von Cyclosporin A mit oder ohne zusätzliche Gaben von Prednison während des ersten Jahres nach einer Nierentransplantation eine höhere Überlebensrate des Transplantats und der Patienten ermöglicht als alle anderen Therapieformen [14]. Diese Aussage muß allerdings dahingehend relativiert werden, daß für den Ausgang einer Nierentransplantation neben der Wahl der Immunsuppression eine Reihe anderer Faktoren verantwortlich sind, die das Gesamtbild sehr stark beeinflussen können. Hierzu gehören die Behandlung des zu transplantierenden Organs, insbesondere seine Wiedererwärmungszeit und seine Perfusionszeit vor der Übertragung. Lange Perfusionszeiten sind mit einer höheren Rate initialer Fehlfunktionen belastet. Weiterhin spielen die Übereinstimmung von Spender und Wirt in den HLA-Antigenen, die Durchführung von Bluttransfusionen vor der Transplantation eine – meist positive – Rolle für das Angehen eines Transplantates. Schließlich muß auch darauf hingewiesen werden, daß Nierentransplantationszentren, die ihre Maßnahmen ohnehin schon optimiert haben, durch den zusätzlichen Einsatz von Cyclosporin A weniger zu gewinnen scheinen als Zentren, in denen die Ergebnisse auch innerhalb der bestehenden Behandlungsmodalitäten noch verbessert werden können. J. S. Najarian und seine Gruppe in Minnesota fanden für nierentransplantierte Patienten unter Cyclosporin A keine Vorteile gegenüber vergleichbaren Patienten, die nur mit Azathioprin, Prednison und insgesamt 14 Gaben von Antilymphozytenglobulin (30 mg/kg/Tag) behandelt worden waren. Zwei Jahre nach der Transplantation betrug die Überlebensrate für die mit Azathioprin, ALG und Prednison behandelten Patienten 91%, der vergleichbare Wert für die Cyclosporin A-Gruppe 88%. Die Überlebensrate der Transplantate betrug in der Cyclosporin-A-Gruppe 2 Jahre nach der Transplantation 82%, in der Azathioprin-Gruppe 77%. Innerhalb von 600 Tagen nach der Transplantation mußten 58% der mit Azathioprin/ALG/Prednison behandelten Patienten wegen einer Abstoßungsreaktion behandelt werden, für die Cyclosporin-A-Gruppe lag diese Zahl bei 31%. Die Zahl der interkurrenten Infektionen bei nierentransplantierten Patienten war für die Azathioprin-Gruppe bei bakteriellen, viralen und bei Mykoplasmainfektionen deutlich höher als die entsprechenden Zahlen für Cyclosporin-A-behandelte Patienten. Nur Pilzinfektionen wurden in der Cyclosporin-A-Gruppe etwas häufiger beobachtet als in der konventionell behandelten Gruppe [16, 25]. Die Zahlen von Najarian bilden allerdings Ausnahmen. Der aus den vorliegenden Studien resultierende *Gesamteindruck* wird eher durch die Zahlen aus einer europäischen Multizenterstudie wiedergegeben: in dieser Untersuchung, an der 8 europäische Transplantationszentren beteiligt waren, fanden sich nach 1 Jahr 72% funktionierende Transplantate in der mit Cyclosporin A behandelten Gruppe, während die analoge Zahl für die Kontrollgruppe, die nur Azathioprin und Prednison in nicht ganz einheitlicher Dosierung erhalten hatte, 52% betrug. Ein solcher Unterschied von 10–20% zugunsten der mit Cyclosporin A therapierten Patienten scheint zumindest für die 1-Jahres-Resultate ein immer wieder reproduzierbares Ergebnis zu sein. Unsicher ist allerdings noch, wie diese Ergebnisse nach 2 oder gar nach 5 Jahren aussehen. Im Rahmen der kanadischen Multizenterstudie scheint sich langfristig eine Annäherung der Resultate für beide Gruppen anzudeuten. Der endgültige Wert der Therapie mit Cyclosporin A bei der Nierentransplantation wird sich also noch erweisen müssen. **Die bisher vorliegenden Ergebnisse können dahingehend zusammengefaßt werden, daß Cyclosporin A gegenüber anderen Formen der Immunsuppression Vorteile zu haben scheint, die sich zumindest 1 Jahr nach der Transplantation in einer 10–20%igen Verbesserung der Transplantationsüberlebensrate sowie einer Reduktion der Abstoßungsreaktionen und der interkurrenten Infektionen um etwa 50% manifestiert. Die wichtigste Nebenwirkung ist die Nephrotoxizität: gelegentlich ist es auch heute noch schwer, die Differentialdiagnose zwischen Abstoßungsreaktion und toxischem Nierenversagen korrekt zu stellen. In den Händen besonders erfahrener Spezialisten lassen sich auch mit anderen Methoden der Immunsuppression Ergebnisse erzielen, die den mit Cyclosporin A erreichten Resultaten nur wenig nachstehen.**

Lebertransplantationen sind nach Ansicht von Thomas Starzl, des wohl erfahrensten Chirurgen auf diesem Gebiet, durch die Anwendung von Cyclosporin A von einem schwierigen Experiment mit unvorhersagbarem Ausgang zu einer ärztlichen Maßnahme geworden, die bei richtiger Indikation guten Gewissens empfohlen werden kann. Die langfristigen Erfolge dieser Maßnahme sind noch nicht mit den Ergebnissen der Nierentransplantation zu vergleichen. Dies liegt an verschiedenen Umständen: einmal daran, daß die Indikationsstellung zur Lebertransplantation schwieriger ist. Zweitens daran, daß maligne Lebertumoren, die gelegentlich den Anlaß zur Transplantation geben, zum Zeitpunkt der Operation schon metastasiert haben, so daß eine an sich gelungene Transplantation langfristig doch vergeblich war. Ein inzwischen wohl überwundenes Problem lag darin, daß Cyclosporin A bei lebertransplantierten Patienten noch schlechter und variabler resorbiert wird als bei Gesunden. Infolge dieses Umstandes kann es zu Abstoßungen kommen. Eine über 28 Tage durchgeführte i.v. Zufuhr von Cyclosporin A kann diesen Ausgang verhindern. Die Überlebensrate lebertransplantierter Patienten unter Cyclosporin A betrug in einem der großen amerikanischen Zentren nach 30 Monaten fast 60% gegenüber nur 24% nach Behandlung mit Azathioprin und Prednison.

Auch in der Transplantation von Herz, Lungen und Pankreas hat Cyclosporin A zu einer Verbesserung der Ergebnisse geführt. Bei sorgfältiger Indikationsstellung kann mit der Herztransplantation unter Cyclosporin A eine 90%ige Wiederherstellung des Patienten erreicht werden gegenüber einer nur 70%igen Rehabilitation mit „konventioneller" Therapie. Abstoßungsreaktionen und Infektionen sind auch bei dieser Transplantation unter Cyclosporin A gegenüber der herkömmlichen Immunsuppression um etwa die Hälfte reduziert.

In der Knochenmarkstransplantation ist Cyclosporin A schnell zu einem Standardtherapeutikum geworden. Die Überlebensraten sind natürlich nicht nur von der Knochenmarkstransplantation und der begleitenden Therapie, sondern auch von der Grundkrankheit abhängig. Außerdem sind die Ergebnisse umso besser, je weitergehend Spender und Empfänger in ihren HLA-Loci übereinstimmen. Bei aplastischer Anämie hatte die Knochenmarkstransplantation mit Cyclosporin A-Behandlung eine 80%ige Überlebensrate nach 4½ Jahren. In demselben Zeitraum überlebten nur 30–40% der mit Methotrexat behandelten Patienten. Alle Patienten hatten Knochenmark erhalten, das in den HLA-, AB- und DR-*Loci* mit ihrem eigenen Gewebstypus übereinstimmte. Lediglich ein Patient zeigte gegenüber seinem Spender am A-*Locus* einen „Mismatch". Bei 37 Patienten, die wegen einer akuten Leukämie (14 AML, 8 ALL) oder wegen einer chronisch-myeloischen Leukämie (13 in chronischer, 2 in akzelerierter Phase) behandelt worden waren und sich in der ersten Remission befanden, betrug die Überlebensrate 4 Jahre nach Übertragung HLA-identischen Knochenmarkes unter Cyclosporin A 61%. Bei 20 Patienten mit akuten Leukämien, die sich in anderen Stadien als in der ersten Remission befanden, lag das Überlebensplateau 4 Jahre nach der Transplantation noch bei 28%. Dagegen betrug die vergleichbare Überlebensrate in 17 historischen Kontrollen, die Methotrexat als Prophylaxe gegen die GVHR erhalten hatten, nur 6%. Diese Zahlen aus einer Studie des Kantonsspitals in Basel sind nicht identisch mit denen anderer Zentren. Sie illustrieren jedoch die vielfach gewonnenen Erfahrungen mit Cyclosporin A bei der Knochenmarkstransplantation in einigermaßen repräsentativer Weise.

Obwohl Cyclosporin A zunächst das Gebiet der Organtransplantation beeinflußte, liegt der quantitativ größere Nutzen dieses neuen Immunpharmakons möglicherweise auf dem Gebiet der Autoimmunkrankheiten. Die Wirkung von Cyclosporin A auf experimentelle Autoimmunerkrankungen wurde bereits erwähnt. Aufsehen erregten 1983 Befunde einer kanadischen Arbeitsgruppe, die zeigen konnte, daß Cyclosporin A die Entstehung eines kongenitalen Diabetes mellitus in Brattleborough (BB)-Ratten verhindern kann. BB-Ratten sind Inzuchttiere, die noch während ihrer Adoleszenz manifest diabetisch werden. Die Veranlagung zu dieser Krankheit ist genetisch dominant und mit dem Histokompatibilitätskomplex verbunden. Obwohl im Laufe dieses Diabetes Antikörper gegen Inselzellen beobachtet werden, scheint der primäre Mechanismus, der zur Zerstörung der Inselzellen führt, zellulärer Natur zu sein. Die Annahme, daß auch der humane Diabetes mellitus vom Typ I eine Autoimmunkrankheit ist, beruht auf dem histologischen Aussehen der Inseln, auf dem Vorhandensein von Inselzellantikörpern und schließlich auf der häufigen Assoziation des Diabetes I mit anderen Autoimmunkrankheiten wie der Basedow'schen Erkrankung, der Hashimoto-Thyreoiditis, der Myasthenia gravis, dem Morbus Addison und der perniziösen Anämie. In einer klinischen

Pilotstudie, die von der Theorie ausging, daß der Diabetes mellitus Typ I tatsächlich eine Autoimmunerkrankung ist, wurden 41 Patienten für Zeiträume von 2–12 Monaten mit Cyclosporin A behandelt. Nur solche Patienten wurden in die Studie aufgenommen, die im nüchternen Zustand normale Konzentrationen des immunreaktiven C-Peptids aufwiesen, eines Teils des Proinsulins, und die weniger als 12 Monate lang mit Insulin behandelt worden waren. Die Patienten wurden zur Überwachung ihres Blutzuckers und zur Applikation von Insulin je nach Bedarf sowie zur Einhaltung einer individuell angepaßten Diät angehalten. Zusätzlich erhielten sie zu Beginn der Studie 10 mg/kg Cyclosporin A täglich. Dabei wurde darauf geachtet, daß die Blutspiegel von Cyclosporin A sich zwischen 100 und 200 ng/ml bewegten.

Von 30 Patienten, die innerhalb von 6 Wochen nach Manifestwerden ihres Diabetes in die Studie aufgenommen worden waren, wurden 16 insulinunabhängig. Ihre Plasmakonzentrationen für C-Peptid bewegten sich im normalen Bereich, Antikörper gegen Inselzellen nahmen ab. Nur 2 von 8 Patienten, die erst 8–44 Wochen nach Manifestwerden ihres Diabetes in die Studie aufgenommen worden waren, erreichten das gleiche Ergebnis. Das bedeutet, daß unter der Therapie mit Cyclosporin A weitaus mehr Patienten insulinunabhängig wurden als dies spontan erwartet werden durfte (48 gegenüber 3%). Bemerkenswerterweise normalisierten sich die glukagonstimulierten C-Peptidkonzentrationen parallel zur Abnahme der Insulinbedürftigkeit [26]. Diese Ergebnisse sind ermutigend. Sie rechtfertigen die Durchführung einer kontrollierten Multizenterstudie zur Erklärung der erhobenen Befunde. Von großem Interesse ist dabei die Frage nach der Dauer der Therapie. Muß die Immunsuppression lebenslang fortgesetzt oder kann die Therapie nach Monaten oder Jahren reduziert oder gar weggelassen werden? BB-Ratten, bei denen Cyclosporin A erst im Alter von 120 Tagen abgesetzt wird, werden zu weniger als 25% erneut diabetisch.

Natürlich ist Cyclosporin A auch bereits bei einer ganzen Reihe anderer Autoimmunerkrankungen eingesetzt worden. Verläßliche positive Aussagen über Wirksamkeit oder Unwirksamkeit der Substanz lassen sich erst in wenigen Fällen treffen: die durch autoimmune Mechanismen verursachte Uveitis, die auch im Rahmen der Behçet'schen Erkrankung auftritt, spricht vorzüglich auf Cyclosporin-A-Therapie an. Allerdings rekurriert die Krankheit nach Absetzen von Cyclosporin A sofort wieder! Zur Zeit werden kontrollierte Studien zur Quantifizierung der Wirksamkeit von Cyclosporin A bei primär-chronischer Polyarthritis, Lupus erythematodes, multipler Sklerose, Myasthenia gravis, Thyreoiditis und bei vielen anderen Autoimmunerkrankungen durchgeführt. Auch wenn nicht alle Versuche ein positives Ergebnis zeigen, so kann doch damit gerechnet werden, daß Cyclosporin A seinen Platz in der Behandlung einiger dieser Erkrankungen findet [7].

Wie aber wird Cyclosporin A bei langfristiger, vielleicht sogar bei lebenslanger oder bei intermittierender Therapie vertragen? Muß mit irreversiblen Nierenschäden gerechnet werden, von anderen Nebenwirkungen einmal abgesehen? Allein die Tatsache, daß man diese Frage stellen muß, zeigt, daß Cyclosporin A noch nicht die befriedigende Antwort auf die Forderung nach einer selektiven, wirksamen und sicheren Immunsuppression sein kann. Man wird der Entwicklung weiterer Vertreter aus der Cyclosporin-Familie wie Cyclosporin G, Dehydro-Cyclosporin C oder Dihydro-Cyclosporin D daher mit großem Interesse entgegensehen. Ebenso wird man versuchen, andere Wege zu einer selektiveren Immunsuppression einzuschlagen. Zu den interessantesten experimentellen Ansätzen gehört zweifellos die Suche nach Stoffen, die den Il-2-Rezeptor blockieren oder auf andere Weise die klonal expandierende Wirkung dieses Lymphokins unterbinden. Auch Stoffe, die ähnlich wie Cyclosporin A die Transkription des Il-2-Gens blockieren, könnten nützliche immunsuppressive Wirkungen entfalten.

5 Substanzen mit antiallergischer Wirkung

5.1 Überempfindlichkeitsreaktion vom akuten Typ

Die akute Überempfindlichkeit ist das Kennzeichen jeder allergischen Reaktion.
Sie kommt zustande, wenn der Kontakt mit einem bestimmten Antigen die Bildung
von Antikörpern ausgelöst hat, die sich an die Fc-Rezeptoren von Mastzellen oder
basophilen Leukozyten binden. Erneuter Kontakt mit demselben Antigen führt
dann zum „bridging", d. h. zu einer Vernetzung benachbarter Antikörpermoleküle
auf der Zelloberfläche über ihre antigenbindenden Anteile. Durch die Antigen-Antikörperreaktion entsteht ein Signal am Fc-Rezeptor, das über eine Kette biochemischer Ereignisse, über die zu reden sein wird, zur Freisetzung sog. Mediatoren aus
den Granula der Mastzellen und der basophilen Leukozyten führt.

Die durch IgE-Antikörper vermittelte Reaktion ist nicht der einzige Mechanismus, der zur Degranulierung von Mastzellen führen kann. Komplementbestandtei-
le wie C3a und vor allem C5a können über eigene Rezeptoren eine Entleerung der
Histaminspeicher bewirken. Ionophore, wie die Substanz A 23187, können Kalzium
in Mastzellen und Basophile einschleusen und eine Ausschüttung von Mediatoren
bewirken. f Met-Tripeptide, also Substanzen vorwiegend bakteriellen Ursprungs,
setzen über spezifische Rezeptoren, die sich auf basophilen Leukozyten finden,
Histamin frei. Rezeptoren für diese Tripeptide finden sich auch auf Neutrophilen
und auf Monozyten. Möglicherweise ist dies der Mechanismus der durch Bakterien
induzierten Histaminfreisetzung beim intrinsischen Asthma bronchiale [39].
Schließlich sind polykationische Substanzen bekannt, die über eine direkte Wirkung auf die Membranen von Mastzellen eine Degranulation herbeiführen. In diese Gruppe gehört die Substanz 48/80, die ein Polymerisationsprodukt aus Me-
thoxy-N-methylphenylamin und Formaldehyd in einem Verhältnis von 1:1 ist und
die ausschließlich zu experimentellen Zwecken verwendet wird [28]. Weitere Substanzen, die in diese Gruppe gehören, sind Polymyxin B, ein membranwirksames
Antibiotikum, Protamin, Tubocurarin, Dextrane mit einem Molekulargewicht zwischen 10^4 und 10^6 Dalton, das Bienengift Mellitin sowie ein Peptid aus Schlangen-
gift und ein kationisches Protein aus Lysosomen [33].

Die Mediatoren, die eine akute Überempfindlichkeitsreaktion hervorrufen, unterscheiden sich bei verschiedenen Tierspezies: bei Mensch, Meerschweinchen und
Hund ist Histamin der wichtigste initiale Auslöser der Überempfindlichkeitsreaktion. Bei der Ratte spielt Serotonin diese Rolle. Auch die primären Erfolgsorgane
einer **generalisierten Überempfindlichkeitsreaktion vom akuten Typ** unterscheiden
sich von einer Spezies zur anderen: beim Menschen sind die Lungen und der Kehlkopf die wichtigsten Erfolgsorgane, beim Meerschweinchen sind es ebenfalls die
Lungen, beim Hund reagieren Lebervenen mit Erweiterung, und bei der Ratte ist
der Darmtrakt das Haupterfolgsorgan. Dementsprechend unterscheiden sich natür-

Tabelle 5.1. Anaphylaktische Reaktionen bei verschiedenen Tierspezies

Spezies	wichtiger pharmakologischer Mediator	Erfolgsorgan	klinische Manifestationen
Mensch	Histamin Leukotriene Kinine	Lungen Larynx	Dyspnoe Hypotension Urtikaria Larynxödem
Meerschweinchen	Histamin Leukotriene Kinine	Lungen	Atemnot Erstickung
Ratte	Serotonin Kinine	Darm Lungen	Kreislaufkollaps Hämorrhagie
Hund	Histamin Kinine Serotonin	Lebervenen	Blutstau in den hepatischen Venen, Hämorrhagien in den Viszera

lich auch die primären Symptome eines anaphylaktischen Schocks bei den verschiedenen Tierspezies *(Tab. 5.1.)*.

Die Überempfindlichkeit wird aber nicht nur von den präformierten Mediatoren geprägt, sondern von weiteren Mediatoren, die im Anschluß an die Mobilisierung der präformierten, in den Granula gespeicherten Inhaltsstoffe gebildet und freigesetzt werden. Beim Menschen sind dies die aus Arachidonsäure entstehenden Produkte der Lipoxygenase, also die Leukotriene C, D und E, die früher unter dem Namen „slow reacting substance" oder SRS zusammengefaßt wurden, die ebenfalls dem Lipoxygenaseweg zuzuordnenden Hydroxyeicosatetraensäuren (HETE) oder Hydroxperoxyeicosatetraensäuren (HPETE), die aus dem Zyklooxygenaseweg stammenden Prostaglandine sowie der plättchenaggregierende Faktor (PAF).

5.1.1 *Histamin* [47, 48]

Histamin entsteht aus Histidin durch Decarboxylierung. Das für diese Reaktion verantwortliche Enzym, die L-Histidindecarboxylase, ist im Zytoplasma basophiler Leukozyten und Mastzellen lokalisiert. Histamin, das im Zytoplasma entstehende Produkt dieses Enzyms, wird in den Granula an ein niedermolekulares Protein gebunden. Bindung und Freisetzung sind mit einem Kationenaustausch gekoppelt.

Histamin wirkt über 2 verschiedene Rezeptoren, die als H_1- und H_2-Rezeptoren bezeichnet werden. Die für die Entstehung der Überempfindlichkeitsreaktion charakteristischen Wirkungen spielen sich beim Menschen am Gefäßsystem ab: die glatte Muskulatur der kleineren Blutgefäße erschlafft unter der Einwirkung von Histamin. An dieser Reaktion sind sowohl H_1- als auch H_2-Rezeptoren beteiligt. Da Histamin auf größere Venen konstringierend wirkt, kommt es durch vermehrten Zufluß über die erweiterten Arteriolen und durch Drosselung des venösen Abstroms im Bereich des Kapillarbettes zu einer vermehrten Blutfülle. Auf die Zellen des Gefäßendothels wirkt Histamin kontrahierend. Dies hat im Bereich der kapillaren und der postkapillaren kleinen Venen zur Folge, daß zwischen den Endothelzellen Lücken entstehen, an denen die für Flüssigkeit und Plasmaproteine durchlässige Basalmembran freiliegt. Erhöhter Kapillardruck und vermehrte Durchlässigkeit der Gefäßwand führen hier zu Ödembildung. An den vasokonstriktorischen Effekten sind in erster Linie H_1-, an den relaxierenden Effekten H_2-Rezeptoren beteiligt.

Außerhalb des Gefäßsystems führt Histamin meist zu einer Kontraktion der glatten Muskulatur. Auch hier gilt die allgemeine Regel, daß H_1-Rezeptoren vorwiegend Kontraktion, H_2-Rezeptoren hingegen Relaxation vermitteln. Besonders empfindlich gegen Histamin ist die Bronchialmuskulatur des Meerschweinchens. Bereits winzige Konzentrationen von Histamin führen zu anhaltender Kontraktion der glatten Muskulatur des Bronchialbaumes und zum Tod. Menschen mit Bronchialerkrankungen (chronische Bronchitis, Asthma bronchiale) reagieren auf Histamin ebenfalls außerordentlich empfindlich, während gesunde Individuen relativ unempfindlich sind. Bestimmte Tierspezies wie Katze oder Schaf reagieren auf Histamin sogar mit einer Relaxation der Trachea oder der Bronchien.

Histamin regelt über H_2-Rezeptoren auf basophilen Leukozyten und auf Mastzellen durch einen negativen Rückkopplungsmechanismus seine eigene Freisetzung. Auch auf anderen weißen Blutzellen befinden sich H_2-Rezeptoren, über die eine Hemmung sekretorischer Funktionen zustande kommt. Histamin inhibiert die Freisetzung lysosomaler Enzyme aus Neutrophilen; die Substanz wirkt hemmend auf die Sekretion von Antikörpern durch Lymphozyten und auf die Sekretion von Lymphokinen durch T-Zellen. Sie beeinträchtigt die durch zytotoxische T-Zellen hervorgerufene Zytolyse allogener Tumorzellen. T-Suppressorzellen tragen auf ihrer Oberfläche ebenfalls H_2-Rezeptoren. Versuche an Meerschweinchen haben gezeigt, daß T-Suppressorzellen nach einer Immunisierung einen durch Histamin induzierten Suppressorfaktor bilden. Die Produktion dieses Faktors kann durch Cimetidin, einen H_2-Antagonisten, unterdrückt werden (siehe Kap. 6) [2, 15, 44, 50].

5.1.2 *Weitere primäre und sekundäre Mediatoren*

Zu den „primären", d.h. präformierten, Faktoren gehören außer Histamin noch die folgenden Stoffe: eosinophile chemotaktische Faktoren, ein neutrophiler chemotaktischer Faktor, Heparin, ein α-Chymotrypsin, N-azetyl-b-D-Glukosaminidase, Kallikrein und Arylsulfatase A. Einzelheiten über die Struktur und Funktion dieser Stoffe sind in *Tab. 5.2.* zusammengefaßt [22].

Substanzen, die erst durch die Zellaktivierung entstehen, sind die Stoffwechselprodukte der Arachidonsäure und der plättchenaggregierende Faktor. Alle diese Substanzen zeigen in ihren Wirkungen gewisse Ähnlichkeiten untereinander und mit Histamin. Die Leukotriene C, D und E zeigen auf molarer Basis eine mindestens um einen Faktor 100 höhere Wirksamkeit als Histamin, wenn man die Kontraktion des Meerschweinchendarmes zugrunde legt. Die menschliche Bronchialmuskulatur reagiert ebenfalls sehr empfindlich auf die Leukotriene, die nicht nur von Mastzellen und Basophilen, sondern auch von Neutrophilen und Makrophagen als Antwort auf adäquate physiologische Reize gebildet werden.

Der plättchenaggregierende Faktor ist ein Phospholipid, das aus Blutplättchen freigesetzt wird und seinerseits eine Aggregation der Thrombozyten und eine Freisetzung vasoaktiver Amine wie Histamin und Serotonin aus den aggregierten

Tabelle 5.2. Eigenschaften „primärer" und „sekundärer" Inhaltsstoffe von Mastzellen

Mediatoren	Physikochemische Eigenschaften	Biologische Wirkungen
„Primäre Faktoren		
- Histamin	MG 111	Kontrahiert glatte Muskulatur. Erhöht Gefäßpermeabilität. Modulation der Immunantwort.
- Eosinophile chemotaktische Faktoren	Ala-Gly-Ser-Glu Val-Gly-Ser-Glu	Rekrutierung von Eosinophilen und Neutrophilen an den Ort der Reaktion.
- Neutrophiler chemotaktischer Faktor	Protein, M_r 750000	Attraktion neutrophiler Granulozyten.
- Heparin		Antiinflammatorische Eigenschaften.
- α-Chymotrypsin	M_r 29000	
- N-acetyl-b-D Glukosaminidase	M_r 150000	Abbau von Polysacchariden.
- Kallikrein	M_r 1200000 Argininesterase	Setzt aus Plasmakininogen Kinin frei.
- Arylsulfatase A		Inaktiviert Leukotriene C, D, E (SRS-A)
„Sekundäre" Faktoren		
- Leukotriene C, D, E (SRS)	M_r 400	Kontrahieren glatte Muskulatur, erhöhen Gefäßpermeabilität.
- Prostaglandine	Arachidonsäure PGE_2, TXA_2, PGD_2, PGI_2	Kontraktion und Relaxation der Bronchialmuskulatur. Plättchenaggregation, Vasodilatation, Chemotaxis.
- HHT, HETE	Eicosatetraensäuren	wie Prostaglandine
- plättchenaggregierender Faktor	1-0-alkyl-2 azetyl-sn-glyceryl-3 phosphorylcholin	Plättchenaggregation Erhöht Gefäßpermeabilität, verursacht Schock. Freisetzung vasoaktiver Amine.

Thrombozyten herbeiführt. Der Faktor wird jedoch auch in Mastzellen und basophilen Granulozyten gebildet. Das Molekül wird durch Phospholipasen, vor allem durch Phospholipase D, abgebaut; dieses Enzym ist in eosinophilen Granulozyten enthalten, die durch chemotaktische Reize an den Ort der Überempfindlichkeitsreaktion gelangen und eine „bremsende" Auswirkung auf das gesamte Geschehen ausüben.

Die klinischen Manifestationen einer Überempfindlichkeit vom akuten Typ sind einerseits durch die pharmakologischen Eigenschaften der von Mastzellen und basophilen Leukozyten freigesetzen „primären" und „sekundären" Mediatoren geprägt. Andererseits hängt ihre Charakteristik von der Art des auslösenden Antigens und von der Art des Antigenkontaktes ab. Lokale Manifestationen an der Haut bestehen in Rötung, Oedembildung und Juckreiz (Histamin!). Bei Eintritt eines Allergens durch die Luftwege kommt es zu einer allergischen Rhinitis, d. h. zu Hypersekretion, Gefäßerweiterung im Bereich der Konjunktiven und der Nasen- und Rachenschleimhaut, Lichtscheu und Juckreiz. Generalisierte Überempfindlichkeitsreaktionen kommen zustande, wenn ein leicht lösliches und sich schnell im Organismus verteilendes Allergen praktisch gleichzeitig die gesamte Population an Mastzellen und basophilen Leukozyten erreicht. Präformierte und sekundär gebildete Mediatoren werden im gesamten Organismus freigesetzt und lösen ein schweres, oft tödlich verlaufendes Syndrom aus, dessen Kennzeichen generalisierte Ödeme mit besonderem Befall von Kehlkopf und Lungen sowie ein schwerer Kreislaufschock sind. Solche Reaktionen werden z.B. nach parenteraler Gabe von Penicillin an sensibilisierte Individuen beobachtet.

5.1.3 IgE-Antikörper

Antikörper der Klasse IgE sind unter den Immunglobulinen des menschlichen Organismus quantitativ am schwächsten vertreten:

Sie machen nur 0,002% des gesamten Immunglobulins aus, und ihre Konzentration im normalen Serum schwankt zwischen 17 und 450 ng/ml. Dennoch sind diese Antikörper physiologisch von großer Bedeutung. Dies hängt damit zusammen, daß sie normalerweise in den Schleimhäuten des Magen-Darmtraktes und des Bronchialbaumes synthetisiert werden und daß ihre Wirkung durch die ebenfalls in der Mukosa lokalisierten Mastzellen sehr deutlich verstärkt werden kann. Hinzu kommt, daß die Antigene, die die Synthese von IgE-Antikörpern auslösen, sich von denen unterscheiden, die für die Induktion der Synthese anderer Antikörperklassen verantwortlich sind. In erster Linie handelt es sich dabei um solche Stoffe, die durch mukoepitheliale Oberflächen in den Organismus eindringen und die durch lokale Entzündungsvorgänge, also durch Ödembildung, durch die Diapedese phagozytierender Zellen, durch Phagozytose und schließlich durch intrazellulären Abbau, wieder daraus eliminiert werden müssen. Das IgE-System ist außerordentlich wirksam. Seine Effektormechanismen müssen daher innerhalb enger Grenzen regulierbar sein, damit sie den Makroorganismus einerseits vor schädlichen Antigenen schützen, andererseits aber durch überschießende Reaktionen auch keinen Schaden anrichten können. Die **feine Regulierbarkeit** des IgE-Mastzellsystems wird durch zwei Umstände erleichtert: einerseits durch die bereits erwähnte Tatsache, daß zur vollen Wirksamkeit des Systems nur sehr kleine Mengen von IgE benötigt werden, und zweitens durch die sehr kurze biologische Halbwertszeit der IgE-Antikörper. Sie beträgt nur 2½ Tage gegenüber einer durchschnittlichen Halbwertszeit der IgG-Antikörper von 21 Tagen!

Zur eigentlichen Regulation der IgE-Synthese existieren Systeme, die erst in den letzten Jahren erforscht wurden. Die dabei bekannt gewordenen Zusammenhänge gelten streng genommen nur für die Tiermodelle, bei denen sie gefunden wurden, also für Maus und Ratte. Allerdings haben punktuelle Überprüfungen ergeben, daß das menschliche System der IgE-Regulation den bei Maus und Ratte gefundenen Verhältnissen in großen Zügen entspricht [23, 32, 33, 34, 35, 46].

5.1.3.1 Regulation der IgE-Synthese in Nagetieren (nach K. Ishizaka)
[14, 24, 26, 27, 29, 51, 52]

Die Synthese von IgE findet in langlebigen, relativ strahlenresistenten B-Zellen statt. Diese Zellen entwickeln sich aus einer unreifen Stammzelle. In einer Anzahl von Reifungsschritten, die nicht thymusabhängig sind, entsteht eine B-Zelle, die auf die Synthese von IgE „festgelegt" ist. Die meisten derartigen Zellen tragen auf ihrer Oberfläche neben dem IgE-Antikörpermolekül auch IgD- und IgM-Antikörper. Die Umwandlung einer IgE exprimierenden B-Zelle in eine IgE sezernierende Plasmazelle ist T-zellabhängig: während IgG und IgM tragende B-Lymphozyten sich in Gegenwart sogenannter T-zellunabhängiger Antigene auch ohne die Mitwirkung von T-Zellen weiterentwickeln können, ist die Generation IgE produzierender Zellen immer abhängig von T-Zellen. Die für die Regulation der IgE-Sekretion zuständigen T-Lymphozyten tragen auf ihrer Oberfläche Fc_ε-Rezeptoren, also Strukturen, die IgE-Antikörper über deren Fc-Anteile binden. Nach Befunden von K. Ishizaka und seinen Mitarbeitern sezernieren diese T-Zellen einen IgE bindenden Faktor mit einem Molekulargewicht von 15000 Dalton. Dieser Faktor kann sowohl stimulierend als auch supprimierend auf die IgE-Synthese wirken. Welche dieser beiden Qualitäten überwiegt, hängt allein von der Glykosylierung des IgE bindenden Faktors ab. Wenn der Faktor mit mannosereichen Oligosacchariden glykosyliert ist, wirkt er stimulierend auf die Synthese von IgE. Fehlen ihm diese Oligosaccharide, so wirkt er supprimierend auf die Neubildung von IgE. Der stimulierende Faktor – in der Nomenklatur von Ishizaka „IgE-potentiating factor" (IgE-PF) – bindet an mit Sepharose gekoppeltes Concanavalin A oder Lektin aus Linsen (Lentillektin). Der supprimierende Faktor besitzt zu diesen Materialien keine Affinität. Beide Faktoren können aufgrund dieses unterschiedlichen Verhaltens auf entsprechend präparierten chromatographischen Säulen leicht voneinander getrennt werden.

In vivo hängt die Menge der IgE-Antikörper, die als Antwort auf ein spezifisches Antigen gebildet werden, vom Verhältnis des glykosylierten (potenzierenden) Faktors zum nichtglykosylierten (supprimierenden) Faktor ab. Dieselben $Fc_{\gamma\alpha}$- und/ oder Fc_ε-Rezeptoren tragenden T-Helferzellen, die das IgE bindende Protein bilden, synthetisieren und sezernieren auch ein kallikreinähnliches Enzym, den sogenannten „glycosylation enhancing factor" oder GEF. Dieses Enzym fördert die Glykosylierung des IgE bindenden Proteins und damit die Sekretion und Synthese von IgE. Gleichzeitig aber stimuliert es auch T-Suppressorzellen (Lyt 2^+) zur Sekretion eines „glycosylation inhibiting factor" oder GIF. Dieser GIF verhält sich zu GEF kompetitiv. Er verhindert die Glykosylierung des IgE bindenden Proteins und sorgt damit für die Entstehung des IgE supprimierenden Faktors. Die Stärke einer IgE-Antwort wird also vom Verhältnis von GEF zu GIF bestimmt *(Abb. 5.1.)*. Welcher der beiden Faktoren überwiegt, hängt von der Art des Antigens ab und wohl auch davon, in welcher Form es in den Organismus gelangt. Milzzellen von Ratten, die mit an Aluminiumhydroxyd absorbiertem KLH (keyhole limpet hemocyanin) immunisiert worden waren, bildeten bei neuerlichem Kontakt mit dem Antigen IgE potenzierenden Faktor. Wenn man die gleichen Ratten primär mit KLH in komplettem Freund'schen Adjuvans immunisiert hatte, bildeten die Milzlymphozyten bei erneutem Kontakt mit dem Antigen IgE supprimierenden Faktor. Bei Mäusen schien die Erstimmunisierung mit an Al $(OH)_3$ absorbierten Antigenen die Bereit-

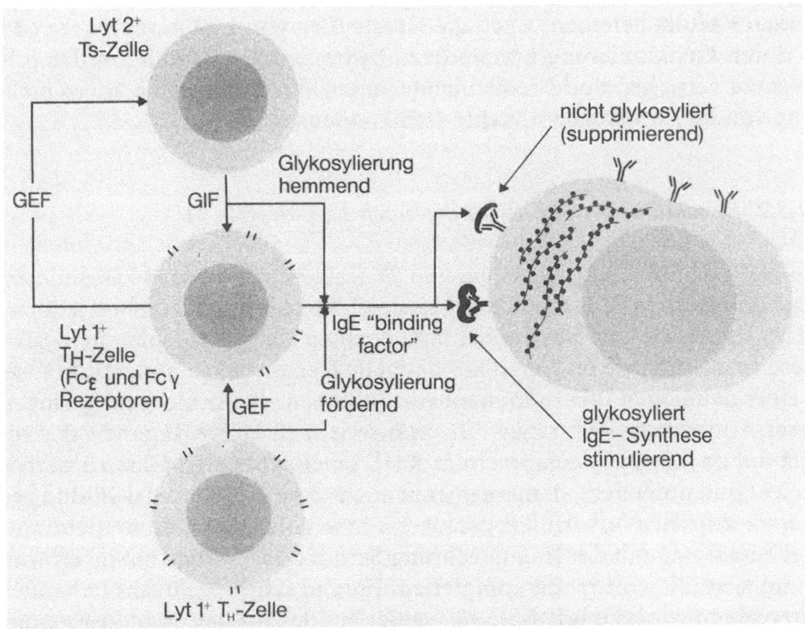

Abb. 5.1. Regulation der IgE-Synthese nach K. Ishizaka. GEF = „glycosylation enhancing factor"
GIF = „glycosylation inhibiting factor". Die Zusammenhänge sind im Text erklärt.

schaft zur IgE-Bildung ebenfalls zu verstärken, während die gleichen Antigene (z. B. Ovalbumin), ohne Adjuvans und i. v. verabreicht, eine Suppression der IgE-Synthese zur Folge hatten.

Bemerkenswert ist die Tatsache, daß der die Glykosylierung fördernde Faktor GEF ein kallikreinähnliches Enzym ist. Von diesem Faktor wird angenommen, daß er in Lymphozyten durch Spaltung aus einem Kininogen ein Kinin erzeugt, das dann auf noch unbekanntem Weg die Glykosylierung des IgE bindenden Proteins bewirkt. Jedenfalls können Trypsin, Plasmin, Kallikrein und Bradykinin, das ja ein durch Kallikrein erzeugtes Spaltprodukt aus Kininogen ist, alle die Glykosylierung des IgE bindenden Proteins fördern.

Noch interessanter als diese Zusammenhänge ist vielleicht die Tatsache, daß GIF, der die Glykosylierung hemmende Faktor, mit einem Bruchstück von Lipomodulin, vielleicht mit Makrokortin, identisch zu sein scheint. Wir erinnern uns, daß Makrokortin ein durch Glukokortikoide induzierbares Membranprotein ist, das die Phospholipase A_2 und dadurch die Entstehung von Leukotrienen und Prostaglandinen spezifisch hemmt. Auch hier lassen sich die Zusammenhänge noch nicht im einzelnen überblicken. Wichtig ist jedoch der Hinweis, daß Glukokortikoide die Glykosylierung des IgE bindenden Proteins verhindern und auf diese Weise die Entstehung eines die Synthese von IgE supprimierenden Faktors fördern. Die klinische Wirksamkeit der Glukokortikoide bei allergischen Erkrankungen steht mit dieser experimentellen Beobachtung durchaus im Einklang. Diese Befunde bieten einen Ansatzpunkt für eine antiallergische Therapie: dieser Ansatz könnte z. B. in der Suche nach weiteren Stoffen bestehen, die die Glykosylierung des IgE bindenden Faktors hemmen. Auch die Darstellung von Lipomodulin oder Makrokortin durch Genklonierung könnte dazu beitragen, die Regulation der IgE-Bildung besser zu verstehen und Medikamente zu entwickeln, die eine überschießende Bildung von IgE-Antikörpern verhindern können.

5.1.3.2 *Regulation der IgE-Synthese (nach D. Katz)* [30, 31]

Die Resultate der Arbeitsgruppe von D. Katz ergeben ein etwas anderes Bild der Regulation von IgE, das mit den eben geschilderten Sachverhalten jedoch kompatibel ist. Katz und seine Mitarbeiter untersuchten die IgE-Regulation in SJL-Mäusen. Diese Inzuchtmäuse reagieren auf antigene Reize, die bei anderen Mäusestämmen zu einer deutlichen IgE-Immunantwort führen, nur mit einer sehr geringen Bildung dieser Antikörper. Wenn man SJL-Mäuse jedoch einige Tage vor der Immunisierung mit an Al (OH)$_3$ adsorbiertem KHL einer subletalen Ganzkörperbestrahlung mit 250 Rad unterzieht, dann reagieren auch diese Tiere mit der Bildung sehr hoher Titer spezifischer IgE-Antikörper. Wenn man solchen Mäusen allerdings kurz vor oder zusammen mit der Immunisierung Serum oder Aszitesflüssigkeit von SJL-Tieren injiziert, die vorher mit komplettem Freund'schen Adjuvans behandelt worden waren, dann wird die IgE-Bildung wieder auf das für diesen Mäusestamm typische niedrige Niveau reduziert. Katz und seine Mitarbeiter isolierten aus den Körperflüssigkeiten von mit komplettem Freund'schen Adjuvans behandelten Mäusen einen die IgE-Bildung supprimierenden Faktor, den sie „suppressive factor of allergy" oder SFA nannten. Sie bestimmten das Molekulargewicht dieses Proteins mit 30 000–50 000 Dalton. Sowohl im Serum der bestrahlten SJL-Mäuse als auch in sogenannten „IgE high responder"-Stämmen fanden sie auch ein Glykoprotein, das den entgegengesetzten Effekt hatte, das also die IgE-Bildung um ein Vielfaches der jeweiligen Kontrollwerte steigern konnte. Das Molekulargewicht dieses „enhancing factor of allergy" oder EFA wurde mit 10 000–15 000 Dalton angegeben. Der von Katz beschriebene SFA wurde auch von thymuslosen Mäusen synthetisiert. Er wirkte in vivo auch dann supprimierend auf die IgE-Bildung, wenn T-Zellen nicht oder nur in geringer Anzahl vorhanden waren. Die Synthese von EFA und SFA unterliegt einem komplexen Regelsystem, in das B-Zellen sowie T-Helfer (Lyt 1$^+$) und T-Suppressorzellen (Lyt 2$^+$) durch die Synthese von „IgE immune-regulants" eingreifen. Wichtig für einen eventuellen neuen therapeutischen Ansatz ist die Tatsache, daß eine dem SFA in Mäusen entsprechende Aktivität auch aus den Überständen menschlicher gemischter Lymphozytenkulturen isoliert werden konnte. Dieser Faktor ist offenbar imstande, die durch „pokeweed mitogen" induzierte IgG-Synthese menschlicher Lymphozyten selektiv, d. h. ohne gleichzeitige Beeinträchtigung der IgG-Synthese, zu unterdrücken.

Inzwischen hat man eine Reihe von permanent wachsenden menschlichen T-Zellen isoliert, die einen selektiv die IgE-Synthese unterdrückenden Faktor synthetisieren, der vermutlich mit der von Katz beschriebenen Aktivität identisch ist. Damit sind die Voraussetzungen geschaffen, dieses Protein durch Gentechnik zu gewinnen und seinen therapeutischen Nutzen zu untersuchen. Diese Arbeiten sind zur Zeit im Gange.

5.1.3.3 Desensibilisierung und IgE-Regulation

Die Gewinnung von Faktoren, die die IgE-Synthese supprimieren, wird möglicherweise wichtige Ansätze für eine antiallergische Therapie ergeben. Eine klinisch gebräuchliche Methode zur vorübergehenden oder dauernden Dämpfung allergischer Reaktionen beruht auf der Verabreichung desjenigen Antigens, gegen das Überempfindlichkeit besteht, in steigenden Dosen und über längere Zeiträume. Man nennt dieses Verfahren Desensibilisierung. Wichtig ist die Form, in der das Antigen verabreicht wird: ähnlich wie in den Tiermodellen wurde auch am Menschen beobachtet, daß Modifikationen des Antigens dazu führen können, die Bildung von IgG-Antikörpern zu stimulieren und die Synthese von IgE-Antikörpern zurückzudrängen. In einigen Fällen gelingt dies durch Vernetzung löslicher niedermolekularer Antigene mit Glutaraldehyd oder, z.B. bei Pollenantigenen, durch Kopplung von L-Tyrosin an das Antigen, ebenfalls durch Glutaraldehyd.

Die Wirkungen derartiger „desensibilisierender" Maßnahmen sind in vielen Fällen gut belegt. Weniger gut erforscht sind die Ursachen, die den häufig beobachteten klinischen Besserungen zugrunde liegen. Die folgenden Mechanismen werden in diesem Zusammenhang diskutiert [43]:

1. Die Synthese „blockierender" IgG-Antikörper. Hierdurch wird die Menge der die Bildung von IgE stimulierenden Antigene begrenzt. Für die Induktion von „allergisierenden" IgE-Antikörpern steht dann weniger Antigen zur Verfügung; das bedeutet, daß auch weniger Mediatoren aus Mastzellen und Basophilen freigesetzt werden können.
2. Induktion von „Toleranz" in IgE produzierenden B-Zellen.
3. Hemmung der T-Helferzellfunktion.
4. Induktion antigenspezifischer und/oder isotypenspezifischer T-Suppressorzellen und Faktoren (Dieser Weg geht von den geschilderten Zusammenhängen aus). [14].
5. Regulierung der IgE-Synthese durch antiidiotypische Autoantikörper.

Der erste dieser Mechanismen wird zur Erklärung des Phänomens der Desensibilisierung bevorzugt, da ein Anstieg der IgG-Antikörperkonzentration und entsprechender Abfall der IgE-Titer oft mit einer klinischen Besserung einhergehen.

5.1.4 Degranulation von Mastzellen

Hier handelt es sich um das Schlüsselereignis aller allergischen Reaktionen, also auch um einen wichtigen Ansatzpunkt für therapeutische Eingriffe, die derartige Reaktionen verhindern oder abschwächen sollen. Die biochemischen Ereignisse, die zur rezeptorvermittelten Ausschüttung von **präformierten Mediatoren** führen, und die Anschlußereignisse, durch die **sekundäre Mediatoren** gebildet und freigesetzt werden, sind in großen Zügen bekannt. Es herrscht indessen noch keine völlige Klarheit über ihre zeitliche Reihenfolge und über ihre kausale Verknüpfung untereinander. Die in *Abb.5.2.* zusammenfassend dargestellten Verhältnisse sind also „cum grano salis" zu verstehen. Durch die „Überbrückung" der antigenbildenden

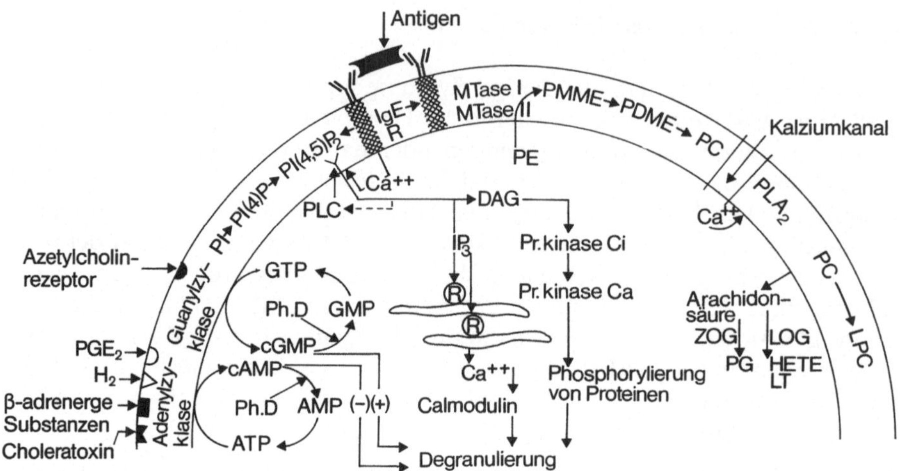

Abb. 5.2. Übersicht über biochemische Vorgänge, die zur Degranulierung führen. Die Abläufe sind im Text erläutert.
Nicht gebräuchliche Abkürzungen:

PI	Phosphoinositol	IP_3	Inositoltriphosphat
PI (4) P	Phosphoinositol-4-monophosphat		Proteinkinase Ci und a = inaktiv und aktiv
PI (4, 5) P_2	Phosphoinositol-4,5-diphosphat	ZOG	Zyklooxygenase
PE	Phosphatidyläthanolamin	LOG	Lipoxygenase
PMME	Phosphatidyl-N-monomethyläthanolamin	PLA_2	Phospholipase A_2
PDME	Phosphatidyl-N,N-dimethyläthanolamin	LPC	Lysophosphatidylcholin
PLC	Phospholipase C	PhD	Phosphodiesterase
PC	Phosphatidylcholin	MTase I und II	Methyltransferasen I und II
DAG	Diacylglycerol	R	Rezeptoren

Arme zweier benachbarter zellständiger IgE-Moleküle durch ein Antigen entsteht ein Signal, das eine Folge charakteristischer Veränderungen in der Zelle auslöst.

Zu den frühen Veränderungen, die sich innerhalb weniger Sekunden nach der Antigen-Antikörperreaktion abspielen, gehören folgende:

1. Die Hydrolyse von Phosphoinositol-4,5-diphosphat zu Diacylglycerol und zu Inositoltriphosphat.
2. Die Aktivierung einer membrangebundenen Serinesterase, die die Methyltransferasen direkt oder indirekt aktiviert.
3. Die sequentielle Transmethylierung von Phosphatidyläthanolamin in drei Schritten zu Phosphatidyl-N-monomethyläthanolamin, Phosphatidyl-N,N-dimethyläthanolamin und schließlich zu Phosphatidylcholin.

Als Folge dieser frühen Ereignisse kommt es zu einem Ca^{2+}-Einstrom in die Zelle und – vielleicht wichtiger – zu einer Kalziummobilisierung aus intrazellulären Kalziumspeichern, in erster Linie wohl aus dem endoplasmatischen Retikulum. Kalzium führt zusammen mit dem aus der Spaltung von Phosphoinositoldiphosphat (PIP_2) freigewordenen Diacylglycerol zu einer Aktivierung der Proteinkinase C. Dieses Enzym, dessen Konzentration in vielen Geweben diejenige der Proteinkinase A des cAMP-abhängigen Enzyms weit übersteigt, phosphoryliert eine große Anzahl von Proteinen an ihren Serin- und Threonylresten. Wie im speziellen Fall der Mastzellen oder der basophilen Leukozyten die Phosphorylierung zellulärer Proteine zur Degranulierung beiträgt, ist nicht bekannt. Dasselbe gilt allerdings auch für viele andere zelluläre Reaktionen, an denen Proteinkinase C beteiligt ist. Der intrazelluläre Anstieg der Kalziumkonzentration führt über das kalziumbindende Protein Calmodulin zu einer Aktivierung der Phosphodiesterase und damit zu einem beschleunigten Abbau von cAMP. Weiterhin bewirkt der Kalziumeinstrom im Zusammenhang mit dem Abfall von cAMP eine Aktivierung von Mikrofilamenten und Mikrotubuli, die durch Kontraktion zu einer Annäherung der Granula an die Zellmembran führen [17]. Ein dritter wichtiger Effekt des Kalziumions betrifft die Aktivierung der Phospholipase A2, desjenigen Enzyms, das aus Phosphatidylcholin und Phosphatidylinositol Arachidonsäure freisetzt. Damit entsteht das Substrat, das der Zyklooxygenase zur Herstellung der Prostaglandine und des Thromboxans sowie der Lipoxygenase zur Bildung der Leukotriene und der Hydroxy- und Hydroxyperoxyeicosatetraensäure dient. Im folgenden sollen diejenigen Elemente der Reaktionskette, denen nach heutiger Ansicht eine besondere Bedeutung für die Degranulation zukommt, etwas ausführlicher besprochen werden.

5.1.4.1 *Phospholipidstoffwechsel* [4, 6, 25, 38, 45, 53]

Daß Veränderungen im Phospholipidstoffwechsel für die Transduktion von Signalen, die an der Zellmembran angreifen, von entscheidender Bedeutung sind, wurde schon früh erkannt. Zunächst konzentrierte sich das Interesse dabei auf Methylierungsvorgänge, bei denen Phosphatidyläthanolamin durch die sequentielle Übertragung dreier aus S-Adenosylmethionin stammender Methylgruppen in Phosphatidylcholin überführt wird. Phosphatidylcholin dient der Phospholipase A$_2$, die durch Kalziumionen aktiviert wird, als Substrat für die Freisetzung von Arachidonsäure. Gleichzeitig entsteht Lysophosphatidylcholin, das die Fusion von Membranen bewirkt, dem also bei der Verschmelzung granulärer Membranen untereinander und granulärer Membranen mit der Zytoplasmamembran eine wichtige Rolle zukommen dürfte *(Abb. 5.3.).*

Stärker als diese Methylierungssequenz aber ist in den letzten Jahren der Phosphatidylinositolstoffwechsel in den Mittelpunkt des Interesses getreten, der vermutlich direkt rezeptorabhängig ist. Phosphatidylinositol wird in der inneren Schicht der Zellmembran zu Phosphatidylinositol-4-phosphat und in einem weiteren Schritt zu Phosphatidylinositol-4,5-diphosphat (PIP$_2$) aufphosphoryliert. Diese Reaktionen werden durch zwei spezifische Kinasen katalysiert. Phosphoinositol-2,4-diphosphat ist diejenige Verbindung, die offenbar direkt an die Funktion verschiedener Rezeptoren, u.a. auch der Fc-Rezeptoren, gekoppelt ist. Durch eine vom Rezeptor abhängige Phosphodiesterase entsteht aus dem PIP$_2$ Inositoltriphosphat und Diacylglycerol. Die beiden Produkte sind sog. **„second messenger"-Moleküle, also Substanzen, die als Antwort auf äußere, über Rezeptoren vermittelte Reize gebildet werden und die zelluläre Prozesse wie Sekretion, Wachstum, Kontraktion und andere Leistungen kontrollieren [Abb. 5.4.].**

Vermutlich ist die Phosphodiesterase, die für die Spaltung von PIP$_2$ verantwortlich ist, über ein GTP-bindendes Protein an den Fc-Rezeptor gekoppelt. Die Ein-

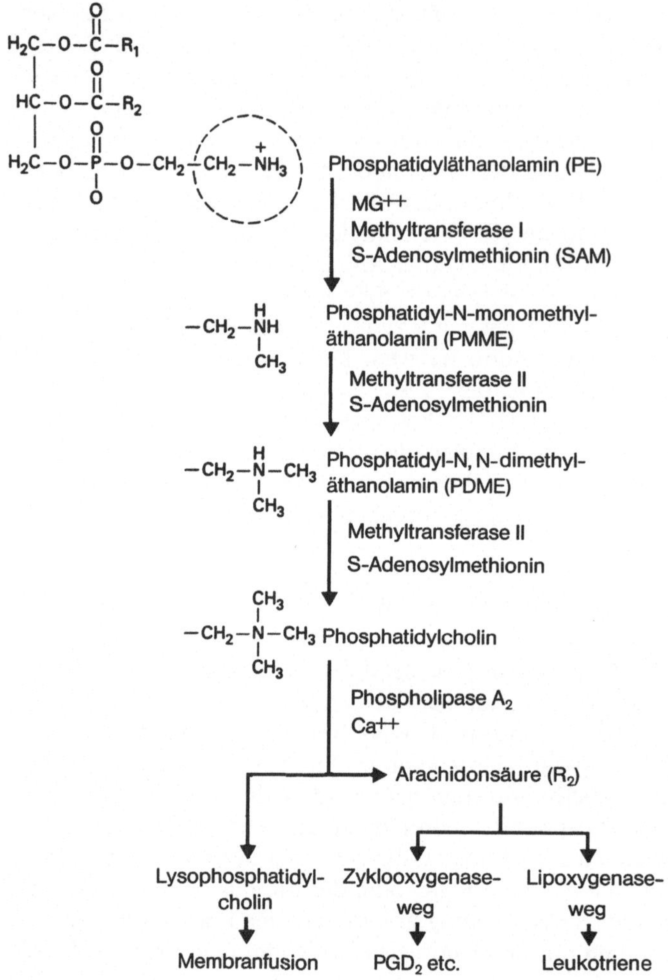

Abb.5.3. Schema der mehrstufigen Methylierung von Phosphatidyläthanolamin zu Phosphatidylcholin.

bringung nicht hydrolysierbarer Analoga von GTP, z. B. $GDPCH_2P$ oder GDPNHP, führt ebenso zur Ingangsetzung des Phosphatidylinositolzyklus wie die Stimulation des Rezeptors über IgE-Antikörper. Diacylglycerol aktiviert Proteinkinase C und setzt damit eine Reihe von Phosphorylierungen in Gang, die zusammen mit der Erhöhung der intrazellulären Kalziumkonzentration zu einer für eine bestimmte Zelle typischen Reizbeantwortung führen: im Falle der Mastzellen eben zu einer Degranulation, d. h. zu einer Freisetzung präformierter Mediatoren. Inositol-1,4,5-triphosphat ist offenbar direkt für die Freisetzung von Kalzium aus intrazellulären Speichern, vor allem aus dem endoplasmatischen Retikulum, verantwortlich. Dies geschieht ebenfalls über spezifische Rezeptoren, die durch Kalziumantagonisten wie Verapamil oder Nifedipin nicht beeinflußbar sind. Obwohl Phosphatidylinositol nur 6% des gesamten Phospholipidbestandes ausmacht und PIP_2 wiederum

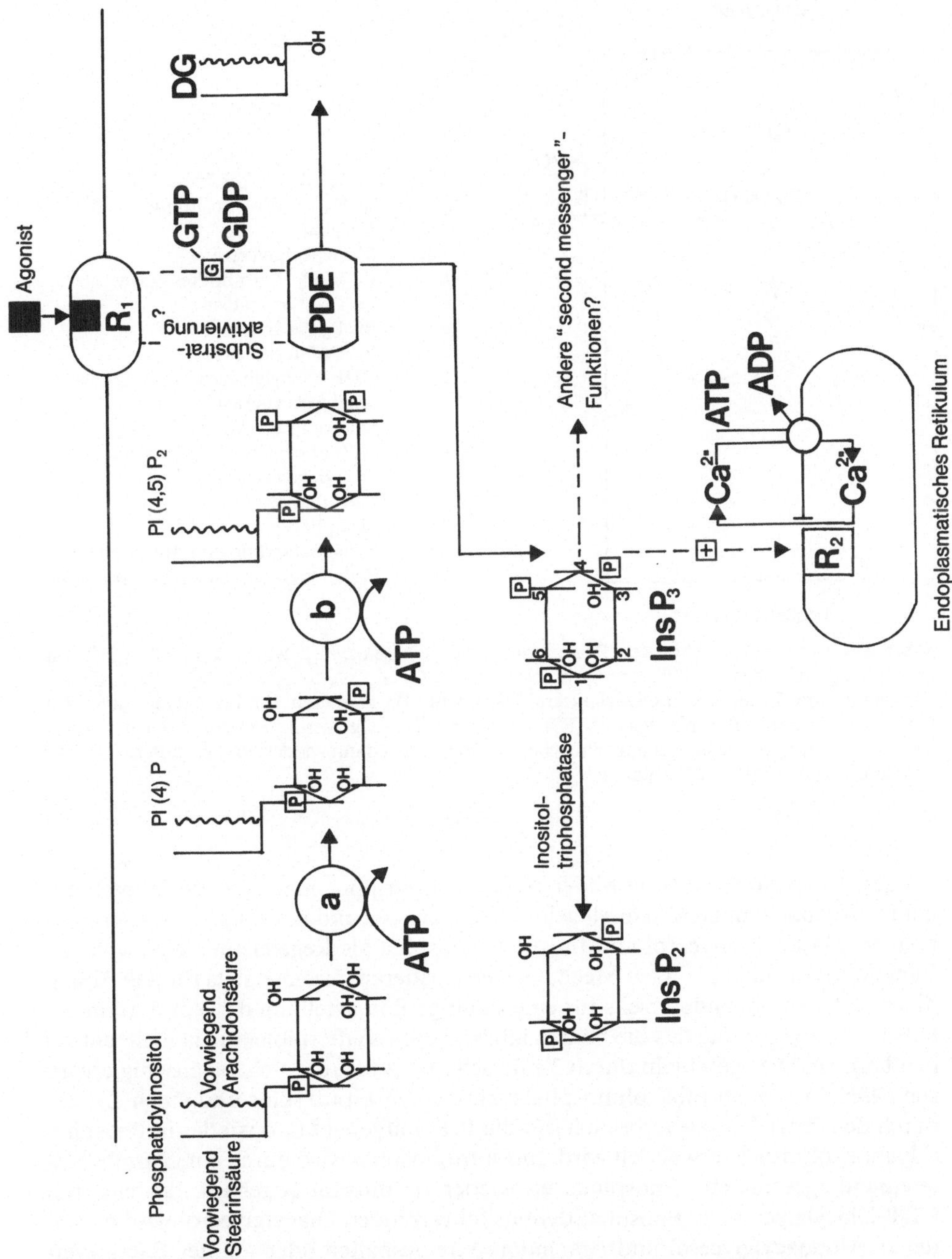

Abb.5.4. Darstellung der für Inosintriphosphat vorgeschlagenen Rolle als intrazellulärer „second messenger". Ein Agonist (Antigen) bindet an einen externen Rezeptor und stimuliert die Hydrolyse von IP (4,5) P_2 durch eine Phosphodiesterase (PDE) zu DAG und IP_3. DAG aktiviert Proteinkinase C. IP_3 setzt über Rezeptoren am endoplasmatischen Retikulum aus diesem Kompartiment Ca^{++} frei. Weitere Einzelheiten s. Text (s. auch Abb. 5.3. und 5.5.).

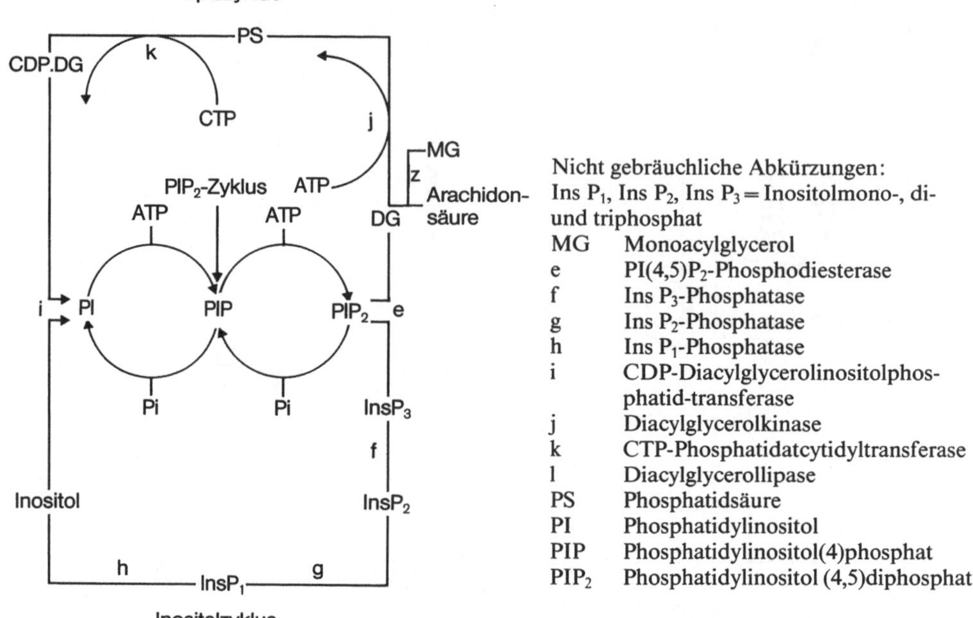

Abb. 5.5. Inositolzyklus. Über den Phosphoinositoldiphosphatzyklus wird ständig PI(4,5)P₂ zur Verfügung gestellt, das zur Umsetzung rezeptorvermittelter Signale bereitsteht. P(4,5)P₂ wird nach Betätigung eines Rezeptors zu Diacylglycerol (DAG) und IP₃ gespalten. Ein Lipidzyklus überführt DAG dann wieder in Phosphatidsäure (PS) und in CDP-Diacylglycerol. IP₃ wird in einem parallelen Zyklus wieder zu Inositol dephosphoryliert. Damit stehen dann wiederum die Bausteine für die Synthese von PI(4,5)P₂ zur Verfügung.

5% des Phosphatidylinositols bildet, wird Inositoltriphosphat nach Rezeptorstimulation offenbar genügend schnell gebildet, um als „second messenger" fungieren zu können. Da Diacylglycerol und Inositoltriphosphat als Regelelemente so wichtige Funktionen ausüben, müssen Mechanismen existieren, die einerseits für den Abbau dieser Substanzen, andererseits für eine ständige Bereitstellung des Vorläufermoleküls PIP₂ sorgen, ohne das die beiden internen Botschaftermoleküle ja nicht entstehen können. Dies geschieht durch 3 zyklische Prozesse, die sich gegenseitig ergänzen *(Abb. 5.5.):* einen Inositolphosphatzyklus, einen Lipidzyklus und einen Zyklus, durch den unter Energieverbrauch ständig PIP₂ aufgebaut und wieder in Phosphatidylinositol zurückverwandelt wird. Inosintriphosphat wird durch eine Anzahl hintereinandergeschalteter Phosphatasen wieder zu Inositol abgebaut, das sich mit CDP-Diacylglycerol zu Phosphatidylinositol verbindet. Diacylglycerol wird entweder zu Monoacylglycerol und Arachidonsäure gespalten oder – unter Energieverbrauch – zu Phosphatidsäure und anschließend zu CDP-DG aufgebaut, das dann wiederum mit Inositol zu Phosphatidsäure zusammentritt.

Das Ineinandergreifen der 3 Zyklen macht die Zelle ständig reaktionsbereit: der für diese Reagibilität zu zahlende Preis ist Energie in Form von insgesamt 3 Mol ATP und 1 Mol CTP. Diese Bausteine müssen für die Neusynthese eines Mols PIP₂ aufgewendet werden. Die Zelle läßt sich die Steuerbarkeit ihrer Funktionen etwas kosten!

5.1.4.2 Zyklische Nukleotide

Lange wurde ein direkter Zusammenhang zwischen zyklischem Adenosinmonophosphat (cAMP) und der Degranulation von Mastzellen vermutet. Diese Vermutung beruhte einerseits darauf, daß cAMP das erste Molekül ist, das als „second messenger" bekannt wurde. Solange außer den zyklischen Nukleotiden keine intrazellulären Signalmoleküle bekannt waren, konzentrierte man sich auf das Studium der mit diesen Substanzen verbundenen Regelsysteme. Andererseits beruhte die genannte Vermutung aber auch darauf, daß die intrazellulären cAMP-Konzentrationen sich unmittelbar nach der Vernetzung der an Fc-Rezeptoren gebundenen IgE-Moleküle in charakteristischer Weise verändern. Zwischen 5 und 15 Sekunden nach der Bindung von Antigen beobachtet man einen kurzdauernden monophasischen Anstieg der cAMP-Konzentrationen. In Zellen, die nicht durch IgE, sondern durch die Substanz 48/80 stimuliert werden, folgt dem frühen Anstieg ein monophasischer Abfall der cAMP-Konzentrationen in der Zelle. Diese Veränderungen sind jedoch nicht direkt mit dem sekretorischen Prozeß gekoppelt – wie erst kürzlich gezeigt wurde. Ihr Zustandekommen kann durch folgende Ereignisse erklärt werden: Adenylatzyklase, das Enzym, das aus ATP cAMP herstellt, wird durch niedrige Konzentrationen freien Kalziums stimuliert und bei etwas höheren Konzentrationen, die nach Aktivierung von Mastzellen innerhalb der ersten Minute erreicht werden, gehemmt. Umgekehrt wird die Phosphodiesterase, also das Enzym, das cAMP zu AMP spaltet, erst durch höhere Kalziumkonzentrationen aktiviert. Man kann sich demnach von den cAMP-Bewegungen innerhalb einer durch Antigen stimulierten Mastzelle folgendes Bild machen: unmittelbar nach dem Stimulus kommt es infolge der Bildung von Inositoltriphosphat (IP$_3$) zu einem Anstieg der Kalziumkonzentration in der Zelle. Während der frühen Stadien des Kalziumeinstromes oder der Mobilisierung von Kalzium bildet das Ion einen Komplex mit Calmodulin. Dieser Komplex erhöht die Aktivität von Adenylzyklase und damit auch die Konzentration des intrazellulären cAMP. In dem Maße, in dem die intrazellulären Kalziumkonzentrationen zunehmen, nimmt die Aktivität der Adenylzyklase wieder ab. Gleichzeitig aber aktiviert der nun in höheren Konzentrationen vorliegende Kalzium-Calmodulinkomplex die Phosphodiesterase und sorgt so für einen beschleunigten Abbau des vorhandenen cAMP.

Der initiale cAMP-Anstieg hat auf die zur Sekretion führenden Reaktionen wenig Einfluß. Allerdings kann als gesichert gelten, daß lang anhaltende Erhöhungen der cAMP-Konzentration in der Zelle zu einer Hemmung der Sekretion führen. Solche cAMP-Anstiege können durch eine Reihe von Antagonisten zustande kommen, deren Rezeptoren mit Adenylzyklase gekoppelt sind. In diese Gruppe gehören β-adrenerge Substanzen, Histamin (H$_2$-Rezeptoren!), Prostaglandin E und Choleratoxin. Ebenso können Phosphodiesterasehemmer wie Theophyllin die intrazellulären cAMP-Konzentrationen erhöhen und dadurch hemmend auf die Sekretionsvorgänge wirken [1, 36].

cAMP wirkt inhibierend auf den Abbau von Inositolphospholipiden. Damit hemmt es sowohl die interne Kalziummmobilisierung als auch die Entstehung von

DG und damit die Aktivierung der Proteinkinase C. Einige Daten sprechen dafür, daß sowohl Theophyllin als auch cAMP die Phospholipase C hemmen, also dasjenige Enzym, das aus Inositolphospholipiden Arachidonsäure freisetzt.

Die Bildung von cGMP wird durch andere Rezeptoren, z. B. den Azetylcholinrezeptor, gefördert. Auch die kurzlebigen Peroxyde der Arachidonsäure und Prostaglandinendoperoxyd können Guanylzyklase aktivieren. Die cGMP-abhängige Proteinkinase G zeigt ein ähnliches Substratspektrum wie die Proteinkinase A, das von cAMP abhängige Enzym. Nicht in allen Zellen wird sich cGMP antagonistisch zu cAMP verhalten. In menschlichen Lungenfragmenten fördern cGMP oder einige stabile cGMP-Analoga allerdings die Histaminsekretion. Dies gilt nicht für basophile Leukozyten [20].

5.1.4.3 Prostaglandine und Leukotriene

Unter den sekundären Mediatoren, die von stimulierten Mastzellen ebenso wie von stimulierten Makrophagen, Neutrophilen und anderen Zellen gebildet werden, nehmen die Stoffwechselprodukte der Arachidonsäure eine besondere Stellung ein. Diese besondere Bedeutung ergibt sich aus der chemischen und biologischen Vielfalt der Moleküle, die aus Arachidonsäure hervorgehen. Arachidonsäure wird, wie bereits erwähnt, durch Phospholipase A aus Phosphatidyläthanolamin und Phosphatidylcholin und durch Phospholipase C aus Inositolphospholipiden freigesetzt. Die Fettsäure ist selbst das Substrat für zwei Enzyme: einmal für die Zyklooxygenase, die zu den instabilen Endoperoxyden PGG_2 und PGH_2 und dann weiter zu den Prostaglandinen, den Thromboxanen und zum Prostazyklin führt. Zum anderen ist Arachidonsäure Substrat für die Lipoxygenase, die zur Bildung des ebenfalls sehr instabilen Zwischenprodukts LTA_4 führt, aus dem die Leukotriene und die Hydroxy- sowie die Hydroxyperoxyeicosatetraensäuren entstehen.

Ursprünglich wurden die Prostaglandine wegen ihrer kontrahierenden Wirkung auf die glatte Muskulatur untersucht. Nachdem man einmal reine Prostaglandinpräparate gewonnen hatte, wurde deutlich, daß diese Substanzen ein breites Spektrum biologischer Aktivitäten aufweisen und daß auch viele ihrer Vorstufen und Metaboliten biologisch aktiv sind.

Alle aus der Arachidonsäure stammenden Verbindungen sind C-20-Verbindungen der Prostansäure. Die alphabetische Benennung der Prostaglandine beruht auf dem Oxydationsmuster des Zyklopentanringes *(Abb. 5.6.).* Die Zahlensuffixe bezeichnen die Anzahl der Doppelbindungen im Molekül. Prostaglandine und auch Produkte des Lipoxygenaseweges entstehen aus Arachidonsäure innerhalb weniger Sekunden. Arachidonsäure selbst wird durch die Aktion der Phospholipase A_2 aus Phosphatidyläthanolamin oder Phosphatidylcholin freigesetzt. Zyklooxygenase, ein membrangebundenes Enzym, das Häm als Co-Faktor benötigt, setzt Arachidonsäure zunächst zu PGG_2 um. Eine Peroxydase überführt PGG_2 in PGH_2. Prostaglandinendoperoxyd-Isomerase ist für die Umwandlung der beiden sehr kurzlebigen Endoperoxyde in die Prostaglandine E_2 oder D_2 verantwortlich. Eine 9-Ketoreduktase kann PGE_2 in $PGF_{2\alpha}$ umwandeln. Dieses kann aus PGG_2 jedoch auch direkt entstehen. 9-Ketoreduktasen sind in vielen Fällen in hoher Konzentration vorhanden; sie sind durch cGMP aktivierbar. Ein besonders wichtiges Produkt des Zy-

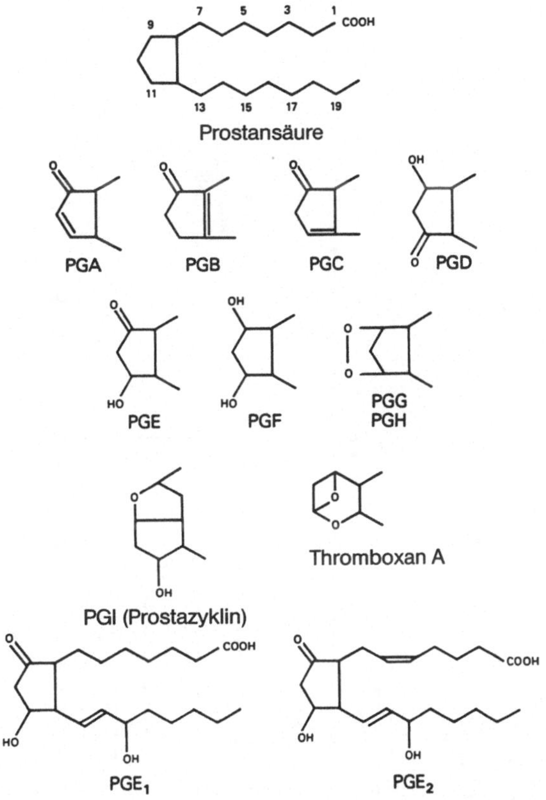

Abb. 5.6. Struktur und Benennung der Prostaglandine.

klooxygenaseweges ist das Thromboxan A$_2$. Dieser Stoff hat in wässrigen Lösungen eine Halbwertszeit von nur 36 Sekunden. Er wirkt, bevor er in das stabilere, aber inaktive Thromboxan B$_2$ überführt wird, stark plättchenaggregierend.

Ein physiologischer Antagonist des Thromboxan A$_2$ in fast allen Zellen außer Thrombozyten ist möglicherweise das PGI$_2$ oder Prostazyklin, das ebenfalls aus den Endoperoxyden entsteht und ein starker Hemmstoff der Plättchenaggregation ist. PGI$_2$ hat eine biologische Halbwertszeit von etwa 10 Minuten *(Abb. 5.7.)*.

Auf dem Lipoxygenaseweg entstehen die Leukotriene, die ihren Namen einmal der Tatsache verdanken, daß sie zuerst in Leukozyten gefunden wurden, und zum anderen dem Umstand, daß alle diese Moleküle 3 konjugierte Doppelbindungen enthalten.

Der Leukotrienweg führt über das instabile LTA$_4$ zu LTB$_4$; durch enzymatische Addition von Glutathion entsteht aus LTB$_4$ das Leukotrien LTC$_4$, das durch sequentielle Peptidspaltung in LTD$_4$ und LTE$_4$ übergeht. Durch *nichtenzymatische Hydration* entstehen aus LTA$_4$ 5, 12-di-HETE und 5,6-di-HETEs. Zelluläre Kooperation zwischen Neutrophilen und Makrophagen oder Blutplättchen ist offenbar eine wichtige Quelle für LTB$_4$ und andere 5,12 HETE-Isomere. Die 5 HETE aus Leukozyten dient als Substrat für die 12-Lipoxygenase aus Blutplättchen; auch der umgekehrte Prozeß findet statt. Eine 15-Lipoxygenase, die sich hauptsächlich in

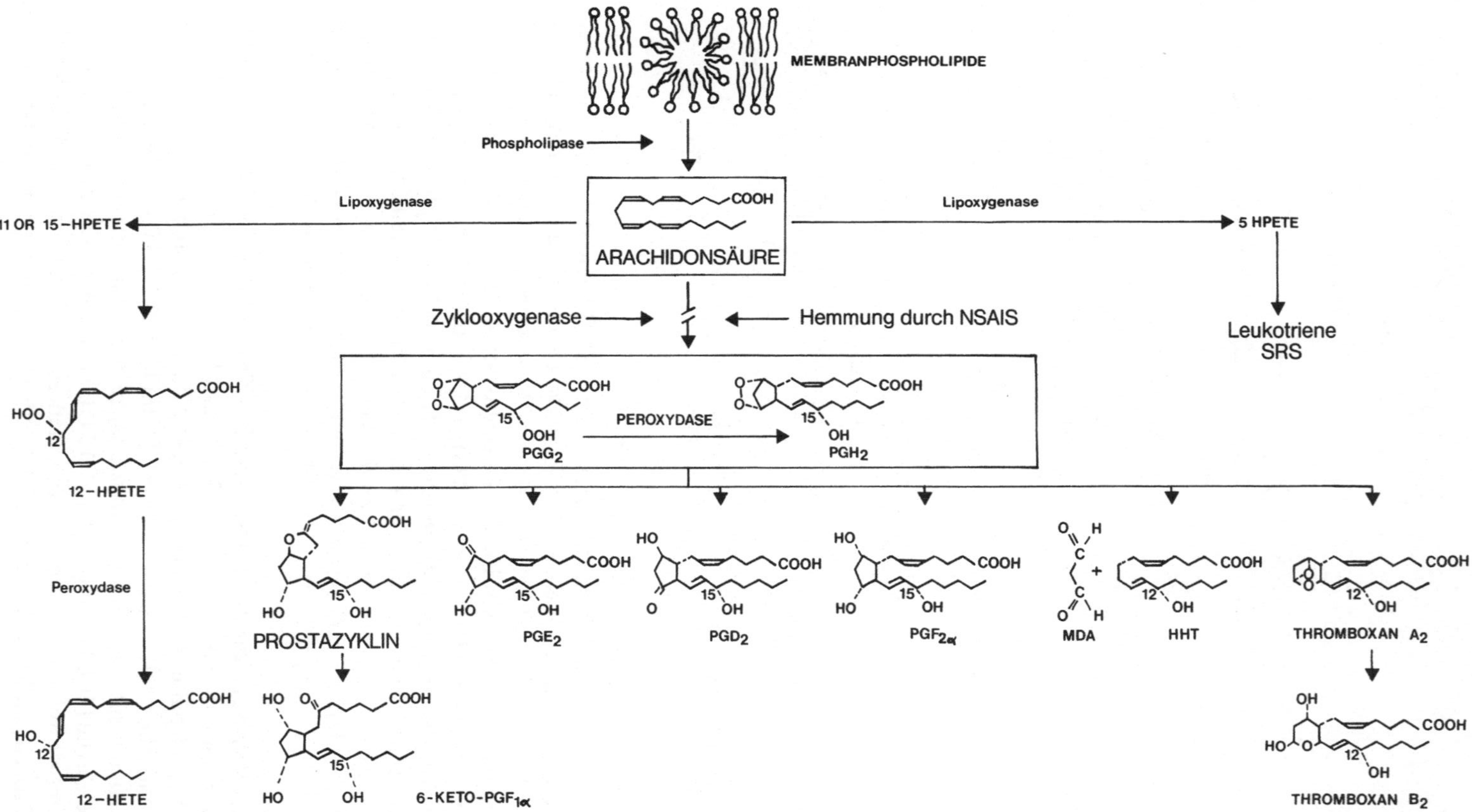

Abb. 5.7. Arachidonsäurekaskade. Biosynthesewege der Prostaglandine, der Leukotriene und der Hydroxyeicosatetraensäuren. NSAIS: nicht steroidale anti-inflammatorische Substanzen.

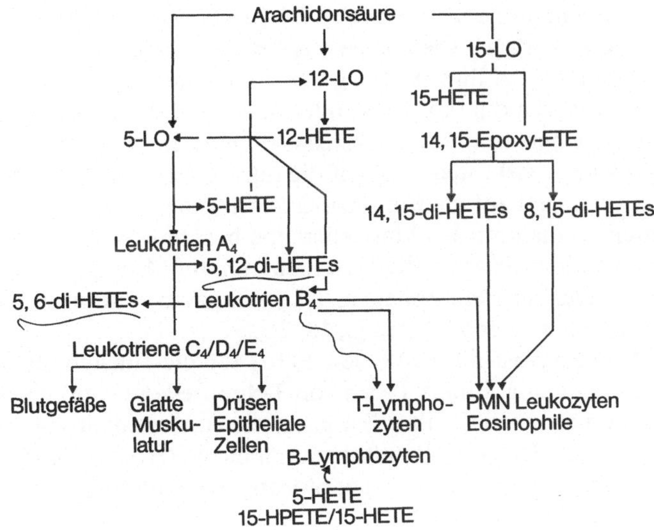

Abb. 5.8. Die Produkte des Lipoxygenaseweges und ihre Wirkungen.
LO   Lipoxygenase
PMN   Polymorphkernige Leukozyten

menschlichen Eosinophilen und im Bronchialepithel findet, ist Ursache für die Entstehung von 14,15 und 8,15 di-HETEs *(Abb. 5.8.)*.

5.1.4.4 *Die biologische Rolle der Prostaglandine und Leukotriene in der akuten Überempfindlichkeit* [7, 8, 19, 41]

Viele der typischen Symptome allergischer Reaktionen werden durch Prostaglandine und Leukotriene hervorgerufen oder mitverursacht. Dies kann am besten illustriert werden, wenn man die Manifestationen typischer allergischer Erkrankungen einmal den Wirkungen gegenüberstellt, die durch die Applikation von Prostaglandinen beim Menschen hervorgerufen werden können. Nehmen wir als typische allergische Erkrankungen die allergische Rhinitis, Asthma bronchiale und Urtikaria: diese Krankheiten sind durch Schleimhautödeme, Erweiterungen der Kapillargefäße, Hypersekretion und durch Infiltrate eosinophiler Leukozyten geprägt. Dazu kommen Pruritus bei der Urtikaria und bei der Rhinitis und Bronchospasmen beim Asthma bronchiale. Stellen wir diesen Symptomen die Wirkungen gegenüber, die als Folge der Administration von Prostaglandinen und Leukotrienen bekannt sind. PGE_2 und $PGF_{2\alpha}$ erzeugen eine vermehrte Gefäßdurchlässigkeit (Ödementstehung), ebenso eine Dilatation der Kapillargefäße; die Schleimsekretion wird durch $PGF_{2\alpha}$ PGA und PGB gefördert, die Hexaeicosatetraensäuren üben auf Eosinophile einen starken chemotaktischen Reiz aus. Die Leukotriene C_4, D_4 und E_4, früher als „slow reacting substance" beschrieben, $PGF_{2\alpha}$ Thromboxan, die Endoperoxyde, nach neueren Untersuchungen vor allem aber PGD_2, haben bronchokonstriktorische Wirkungen, die von Prostazyklin (PGI_2) antagonisiert werden.

Prostaglandine sind typische Gewebshormone. **Infolge ihrer lokalen Entstehung und ihrer kurzen Lebensdauer werden sie systemisch nicht im Sinne von Hormonen wirksam.** Durch ihre Wirkung auf die Entstehung zyklischer Nukleotide modulieren Prostaglandine fördernd oder hemmend die Leistungen von Zellen, die in der akuten Überempfindlichkeitsreaktion eine Rolle spielen. PGE_2 aktiviert die Adenylzyklase, wirkt steigernd auf die intrazellulären cAMP-Konzentrationen und damit hemmend auf die Freisetzung von Histamin und anderen primären und sekundären Mediatoren aus Mastzellen und basophilen Leukozyten. Dieser negativ rückkoppelnde Effekt von PGE_2 ist nicht nur auf Mastzellen und Basophile beschränkt. Er ist auch an Makrophagen, T-Lymphozyten und in weniger ausgeprägter Form an B-Zellen zu beobachten [3, 18, 21].

Allerdings ist die Rolle von PGE_2 für die Entstehung von T-Suppressorzellen nicht eindeutig. Einige Typen von T-Suppressorzellen scheinen sowohl zu ihrer Induktion als auch für ihre Funktion die Anwesenheit von PGE_2 zu benötigen. Die Hemmung der PGE_2-Synthese durch nicht-steroidale antiphlogistische Substanzen führt in diesen Fällen zu einer Störung der T-Suppressorfunktion und zu einer verstärkten Immunantwort.

Prostaglandine können auch über das vegetative Nervensystem Einfluß auf bestimmte Organe nehmen. Histamin und möglicherweise auch Prostaglandine reizen afferente parasympathische Nervenendigungen in der Bronchialschleimhaut. Diese Reize werden im Sinne eines Reflexbogens über afferente parasympathische Fasern wieder an die glatte Muskulatur des Bronchialbaumes zurückgeleitet, wo sie zur Kontraktion der glatten Muskulatur und zu vermehrter Schleimsekretion führen. β-adrenerge Stimulation wirkt diesen Einflüssen entgegen. α-adrenerge Reize, z. B. Noradrenalin, verstärken die Kontraktion der glatten Muskulatur im Bronchialbaum, fördern die Ausschüttung weiterer Mediatoren und verringern die pulmonale Durchblutung.

5.1.5 *Antiallergika* [13]

In diesem Abschnitt wird vorwiegend auf solche Substanzen einzugehen sein, die im engeren Sinne als Antiallergika zu bezeichnen sind. Die bei allergischen Erkrankungen am häufigsten verschriebenen Medikamente sind Antihistaminika, also Stoffe, die H_1-Rezeptoren und damit alle Histaminwirkungen blockieren, die über diese Rezeptoren zustande kommen. Antihistaminika kompensieren also eine Auswirkung der akuten Überempfindlichkeit, greifen aber in das allergische Geschehen selbst nicht ein. Sie sollen deshalb an dieser Stelle auch nur summarisch besprochen werden.

5.1.5.1 *Antihistaminika* [16]

Chemisch sind die prominentesten Vertreter dieser Gruppe Äthanolamine, Äthylendiamine, Alkylamine, Piperazine oder Phenothiazine. Ein in jüngster Zeit entwickeltes Antihistamin ist ein Methoxyphenyläthyl-piperidinyl-benzimidazolamin. Diese zuletzt genannte Substanz, das Astemizol, unterscheidet sich von den bisher gebräuchlichen Antihistaminika durch das fast vollständige Fehlen einer zentralsedierenden Wirkungskomponente.

Die Blockierung der H_1-Rezeptoren durch typische H_1-Antagonisten wirkt sich im Experiment an allen Systemen mit glatter Muskulatur aus, die über H_1-Rezeptoren beeinflußt werden: also am Gastrointestinaltrakt, am Bronchialbaum und im Bereich der Kapillaren und postkapillaren Venen. Für die Entstehung der Symptome einer akuten Überempfindlichkeit spielt Histamin eine wichtige, aber nicht die alleinige Rolle. Es ist daher nicht verwunderlich, wenn nicht alle Symptome einer akuten allergischen Reaktion durch Antihistaminika gleich gut beeinflußbar sind. Ödembildung und die Entstehung von Juckreiz sind beim Menschen durch Antihistaminika gut kontrollierbar. Dagegen haben Antihistaminika keine bronchodilatatorische Wirkung. Dies ist angesichts der Kenntnisse, die wir heute von der Pathogenese des Asthma bronchiale oder bronchospastischer Zustände beim Menschen haben, auch nicht verwunderlich.

Der klinische Nutzen von H_1-rezeptorblockierenden Medikamenten bei allergischen Krankheiten liegt also hauptsächlich in der Verhinderung und Bekämpfung von Histaminwirkungen an den Schleimhäuten und an der Haut.

Die zentralnervösen Nebenwirkungen der Antihistaminika wurden bereits erwähnt. Einige dieser Stoffe können die Entstehung von Übelkeit, die durch Bewegung ausgelöst wird, verhindern. Sie werden klinisch also als Mittel gegen Reisekrankheit verwendet. Verantwortlich für diesen Effekt ist vermutlich ein zentraler Antagonismus einiger H_1-Antagonisten gegen Azetylcholin.

Die Antihistaminika werden alle aus dem Gastrointestinaltrakt gut resorbiert. Die klinischen Wirkungen entwickeln sich innerhalb von 15–30 Minuten und finden nach 2 Stunden ihre stärkste Ausprägung. Die Wirkungsdauer ist bei den verschiedenen Substanzen recht unterschiedlich. Sedierung ist die häufigste und auch in therapeutischen Dosen bei den meisten Antihistaminika auftretende Nebenwirkung. Diese Wirkung wird durch Alkohol verstärkt und kann durch Purine wie Koffein oder Theophyllin antagonisiert werden.

Die klinischen Indikationen müssen sich nach allem, was gesagt wurde, auf leichtere, meist saisonal auftretende allergische Erscheinungen beschränken. Hierher gehören die durch Pollen ausgelöste Rhinitis und Konjunktivitis, einige akute allergische Dermatosen wie die akute Urtikaria sowie die atopische Dermatitis und Kontaktdermatitis. Auch nach Insektenstichen können Antihistaminika nützlich sein. Beim Asthma bronchiale ist ihr Wert sehr gering, auch bei schweren anaphylaktischen Erscheinungen, die die Gabe von Epinephrin und Kortikoiden erfordern, haben Antihistaminika keinen Platz.

5.1.5.2 Dinatriumchromoglykat

Diese Substanz verdankt ihre Entstehung dem systematischen Versuch, die bronchodilatatorischen Eigenschaften von Khellin, einem Gemisch von Chromonen (Benzopyronen) aus Pflanzen, durch ausgiebige Derivatisierung dieser Moleküle zu verbessern. Man fand dabei ein Bis-Chromon, das nicht bronchodilatatorisch wirkte, jedoch einen bei einer Versuchsperson durch Allergene induzierten Asthmaanfall bei prophylaktischer Anwendung unterdrücken konnte. Später durchgeführte

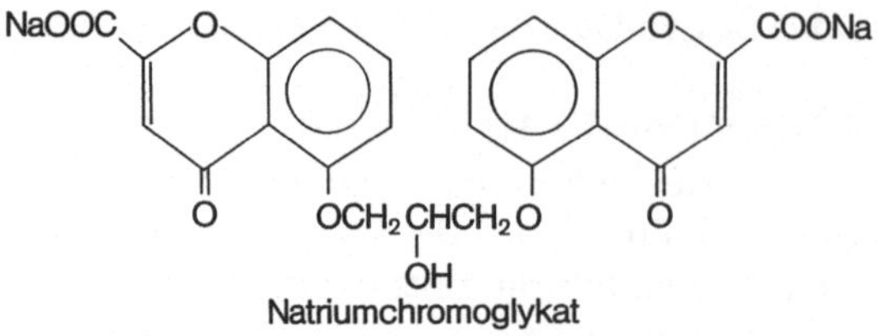

Abb. 5.9. Struktur von Dinatriumchromoglykat (DNCG)

ausführliche pharmakologische Untersuchungen zeigten, daß Dinatriumchromoglykat (DNCG) die passive kutane Anaphylaxie an der Ratte unterdrückte und an menschlichem Lungengewebe die antigeninduzierte Freisetzung von Histamin hemmte. Diese Befunde wurden dahingehend interpretiert, daß DNCG die Freisetzung von Histamin aus Mastzellen und basophilen Leukozyten verhindert. Die Substanz unterbindet nicht nur die durch IgE und Antigen vermittelte Mastzelldegranulation, sondern verhindert diese Reaktion auch dann, wenn sie durch andere Reize ausgelöst wird, etwa durch das Kalziumionophor A 23187 oder Dextran. Dies konnte später direkt an peritonealen Mastzellen der Ratte demonstriert werden.

Die genaue chemische Bezeichnung für DNCG lautet 1,3 bis (2-Carboxychromon-5yl oxy)-2-hydroxypropan *(Abb. 5.9.)*.

Die Substanz wird nach oraler Einnahme sehr schlecht resorbiert, **sie kommt aus diesem Grund für eine Therapie per os nicht in Frage.** Zur Asthmaprophylaxe wird DNCG in fein zerstäubter Form durch Inhalation appliziert. Bei dieser Applikation werden etwa 10% einer Gesamtdosis resorbiert. Die Halbwertszeit der Substanz im Blut beträgt etwa 80 Minuten. DNCG wird nicht metabolisiert. Etwa die Hälfte des resorbierten Anteils wird in unveränderter Form durch die Niere, die andere ebenfalls unveränderte Hälfte über die Galle ausgeschieden [49].

Pharmakologie: Es wurde bereits erwähnt, daß die therapeutische Wirkung von DNCG am Menschen entdeckt wurde. Versuche an Tiermodellen und an isolierten Zellen und Geweben halfen, die am Menschen beobachtete prophylaktische Wirkung gegen allergeninduziertes Asthma zu interpretieren. Obwohl wir heute recht gute Vorstellungen von den pharmakologischen Eigenschaften des DNCG haben, ist der Zusammenhang zwischen der klinischen Wirksamkeit der Substanz und dem „pharmakologischen Profil" durchaus fragwürdig. Dies wird bei der folgenden Besprechung der pharmakologischen Eigenschaften der Substanz deutlich werden.

Die Verhinderung der kutanen passiven Anaphylaxie bei der Ratte wurde bereits erwähnt. Bei diesem Test wird die Rückenhaut der Tiere durch die intradermale Injektion von IgE- oder IgG-Antikörpern sensibilisiert. Anschließend wird die kutane Anaphylaxie durch intravenöse Injektion des Allergens, gemischt mit einem Farbstoff wie Evans-Blau, ausgelöst. Als Folge der stattfindenden Antigen-Antikörperreaktion werden lokal Mediatoren freigesetzt, die zu einer erhöhten Gefäßpermeabilität führen. Das Ausmaß der Reaktion wird durch den Austritt des Farbstoffes in das umliegende Gewebe sichtbar und kann aufgrund der Farbstoffhöfe in der Haut quantifiziert werden. DNCG hemmt diese Reaktion dosisabhängig, zeigt jedoch nur dann Wirksamkeit, wenn es zusammen mit dem Allergen verabreicht wird. Eine Gabe des Wirkstoffes *vor* der Antigenapplikation bleibt wirkungslos!

Auch die peritoneale Anaphylaxie, bei der Mastzellen in der Bauchhöhle durch intraperitoneale Injektion von IgE haltigem Plasma sensibilisiert werden und die Reaktion wiederum durch Injektion von Antigen ausgelöst wird, ist durch DNCG hemmbar. Typisch für die Wirkung von DNCG ist die sog. „Selbsttachyphylaxie": die Injektion einer hohen Wirkstoffdosis 30–60 Minuten vor der Allergeninjektion macht auch die – an sich wirksame – nachfolgende Gabe von DNCG zusammen mit dem Allergen unwirksam.

Man hat versucht, diesen Effekt für die Auffindung weiterer DNCG-ähnlicher Substanzen zu benutzen, indem man nach Verbindungen suchte, die mit DNCG eine „Kreuztachyphylaxie" aufwiesen.

Neben der Ratte war der Affe das einzige Tiermodell, bei dem DNCG Überempfindlichkeitsreaktionen vom akuten Typ unterdrückte. Sowohl die passive kutane Anaphylaxie als auch die antigenvermittelte Freisetzung von Mediatoren aus Affenlungen wurde durch DNCG dosisabhängig gehemmt. Interessanterweise ist DNCG beim Meerschweinchen unwirksam. In diesem Tiermodell, das in der Untersuchung von Überempfindlichkeitsreaktionen vom akuten Typ eine so zentrale Stellung einnimmt, hemmt DNCG weder die allergeninduzierte Bronchokonstriktion noch die allergenprovozierte Histaminfreisetzung aus Mastzellen oder aus Lungengewebe. Auch am Kaninchen lassen sich mit DNCG keine antiallergischen Effekte zeigen. Diese bis heute unerklärten Diskrepanzen zwischen verschiedenen Tiermodellen illustrieren die prinzipiellen Schwierigkeiten, denen man sich bei der Übertragung tierexperimenteller Resultate auf den Menschen gegenüber sieht. Eine Erklärung für das unterschiedliche Verhalten von Ratte einerseits und Meerschweinchen und Kaninchen andererseits liegt möglicherweise darin, daß bei der Ratte ähnlich wie beim Menschen IgE-Antikörper die Hauptträger der akuten Überempfindlichkeitsreaktion sind, während bei Meerschweinchen und Kaninchen diese Rolle von IgG-Antikörpern übernommen wird.

Klinische Befunde: Beim Menschen hemmt DNCG die Freisetzung von Histamin aus Mastzellen, nicht aber aus basophilen Leukozyten. Kurioserweise wird die kutane passive Anaphylaxie beim Menschen durch DNCG nicht beeinflußt. Jedoch ist DNCG in der Verhinderung von Asthma, das durch verschiedene Stimuli provoziert wird, sicher wirksam. Dies gilt nicht nur für die Provokation durch Antigenexposition, sondern auch für Asthma, das durch Metacholin (ein Parasympathikomimetikum) oder durch Histamin induziert wurde.

Physische Anstrengung, meist begleitet von forcierter Inspiration kühler Luft, löst bei disponierten Individuen Asthma aus. Auch diese Reaktion, die mit einer Histaminfreisetzung nicht leicht in Verbindung zu bringen ist, wird durch DNCG gehemmt. Das gleiche gilt für durch Aspirin induziertes Asthma. Aspirin verursacht eine irreversible Hemmung der Zyklooxygenase. Dadurch wird die Metabolisierung von Arachidonsäure zu Prostaglandinen blockiert. Es wird angenommen, daß die über die Zyklooxygenase nicht abgebaute Arachidonsäure nun über den Lipoxygenaseweg metabolisiert wird und daß auf diese Weise vermehrt Leukotriene C, D und E entstehen, die eine Bronchokonstriktion bewirken. Interessanterweise hemmt DNCG auch diese Reaktion.

Die Substanz ist in der klinischen Asthmaprophylaxe (oder Dauerbehandlung) von unbestreitbarem Wert. Bei Durchsicht der mit DNCG durchgeführten klinischen Studien fällt auf, daß sich unter der Behandlung mit DNCG vorwiegend subjektive oder symptomatische Kriterien bessern und nicht so sehr objektive Parameter wie die Lungenfunktion. Es gibt auch Hinweise für die Besserung der Lungenfunktion unter DNCG-Behandlung. Es ist schwer, den potentiellen Erfolg einer Behandlung mit DNCG vorherzusagen. Nach der Schilderung der widersprüchlichen tierexperimentellen und humanpharmakologischen Befunde wird es kaum verwunderlich erscheinen, daß die Wirkung von DNCG nicht auf Patienten mit eindeutig allergisch verursachtem Asthma beschränkt bleibt. Einige Indikatoren, die positiv mit einem Therapieerfolg korrelieren, sind die folgenden: Manifestwerden des Asthmas noch während der Adoleszenz, familiäre Belastung mit allergischen Krankheiten, positive Hauttests gegen in Verdacht stehende Allergene, FEV (Forciertes Expirationsvolumen) von nicht weniger als 80% der Altersnorm, Verbesserung des gefundenen FEV-Wertes um mindestens 20% nach Inhalation eines Bronchodilatators, Eosinophilie im Sputum, erhöhte Konzentrationen spezifischer IgE-Antikörper im Serum und gutes Ansprechen auf die orale Gabe von Kortikosteroiden.

Dennoch darf nicht übersehen werden, daß DNCG bei vielen Patienten keine therapeutische Wirkung zeigt. Die Hauptindikation ist Asthma bronchiale. Gelegentlich wird DNCG aber auch bei Heuschnupfen, Konjunktivitis und Nahrungsmittelallergien angewendet [5, 40, 42].

Nebenwirkungen: DNCG ist eine sehr gut verträgliche Substanz. Aus Tierexperimenten sind keine typischen systemtoxischen Wirkungen bekannt geworden. Bei Asthmatikern kommt es nach Inhalation von DNCG gelegentlich zur lokalen Reizung der Bronchialschleimhaut, auch zu Bronchospasmen, Husten und Verstopfung der Nase. Neben diesen lokalen Reizerscheinungen beobachtet man gelegentlich Schwindel, schmerzhafte Gelenkschwellungen, Übelkeit, Kopfschmerzen und urtikarielle Hautausschläge. Letztere sind Ausdruck einer Überempfindlichkeit gegen das Medikament, die sich in extremen Fällen auch in einem Kehlkopfödem und in anderen typischen Erscheinungen der Anaphylaxie äußern kann.

Wirkungsmechanismus: DNCG ist ein kompetitiver Hemmstoff der Phosphodiesterase, also des Enzyms, das zyklisches AMP spaltet. Die zur Hemmung dieses Enzyms nötigen Konzentrationen des Wirkstoffes liegen aber um 2–3 Größenordnungen über den Konzentrationen, die zur Hemmung der Histaminfreisetzung nötig sind. Eine kausale Beziehung zwischen diesen beiden Mechanismen kommt also für die Mastzellendegranulation kaum in Betracht.

Inzwischen ist klar geworden, daß DNCG auch kalziumantagonistische Wirkungen aufweist. Die Substanz blockiert den mit dem IgE-Rezeptor gekoppelten Kalziumkanal, d.h. sie hemmt den durch diesen Rezeptor vermittelten Einstrom von Kalzium in die Zelle. In jüngster Zeit wurde demonstriert, daß der spezifische Bindungsort für DNCG auf einem Protein liegt, das Teil des durch den IgE-Rezeptor kontrollierten Kalziumkanals ist [37].

Es ist jedoch unklar, ob diese direkte kalziumsequestrierende Wirkung allein für den die Granula von Mastzellen stabilisierenden Effekt verantwortlich ist oder ob

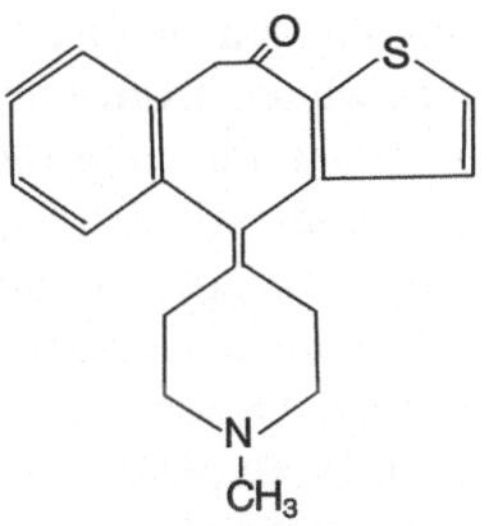

Abb. 5.10. Struktur von Ketotifen   Ketotifen

DNCG nicht auch den Phosphoinositolzyklus und damit die Entstehung von Diacylglycerol und Inositoltriphosphat hemmt. Auch hier könnte eine Reduktion der Verfügbarkeit von Kalzium für die Hemmung der Histaminfreisetzung verantwortlich sein. In diesem Zusammenhang muß man sich daran erinnern, daß Phenothiazine und trizyklische Antidepressiva, die ebenfalls hemmend auf die Mastzelldegranulation wirken, dies über eine Hemmung des Calmodulins tun. Auch hier führt der Weg zu einer Stabilisierung der Mastzellgranula also über einen kalziumabhängigen Prozeß.

5.1.5.3 Ketotifen [9, 10, 11, 12]

Chemie: Ketotifen ist ein Benzozykloheptathiophen. Die genaue chemische Bezeichnung ist: 4,9-Dihydro-4-(1-methyl-4-piperidyliden)-10H-benzo[4,5]-zyklohepta[1,2-b]thiophen-10-on *(Abb. 5.10).* Die Substanz wurde zunächst aufgrund ihrer starken antihistaminischen Eigenschaften für klinische Versuche ausgewählt. Später stellte sich heraus, daß diese Verbindung neben ihrer Wirkung als H_1-Histaminantagonist noch weitere Eigenschaften besitzt, die sie als Antiallergikum qualifizieren.

Pharmakokinetik: Ketotifen wird im Gegensatz zu DNCG nach oraler Gabe vollständig resorbiert. Die höchsten Konzentrationen der Muttersubstanz werden 2–3 Stunden nach der Einnahme des Medikamentes beobachtet, unabhängig von der verwendeten galenischen Form. Die im Plasma erreichten Gipfelkonzentrationen sind im Bereich therapeutischer Dosierungen linear abhängig von der Dosis. Dies gilt auch unter den Bedingungen einer Langzeittherapie. Ketotifen zeigt mit 35% einen hohen „first-pass-Effekt". Unveränderte Substanz wird nach einer biphasischen Kinetik eliminiert; die Halbwertszeiten betragen 1,6 Stunden für die schnelle und 20,4 Stunden für die langsame Phase. Nach einer einmaligen oral verabreichten Dosis werden nur 2% der Substanz unverändert mit dem Urin oder den Fäzes ausgeschieden. Die Ausscheidung der Metaboliten erfolgt zu 70–75% über den Urin. 20–25% werden durch die Faezes ausgeschieden. Von den insgesamt 17 Metaboliten, die in verschiedenen Tierspezies gebildet werden, können 6 neben der Muttersubstanz in quantifizierbaren Mengen im menschlichen Urin wiedergefunden werden. Nur 2 Metaboliten, das N-Glukuronid des Ketotifens und das Glukuronid von Dihydroketotifen, kommen jedoch in größeren Mengen vor. Zusammen machen sie fast 80% aller im Urin ausgeschiedenen Metabolite aus. Innerhalb eines weiten Konzentrationsbereiches von 1–200 µg/ml liegt Ketotifen mindestens zu 75% an Plasmaproteine gebunden vor. Die Bindungsstärke ist allerdings so niedrig, daß dieser Umstand die Verfügbarkeit der Substanz für die Interaktion mit zellulären Rezeptoren nicht limitiert.

Da Kinder Ketotifen schneller metabolisieren als Erwachsene, benötigen sie relativ hohe Dosen der Substanz. Auf der Basis Milligramm/Kilogramm Körpergewicht liegen die erforderlichen Dosen für Kinder etwa doppelt so hoch wie die Dosen für Erwachsene.

Pharmakologie: Ketotifen hemmt die passive kutane Anaphylaxie an der Ratte sowohl nach parenteraler als auch nach oraler Verabreichung der Substanz. Bei parenteraler Gabe ist Ketotifen in diesem Test etwa 10fach wirksamer als DNCG. Im Gegensatz zu DNCG hemmt Ketotifen auch anaphylaktische Reaktionen am Meerschweinchen. Ketotifen erzeugt gegen seine eigene Wirkung keine Tachyphylaxie; auch eine Kreuztachyphylaxie mit DNCG wurde nicht beobachtet. Hingegen unterdrückt Ketotifen die durch Isoprenalin und andere β-Agonisten erzeugten Tachyphylaxie. Da dieser Effekt durch β-Blocker wie Propanolol aufgehoben wird, kann man davon ausgehen, daß er durch β-Rezeptoren vermittelt wird. Diese Befunde sprechen für einen von DNCG unterscheidbaren Wirkungsmechanismus.

Die antianaphylaktische Wirkung von Ketotifen läßt sich vom Antihistamineffekt sehr gut abgrenzen. Die beiden Wirkungen zeigen unterschiedliche zeitliche Abläufe: der Antihistamineffekt hält länger an als die antiallergische Wirkung. Wenn Ketotifen mit einem Antihistaminikum wie Clemastin oder Mepyramin verabreicht wird, dann erhöht sich selektiv die Antihistaminwirkung, während die antianaphylaktische Wirkung, die sich in der Hemmung der passiven kutanen Anaphylaxie äußert, unverändert bleibt.

Ketotifen besitzt keine nennenswerten anticholinergischen oder antiserotoninergischen Wirkungen. Jedoch hemmt Ketotifen unter gewissen Umständen die Wirkungen der Leukotriene C_4, D_4 und E_4, die früher unter dem Ausdruck „slow reacting substance-A" zusammengefaßt wurden. Diese Wirkung scheint nicht auf einem direkten Antagonismus zu beruhen: die durch SRS-A ausgelösten Kontraktionen des Meerschweinchenileums werden durch Ketotifen nur in sehr hohen Konzentrationen gehemmt. Wenn SRS-A jedoch künstlich beatmeten, anästhesierten Meerschweinchen verabreicht wird, dann kann der resultierende Bronchospasmus durch eine Vorbehandlung mit niedrigen Ketotifendosen deutlich abgeschwächt werden. Diese Wirkung wird auf eine durch Ketotifen verursachte Hemmung des Einstroms von Kalzium in die glatten Muskelzellen des Bronchialbaumes zurückgeführt.

In isolierten peritonealen Mastzellen hemmt Ketotifen den durch die Substanz 48/80 hervorgerufenen Kalziumeinstrom und die daraus resultierende Histaminfreisetzung. Die Substanz hemmt auch die antigeninduzierte Freisetzung von Mediatoren aus basophilen Lymphozyten von atopisch erkrankten Individuen. Ketotifen wirkt hemmend auf die Freisetzung von Leukotrienen aus Neutrophilen. Diese Wirkung kann angesichts der komplementären Rolle der Neutrophilen in Überempfindlichkeitsreaktionen auch für die Behandlung allergischer Reaktionen wie des Asthma bronchiale von Bedeutung sein.

Der nach körperlicher Anstrengung beobachtete Anstieg von neutrophilem chemotaktischen Faktor im Serum von Asthmatikern wird durch Ketotifen unterdrückt. Dieser Effekt tritt nach Allergenstimulation der Luftwege nicht ein, obwohl Ketotifen die bronchospastische Reaktion auch unter diesen Umständen hemmt. Aus jüngster Zeit stammt die Vermutung, daß ein Aufflackern asthmatischer Beschwerden und Symptome auf eine vermehrte Bildung und Freisetzung von PAF im Lungengewebe zurückzuführen ist. Ketotifen hemmt die Bildung dieses Mediators und schwächt seine Wirkungen auf die Luftwege ab.

Ketotifen resensibilisiert die glatte Muskulatur des Bronchialbaumes gegen β-Agonisten. Dieser Effekt ist weder von DNCG noch von Antihistaminika bekannt.

Da Ketotifen Überempfindlichkeitsreaktionen vom Soforttyp stark hemmt, mußte die Möglichkeit ausgeschlossen werden, daß es auch zelluläre Reaktionen vom Spättyp oder humorale Immunreaktionen inhibiert. Im wesentlichen ergaben diese Untersuchungen negative Resultate. Ketotifen hatte keinen Einfluß auf die mitogeninduzierte Lymphozytentransformation in vitro, störte die Synthese von humoralen Immunreaktionen der Maus gegen Schafserythrozyten nicht und schwächte die Hautreaktion gegen Tuberkulin nur in sehr hohen Dosen (100 mg/kg) geringfügig ab. Im Oxazolon-Hauttest hemmte Ketotifen die DTH deutlich – allerdings nur, wenn die Substanz während der Sensibilisierungsphase verabreicht wurde. Die Sekundärreaktion auf Oxazolon blieb durch Ketotifen gänzlich unbeeinflußt.

Wirkungsmechanismus: Ketotifen hat 3 Hauptwirkungen: es ist ein H_1-Histaminantagonist, es hemmt die Freisetzung von Mediatoren aus Mastzellen und basophilen Leukozyten, und es stellt die Funktion von β-Adrenorezeptoren nach Funktionseinbuße wieder her. Die molekularen Mechanismen, durch die diese Effekte, besonders die beiden zuletzt genannten Wirkungen, erzielt werden, sind unbekannt. Ketotifen hat kalziumantagonistische Wirkungen, unterscheidet sich aber deutlich von anderen Kalziumantagonisten wie den Dihydropyridinen und Verapamil. Während die zuletzt genannten Stoffe die Kalziumkanäle blockieren, die sich bei Depolarisierung der Membran („voltage-sensitive") öffnen, scheint Ketotifen im Bereich anderer Kalziumkanäle zu wirken. Der durch Depolarisation bewirkte Kalziumeinstrom ist mit einem Aktionspotential verbunden. Dieser Vorgang wird durch Nifedipin, Verapamil und Diltiazem beeinflußt. Ketotifen hemmt dagegen in Konzentrationen ab 10^{-6} M den Kalziumeinstrom, der der anhaltenden Depolarisierung der Membran der glatten Muskelzelle folgt, wie man sie im Experiment bei hohen Kaliumkonzentrationen im Medium beobachtet. Die Substanz hat keine Wirkung auf das kardiovaskuläre System. Eine Begrenzung der intrazellulären Kalziumkonzentrationen – auf welche Art sie auch zustande kommt – sollte kalziumabhängige Prozesse wie die Degranulierung von Mastzellen, die Übersekretion von Schleim (Asthma, allergische Rhinitis) und auch die Kontraktion glatter Muskelzellen hemmen. Damit wäre zumindestens die Richtung, in der ein gemeinsamer biochemischer Nenner für die Wirkung des Ketotifens gesucht werden kann, bestimmt.

Klinische Untersuchungen: Bei Asthmatikern hemmt Ketotifen die antigeninduzierte Bronchokonstriktion. Die Substanz hemmt auch die histamininduzierte, nicht aber die durch Azetylcholin verursachte Bronchokonstriktion. Auch asthmoide Reaktionen nach oraler Aspiringabe sowie nach Inhalation von Benzoesäure oder SO_2

werden durch Ketotifen unterbunden. Während die Wirkung der Substanz beim Asthma, das durch körperliche Anstrengungen ausgelöst wird, zumindest umstritten ist, hemmt Ketotifen auch beim Menschen die passive kutane Anaphylaxie und andere allergische Überempfindlichkeitsreaktionen. Die therapeutische Anwendung der Substanz hat sich in erster Linie auf das Asthma bronchiale konzentriert: unter langfristiger Therapie mit Ketotifen nimmt sowohl die Zahl als auch die Dauer asthmatischer Anfälle ab. Dabei spielt der „intrinsische" oder „extrinsische" Charakter des Asthmas keine entscheidende Rolle. Für die Dauerbehandlung werden 2×1 mg per os empfohlen. Die volle Wirkung tritt bei dieser Dosierung nach 6–12 Wochen ein. Die durchschnittliche Ansprechrate für alle Formen von Asthma bronchiale und für alle Altersstufen liegt bei 65–70%. Toleranz entwickelt sich nicht; nach Absetzen der Behandlung ist auch nicht mit einem „Rebound"-Effekt zu rechnen.

Ketotifen kann gut mit anderen in der Asthmatherapie gebräuchlichen Substanzen wie mit Glukokortikoiden, mit Theophyllin und mit oral oder lokal eingesetzten Sympathikomimetika kombiniert werden. Da Ketotifen einige Wochen braucht, um seine volle Wirksamkeit zu entfalten, sollte mit dem Abbau der Begleittherapie erst nach mehreren Wochen der Behandlung mit Ketotifen begonnen werden. Da Ketotifen zentral sedierende Wirkungen hat, die sich während der ersten 1–2 Wochen der Therapie klinisch bemerkbar machen, ist die Kombination dieser Substanz mit dem ebenfalls bronchial erweiternd, zugleich aber zentral analeptisch wirkenden Theophyllin sinnvoll.

In einer über ein Jahr durchgeführten offenen Feldstudie, an der mehr als 8000 Patienten teilnahmen, traten unter Ketotifen keine nennenswerten Unverträglichkeiten auf. Die wichtigste Nebenwirkung besteht in der bereits erwähnten initialen Sedation.

5.1.5.4 Oxatomid

Obwohl Oxatomid einer anderen chemischen Gruppe angehört als Ketotifen, gibt es viele Parallelen zwischen den beiden Substanzen.

Oxatomid ist 1-(3-[4 Diphenylmethyl-1piperazinyl]propyl)-1,3-dihydro2-H-benzimidazol-2-on. Die Substanz wird nach oraler Gabe gut resorbiert, die Blutspiegel erreichen ihr Maximum 2 Stunden nach der Einnahme. Die Verteilungsphase beträgt etwas mehr als 2 Stunden. Oxatomid wird mit einer langen Eliminationshalbwertszeit von 18–19 Stunden ausgeschieden. Die Substanz wird durch oxydative N-Dealkylierung metabolisiert und zu fast 75% über die Galle und die Fäzes ausgeschieden.

Aufgrund seiner langen Halbwertszeit muß Oxatomid nur morgens und abends gegeben werden. Die Einzeldosen betragen je nach Indikation 1–2 mg. Die Behandlung eines Asthma bronchiale erfordert im allgemeinen Tagesdosen von 4 mg; bei den meisten anderen allergischen Zuständen sind Tagesdosen von 2 mg üblich geworden.

Über Oxatomid liegen weniger Daten vor als über Ketotifen. Die vorhandenen Arbeiten lassen erkennen, daß die Substanz eine H_1-antagonistische Wirkung hat und daß sie darüber hinaus auch eine Serotonin-antagonistische Wirkung ausübt.

Ob diese Wirkung auf einer direkten Interaktion des Wirkstoffes mit einem Serotoninrezeptor oder auf einem anderen Mechanismus beruht, ist nicht bekannt. Für eine ebenfalls angegebene, spezifisch gegen die Wirkung der Leukotriene C_4, D_4 und E_4 gerichtete Aktivität finden sich in der Literatur keine überzeugenden Hinweise.

Wie Ketotifen so hat auch Oxatomid eine direkte antianaphylaktische Wirkung. In einer Konzentration von 1 µg/ml verhindert es die durch IgE und Allergen induzierte Freisetzung von Histamin aus Mastzellen in menschlichen Lungenfragmenten zu 80%. Eine halbmaximale Hemmung der Histaminfreisetzung (ED 50) wird in dieser Versuchsanordnung bereits mit Konzentrationen zwischen 10 und 20 ng/ml erzielt.

Das Haupteinsatzgebiet der Substanz scheint nach bisher vorliegenden Ergebnissen die chronische Urtikaria zu sein. Innerhalb eines Behandlungszeitraumes von 4–8 Wochen lassen sich bei etwa 75% aller Fälle von chronischer Urtikaria mit Oxatomid gute bis sehr gute Wirkungen erzielen. Bei allergischer Rhinitis entspricht die Wirkung von Oxatomid etwa den durch Chromoglykat erzielbaren Effekten und bleibt deutlich hinter den mit Steroiden erzielbaren Besserungen zurück. Weitere Einsatzgebiete für Oxatomid sind atopische Dermatitis, Nahrungsmittelallergien und Asthma bronchiale. Weder Ketotifen noch das weniger gut untersuchte Oxatomid unterscheiden sich nach Ansicht einer Reihe von Autoren deutlich genug von den traditionelleren Histamin-H_1-Blockern, um getrennt von ihnen als eigene Gruppe von Arzneimitteln angesehen zu werden. Dies mag ein zu hartes Urteil sein. Immerhin lassen sich beide Substanzen pharmakologisch sowohl von den Antihistaminika als auch von Dinatriumchromoglykat gut differenzieren. Ob die antianaphylaktischen Wirkungskomponenten klinisch ins Gewicht fallen, ist allerdings unbewiesen. Die klinischen Wirkungen beider Substanzen wären auch innerhalb der „Bandbreite" antihistaminischer Wirkungen interpretierbar. Das experimentum crucis steht noch aus. Es bestünde in der Entwicklung Ketotifen- oder Oxatomidähnlicher Substanzen, die keine nennenswerten H_1-blockierenden Eigenschaften mehr besitzen, deren antianaphylaktische Qualitäten dagegen besonders ausgeprägt sind. Wenn sich derartige Substanzen in den oben genannten Indikationen als klinisch wirksam erwiesen, dann könnten wohl auch Ketotifen und Oxatomid als Kategorie sui generis betrachtet werden.

Weder in subakuten noch in chronischen Toxizitätsstudien ergaben sich Hinweise für eine spezifische Toxizität von Oxatomid. Nur bei sehr hohen Dosen (40 mg/ kg/Tag) beim Hund und bei 160 mg/100 g Futter im Rattenversuch fanden sich Abweichungen, die auf einen schlechten Allgemeinzustand der Tiere schließen lassen. Dieser hing offenbar mit einer substanzbedingten Verminderung der Magensäuresekretion zusammen, die eventuell auf eine schwache H_2-antihistaminische Wirkung zurückzuführen sein könnte.

Oxatomid wirkte in den herkömmlichen Tests weder embryotoxisch noch teratogen.

Klinisch wird die Substanz offenbar gut vertragen. Hinweise auf Nebenwirkungen beschränken sich auf Angaben über gesteigerte Müdigkeit, die unter einer Behandlung mit Oxatomid in etwa 10% aller Fälle auftritt. Wie bei Ketotifen und anderen Antihistaminika ist dieses Symptom wohl im Zusammenhang mit einer zentralen anticholinergischen Wirkung der Substanz zu verstehen.

6 Immunstimulation

6.1 Mögliche therapeutische Strategien

Damit ein Fremdantigen, das in den Organismus eingedrungen ist, daraus wieder entfernt werden kann, müssen verschiedene Reaktionen ablaufen, die sich einmal auf der Ebene spezifischer Reizerkennung und Beantwortung durch die Lymphozyten, zum anderen auf der Ebene der „unspezifischen" Abwehr abspielen. Zuweilen gestalten sich solche Eliminationsvorgänge recht einfach. So können bestimmte Antigene, z. B. extrazellulär wachsende Bakterien, nach ihrem Eindringen in den Organismus durch bereits vorhandene Antikörper rasch opsoniert und anschließend durch neutrophile Granulozyten oder Makrophagen phagozytiert und abgetötet werden. Dies ist der einfachste Fall. Oft aber sind opsonierende Antikörper gar nicht vorhanden oder – falls sie doch existieren – für den Mechanismus der Elimination des eingedrungenen Antigens nicht entscheidend.

Makrophagen und NK-Zellen verfügen über einen noch nicht verstandenen Mechanismus zur Unterscheidung maligner Zellen von normalen Zellen. In bestimmten Situationen mag dieser Erkennungsmechanismus ausreichen, um einzelne maligne oder virusinfizierte Zellen bei der ersten Begegnung zu entfernen. Häufiger aber muß die Immunantwort, durch die das „fremde" lebende oder nicht lebende Agens entfernt wird, „von unten aufgebaut" werden. Dazu bedarf es mehrerer Schritte, an denen sowohl Komponenten der unspezifischen Abwehr als auch T- und B-Lymphozyten teilnehmen. Theoretisch bieten sich damit für eine pharmakologische Steigerung der Immunantwort, die in vielen Fällen therapeutisch erwünscht ist, viele Ansatzpunkte *(Tab. 6.1.)*. Ob es allerdings gelingen wird, alle in der Tabelle genannten Angriffspunkte dauerhaft in die Entwicklung therapeutischer Strategien einzubeziehen, steht noch dahin. Einige von ihnen scheinen aufgrund bisher gemachter Beobachtungen geeignet zu sein, die Stärke einer Abwehrreaktion oder Immunantwort zu steigern.

Wir müssen uns fragen, welche Hauptstrategien beim Einsatz immunstimulatorischer Maßnahmen überhaupt verfolgt werden sollen. Bei der Beantwortung dieser Frage läßt man sich am besten von der Pathogenese der Krankheitsbilder leiten, die man beeinflussen möchte. Angeborene Immundefekte beruhen auf isolierten Störungen bestimmter Zellen oder Zellsysteme. Einige dieser Krankheitsbilder, wie z. B. die kongenitale geschlechtsgebundene Agammaglobulinämie, sind durch die Substitution des fehlenden oder schadhaften Elements zu kompensieren: in unserem Beispiel durch die Zufuhr von Gammaglobulinen. Andere, wie z. B. die kongenitale Thymusaplasie (Di George-Syndrom), die mukokutane Candidiasis bei schwerer kombinierter Immundefizienz oder das Wiskott-Aldrich-Syndrom, können in einem Teil der Fälle durch die Zufuhr von Thymushormonen günstig beeinflußt werden. Auch hier handelt es sich streng genommen ja um eine Substitution

Tabelle 6.1. Verschiedene Ebenen der Immunantwort. Mögliche Angriffspunkte für eine Immunstimulation.

Angriffspunkt	Möglicher Mechanismus der Wirkung	Bekannte Substanzen
Antigenpräsentation	Aufnahme und Prozessierung des Antigens. Expression der MHC-Antigene.	Bestandteile der mikrobiellen Zellwand Interferone
Antigenerkennung	Verbesserung der intrazellulären Signalübermittlung im Sinne einer Optimierung ohnehin ablaufender Reaktionen	–
Lymphozytenaktivierung	Expression von Interleukin-2-Rezeptoren Synthese von Interleukin 2 und anderen Lymphokinen	γ-Interferon? Interleukin 1
Klonale Expansion	Aktion von Interleukin 2; Verstärkung von T-Helferfunktionen	Interleukin 2
Rekrutierung von T-Vorläuferzellen	Thymusabhängige Funktion. Thymushormone? Dendritische Zellen des Thymus?	Thymosinfraktion 5 Thymosin α_1
Induktion von zytotoxischen T-Lymphozyten	Thymusabhängig. Il-1- und Il-2-abhängig.	Isoprinosin (?) Thymosine THF, STF u. a. Thymushormone Interleukin 2
Steigerung per se unspezifischer, aber spezifisch steuerbarer Effektormechanismen	Aktivierung von Makrophagen (Phagozytose, Fc- und C3b-Rezeptoren, MHC-Komplex, sekretorische Leistungen)	Mikrobielle Antigene Interferone (γ-Interferon, Lävamisol?, Bestatin?)
	Rekrutierung von Monozyten und Makrophagen	M-CFS GM-CSF
NK-Zellen	Rekrutierung und Aktivierung NK-Zellen	Interferone (γ-Interferon) Interleukin 2
Granulozyten	Aktivierung und Rekrutierung	Neutrophile Migration Inhibitory Factors (NIF)? GM-CSF

oder Teilsubstitution von Hormonen, die für die Rekrutierung funktionstüchtiger Immunzellen sorgen.

Auch bei den erworbenen Immunstörungen muß sich der therapeutische Ansatz nach der pathophysiologischen Konstellation richten. Temporäre, durch Bestrahlung oder zytostatische Therapie bedingte Granulozytopenien können im Experiment durch die Stimulation von Makrophagen beeinflußt werden; hierdurch kann einerseits die Phagozytose gesteigert und dadurch die Zahl der zirkulierenden Mikroorganismen vermindert werden. Andererseits kann durch eine Stimulation der Synthese von koloniestimulierendem Faktor (CFS) in Makrophagen die Rekrutierung neuer Granulozyten aus den im Knochenmark vorhandenen Vorstufen beschleunigt werden. Stoffe, die diese Wirkung ausüben, sind Glukane, Peptidoglukane, Muramyldipeptid und die Interferone. Vielleicht gehört auch Lävamisol mit einem Teil seines Wirkungsspektrums in diese Kategorie. Die kombinierte Anwendung von mikrobiellen Immunstimulantien und Interferonen (Gamma-Interferon) kann Makrophagen so weit aktivieren, daß sie für Tumorzellen zytotoxisch werden. Dieser therapeutische Ansatz verspricht als Zusatz zu anderen konventionelleren Methoden begrenzten Erfolg. Begrenzt deshalb, weil jeweils mehrere Makrophagen benötigt werden, um eine Tumorzelle abzutöten und weil die Zahl der aktivierbaren und in Nachbarschaft zu Tumorzellen befindlichen Makrophagen zu klein ist, um mehr als eine sehr begrenzte Anzahl von Tumorzellen zu eliminieren.

Neben Makrophagen spielen aber auch zytotoxische Lymphozyten, NK-Zellen und sog. LAK-Zellen (lymphokine activated killer cells) eine wichtige Rolle in der Auseinandersetzung des Immunsystems mit Tumoren. γ-Interferon aktiviert NK-Zellen und beschleunigt vor allem die Differenzierung dieser Zellen aus ihren Vorstufen. Interleukin 2 kann nicht nur eine klonale Expansion gegen Tumorantigene gerichteter zytotoxischer T-Zellen bewirken, sondern auch die Differenzierung und Vermehrung primär gegen Tumorantigene gerichteter (NK-?) Zellen herbeiführen. Diese Lymphokine können also helfen, die quantitativen Grenzen zu überschreiten, an die das Konzept der Makrophagenaktivierung sonst stieße.

Bei älteren Menschen, bei Patienten mit Tumoren, bei chronischen Krankheiten oder bei Mangelernährung kommt es häufig zu einer Beeinträchtigung der zellulären Immunität und damit zu einer vermehrten Anfälligkeit gegen Infektionserreger, deren Abwehr auf T-zellvermittelten Reaktionen beruht. Was im einzelnen die biochemischen oder molekularen Korrelate dieser Immunschwächen sind, ist nicht bekannt. Phänomenologisch äußern sie sich in einer verminderten Fähigkeit von T-Zellen zur Bildung von Rosetten mit autologen oder heterologen Lymphozyten, gelegentlich auch in einer Zunahme von T-Suppressorlymphozyten gegenüber T-Helferzellen. Thymushormone, Transferfaktor, Lävamisol- und Purinderivate wie Isoprinosin können solche Störungen der Funktion von T-Lymphozyten oder einzelner T-Zelluntergruppen offenbar so beeinflussen, daß in vielen Fällen eine Rückkehr zur Norm resultiert. Von Cimetidin weiß man, daß es die durch T-Suppressorzellen bedingte Unterdrückung zellulärer Immunreaktionen vom verzögerten Typ wieder aufheben kann. Dies wird erkennbar am Positivwerden von Hautreaktionen gegen typische Allergene wie Tuberkulin, Oxazolon oder Candida albicans.

Häufig allerdings bessern sich nur die in vitro erfaßbaren zellulären, gelegentlich klinisch-immunologischen Parameter der Immunschwäche, ohne daß es zu einer überzeugenden Besserung des klinisches Verlaufes kommt. Solche Diskrepanzen beweisen, daß die Beziehung zwischen den meßbaren immunologischen Parametern wie Rosettenbildung, Transformierbarkeit peripherer Lymphozyten durch Mitogene oder Antigene, Verhalten der Lymphozyten in gemischten Lymphozytenkulturen, dem Quotienten aus T-Helfer- und T-Suppressorzellen und vieler anderer Kriterien und der tatsächlichen immunologischen Kompetenz eines Individuums noch nicht besonders gut verstanden ist. Natürlich geben die genannten immunologischen Parameter nur Teilauskünfte. Auch ist die zeitliche Beziehung zwischen objektivierbaren Veränderungen immunologischer Parameter und den eventuell daraus resultierenden klinischen Veränderungen in vielen Fällen noch unklar.

Es bleibt also noch viel zu tun, bis einige der heute möglich erscheinenden Strategien der Immunstimulation immunpharmakologisch voll verstanden und klinisch realisiert sind. Daß diese Arbeit getan werden wird und daß die gesteckten Ziele prinzipiell erreichbar sind, erscheint angesichts der bereits erzielten Teilerfolge der Immuntherapie und angesichts der klinischen Dringlichkeit derartiger therapeutischer Modalitäten heute nicht mehr zweifelhaft.

6.2 Körpereigene Stoffe

6.2.1 Die Rolle der Gentechnik bei der Charakterisierung und Herstellung von Lymphokinen und anderen körpereigenen Proteinen [54]

Den größten Raum in diesem Abschnitt nehmen die Interferone und die ihnen nach Ursprung und physiologischer Bedeutung verwandten Lymphokine ein. In der Tat ist eines der Interferone, das γ-Interferon, ein Lymphokin. Auf die wichtige physiologische Rolle dieser Stoffe wurde bereits eingegangen. Daß diese Proteine heute auch eine zunehmende Bedeutung für die Immunpharmakologie und für die Therapie erlangen, ist der Gentechnik zu verdanken. Lymphokine und Interferone kommen in der Natur nur in sehr niedrigen Konzentrationen vor. Die Bereitstellung ausreichender Mengen von α- und β-Interferonen bleibt auch nach der Verwendung und Optimierung von Zellkulturen problematisch. Erst die Gentechnik wird ausreichende Mengen dieser Stoffe zu ökonomisch vertretbaren Bedingungen zugänglich machen. Der Beitrag der Gentechnik beschränkt sich aber nicht nur auf diesen quantitativen Aspekt. Mit der genannten Methode ist es auch möglich geworden, neue Lymphokine zu entdecken und zu charakterisieren oder – besser gesagt – Ordnung und System in das Chaos von Faktoren zu bringen, das eine fast ausschließlich auf der Methode der Zellzüchtung beruhende Immunologie und Zellbiologie erzeugt hat.

Die Methoden der Genklonierung und Genexpression sind für die Lymphokinforschung und für die daran anknüpfende Immunpharmakologie so wichtig, daß sie hier kurz geschildert werden sollen. In der immunologischen und zellbiologischen Forschung wurden viele Zellinien etabliert, die entweder konstitutiv oder nach Induktion mit Antigenen, Viren oder Mitogenen Lymphokine herstellen und in das Medium, in dem sie wachsen, abgeben: die Bildung von γ-Interferon oder Interleukin 2 durch die MO-Zelle oder durch Jurkat-Zellen in Gegenwart von Concanavalin A sind Beispiele für die induzierte Synthese von Lymphokinen. Da diese Zellen einige Stunden nach der Induktion mit einem Antigen oder Mitogen bestimmte Lymphokine synthetisieren, kann man davon ausgehen, daß sie auch die mRNS, die für die Proteine kodiert, enthalten. Da die Zelle neben dem gewünschten Protein noch Tausende weiterer Proteine bildet, ist die gewünschte RNS oft unter etwa 10 000 oder mehr mRNS-Molekülen der Zelle in nur einigen wenigen Kopien vorhanden. Es gibt nun verschiedene Wege, die gewünschte mRNS-Spezies anzureichern. Zunächst einmal kann man mRNS aufgrund der an ihrem 3'-Ende vorhandenen Polyadenylsäuresequenzen leicht auf chromatographischem Trägermaterial, das kovalent gebundene Oligodesoxythymidinsäuren trägt, isolieren, d.h. von anderen Makromolekülen der Zelle, vor allem von ribosomaler RNS, trennen. Anschließend kann man sie durch Zentrifugation in Saccharosedichtegradienten ihrer Größe nach fraktionieren. Die Einzelfraktionen können dann entweder in zellfreien Systemen, die alle zur Proteinsynthese nötigen Komponenten enthalten,

oder durch Injektion in die Eier des Krallenfrosches (Xenopus laevis) daraufhin geprüft werden, ob sie die gesuchten mRNS-Moleküle enthalten: in diesem Fall wird
nämlich die gesuchte mRNS durch die Komponenten des zellfreien Systems oder
durch den Proteinsyntheseapparat der Froscheier translatiert. Das gesuchte Lymphokin wird also synthetisiert und kann durch einen empfindlichen Test nachgewiesen werden. Oft steht aber gerade ein solcher Test nicht zur Verfügung. Man
muß dann andere Wege zur Auffindung der gesuchten mRNS einschlagen. Einer
dieser Wege besteht darin, daß man versucht, zunächst eine kleine Menge des gewünschten Proteins rein darzustellen. Anschließend wird die Aminosäuresequenz
eines Teilstückes des Proteins möglichst vom COOH- oder vom aminoterminalen
Ende her aufgeklärt. Dies gelingt heute in geübten Händen und mit den geeigneten
Geräten schon mit wenigen Mikrogramm des reinen Proteins. Hat man die Aminosäuresequenz eines Teilpeptids, dann kann man daraus aufgrund der Regeln des genetischen Codes auch die Nukleotidsequenz – und die komplementäre Nukleotidsequenz – ableiten. Man kann also ein DNS-Molekül synthetisieren, das einem Teil
der gesuchten mRNS komplementär ist. Unter geeigneten Bedingungen bilden sich
zwischen der gesuchten mRNS und der „DNS-Probe" hybride Doppelstränge, die
man von nicht hybridisierten Nukleinsäuren durch Adsorption an Nitrozellulose
oder an anderes geeignetes Material trennen kann.

Hat man auf einem dieser Wege die gewünschte mRNS-Fraktion angereichert, so
kann man sie mit „reverser Transkriptase", einem von RNS-Tumorviren kodierten
Enzym, in DNS-Stränge „umschreiben". Dabei entstehen mRNS-DNS-Hybride.
Durch Hydrolyse in 0,1 M KOH wird der RNS-Strang abgebaut; der DNS-Strang
kann nun durch DNS-Polymerase I zu einem „Haarnadel"-Doppelstrang verlängert werden. Durch Behandlung mit S_1-Nuklease entsteht aus dem Haarnadel-
strang ein typischer DNS-Doppelstrang. An die 3'-Enden dieses Doppelstranges
werden nun mit Hilfe terminaler Desoxynukleotidyltransferase Reste von Oligo-
desoxycytidylsäure angefügt. Diese „aufbereiteten" DNS-Stücke können dann in
ein Plasmid eingefügt werden, in dem durch Behandlung mit einem Restriktionsenzym und durch Modifikation der 3'-terminalen Enden mit Oligodesoxyguanyl-
säure 2 Enden geschaffen werden, die den modifizierten Enden des aufzunehmenden DNS-Stückes komplementär sind. Durch Ligase können die DNS-
Stränge zwischen Plasmid und eingefügtem Element wieder geschlossen werden.
Das Plasmid kann nun durch Transformation wieder in einen Mikroorganismus
oder in eine Säugetierzelle eingeschleust und dort vermehrt und exprimiert werden.

Man kann dieses Verfahren auch so modifizieren, daß man zunächst einmal alle
mRNS in DNS transkribiert und kloniert. Man erhält auf diese Weise eine „Gen-
bank", die in einer großen Zahl von Plasmiden und Bakterien enthalten ist. Nun
kann getestet werden, ob sich die gewünschte mRNS an die DNS irgendeiner Re-
kombinante bindet. Dazu wird oft folgender Weg eingeschlagen: man stellt
[32 P]-markierte mRNS aus einer induzierten Zelle dar und prüft, ob sich markierte
mRNS in Gegenwart eines Überschusses aus unmarkierter RNS aus nicht-induzier-
ten Zellen an die DNS einer der Kolonien bindet. Um eine bessere Chance zu haben, innerhalb einer noch übersehbaren Zahl von Einzelproben ein positives Ergebnis zu bekommen, vereinigt man bei diesem Test im allgemeinen die Plasmid-DNS
aus mehreren Kolonien *(Abb. 6.1. und 6.2.).*

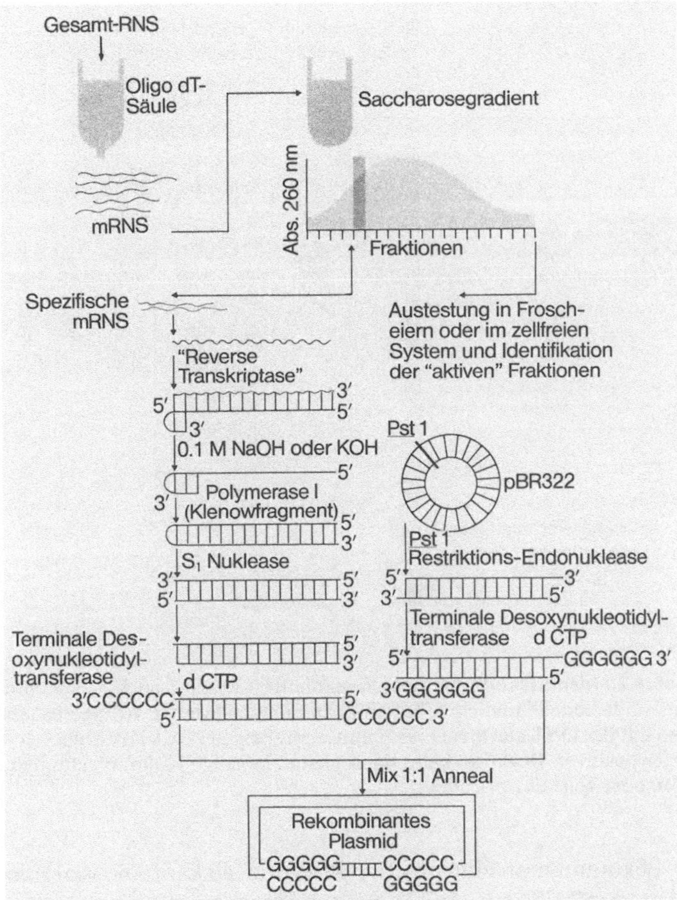

Abb. 6.1. Einzelschritte der Klonierung eines Lymphokingens in einem Bakterienplasmid. Aufgrund ihres Gehaltes an 3'Oligoadenylsäure kann mRNS durch Chromatographie auf einem Trägermaterial, das Oligodesoxythymidin enthält, von ribosomaler und transfer-RNS getrennt werden. Die mRNS wird anschließend über einen Saccharosegradienten zentrifugiert und dadurch entsprechend ihrer Sedimentationsgeschwindigkeit in viele Fraktionen aufgetrennt. Die einzelnen Fraktionen werden in Eizellen von Xenopus laevis injiziert oder in zellfreien, Protein synthetisierenden Systemen getestet. Diejenige Fraktion, die die Synthese des gesuchten Proteins, z. B. γ-Interferon, in den genannten Systemen stimuliert, die also die spezifische mRNS enthält, wird durch reverse Transkriptase in komplementäre DNS-Stränge „umgeschrieben". Nach Verdauung der RNS-Stränge werden die DNS-Einzelstränge mittels Polymerase I zu Doppelsträngen komplementiert. Diese in „Haarnadelform" vorliegenden Doppelstränge werden durch S₁-Nuklease in Doppelstränge mit freien Enden gespalten. Nach Modifikation der Enden durch Anfügung von Oligodesoxycytidylsäureresten ist das DNS-Stück bereit zum Einbringen in ein durch ein Restriktionsenzym gespaltenes Plasmid, dessen Enden vorher durch die Anbringung von komplementären Oligodesoxyguanylsäureresten modifiziert wurden. Das DNS-Stück paßt nun aufgrund der Komplementarität in die Schnittstellen des Plasmids und fügt sich dort ein. Durch Behandlung mit DNS-Ligase wird das Plasmid wieder zu einem kovalenten Ringmolekül geschlossen.

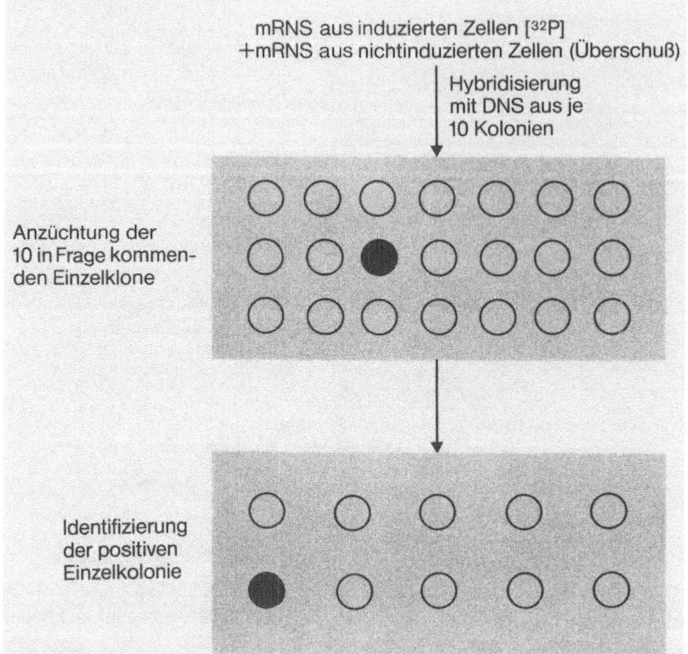

Abb. 6.2. Identifikation der Bakterienkolonie, die das gesuchte Gen enthält. [^{32}P]-markierte mRNS aus „induzierten" und ein Überschuß an nicht markierter mRNS aus nicht induzierten Zellen werden mit der DNS aus mehreren (in unserem Beispiel 10) transformierten Kolonien hybridisiert. Bei einer positiven Reaktion kann dann gleich diejenige Kolonie gefunden werden, die das gesuchte Gen oder Teile davon enthält.

Bekommt man eine positive Reaktion, so kann die Kolonie, die mit der [^{32}P]-markierten mRNS reagiert hat, schnell identifiziert und in großen Mengen angezüchtet werden. Nun kann durch DNS-Sequenzierung nachgeprüft werden, ob die gefundene Kolonie das gesuchte Gen vollständig enthält. Falls dies der Fall ist, interessiert natürlich, ob und in welchem Umfang das Gen bereits exprimiert wird. Häufig müssen zur Expression noch weitere Regulationselemente in die DNS des Wirtsorganismus eingebaut werden.

Die Möglichkeit, die Gene von Lymphokinen auf diese Weise zu klonieren, zu identifizieren und zur Expression zu bringen, stellt sowohl für die Immunologie als auch für die von dieser Basis ausgehende Immunpharmakologie eine große Bereicherung dar. Da Lymphokine in genügender Menge und in großer Reinheit verfügbar gemacht werden können, befindet sich die Immunpharmakologie hier an einem Ausgangspunkt, der Ähnlichkeit mit der Situation der Endokrinopharmakologie in den fünfziger und der Neuropharmakologie in den sechziger Jahren hat. Man verfügt über die „Akteure" – im vorliegenden Fall über die Lymphokine, in den beiden Vergleichsfällen über die Hormone und Neurotransmitter –, kann nun Rezeptoren suchen und charakterisieren und den biochemischen und molekularen Wirkungsmechanismus dieser Stoffe kennenlernen. Damit aber wären die Grundlagen für eine neue Pharmakologie des Immunsystems gelegt: es können Agonisten und Antagonisten für bestimmte Lymphokine und ihre Rezeptoren gefunden werden, ganz ähnlich wie das in der Vergangenheit für Hormone und Neurotransmitter geschehen ist. Bei der Suche nach diesen Stoffen kann man zunächst „blind" vorgehen, d.h. man sucht unter bereits vorhandenen Stoffen diejenigen aus, die Eigenschaften eines Rezeptorliganden zeigen. Anschließend versucht man durch gezielte Abwandlung dieser Stoffe die gefundenen Wirkungen zu optimieren. Man wird aber auch „rationaler" vorgehen können. Wenn es gelingt, Lymphokine, ihre Rezeptoren oder – im Idealfall – ihre Ligand-Rezeptorkomplexe zu kristallisieren, dann kann man sich durch Röntgenstrukturanalyse ein Bild von der dreidimensionalen Struktur dieser Proteine oder Komplexe machen. Damit aber gewinnt man dann die Grundlage für die rationale, d.h. planmäßige Synthese von Stoffen, die – ohne selbst Proteine zu sein – die biologische Wirkung von Proteinen nachahmen (Peptidomimetika) oder antagonisieren.

6.2.2 Interferone

6.2.2.1 Geschichte und Definition [12, 48, 54, 76]

Die Frage, warum höhere Organismen nicht gleichzeitig an mehreren Virusinfektionen erkranken, veranlaßte die beiden Virologen A. Isaacs und J. Lindenmann 1957 zur Durchführung eines überaus folgenreichen Experimentes. Sie infizierten Amnionzellen aus Hühnereiern mit Influenzaviren. Anschließend prüften sie, welchen Einfluß das Medium, in dem die infizierten Zellen suspendiert waren, auf die Infektion frischer Zellen mit einem anderen Virus hat. Sie fanden, daß Zellüberstände von virusinfizierten Zellen, aus denen Zellen, Zellbestandteile und Viren entfernt worden waren, andere Zellen vor der Infektion mit einem breiten Spektrum untereinander nichtverwandter Viren schützten. Sie nannten das vermeintliche stoffliche Prinzip, das diesem Phänomen zugrunde lag, Interferon. In der Folgezeit konnte gezeigt werden, daß es sich bei der interferierenden Aktivität um ein Protein, genauer um ein Glykoprotein, handelte. Weiterhin stellte sich heraus, daß Interferon nicht virusspezifisch, wohl aber speziesspezifisch wirkt. Man fand, daß Interferon einer Tierart nur Zellen derselben Tierart vor Virusinfektionen schützte, gegenüber Zellen anderer Spezies aber nur abgeschwächt oder überhaupt nicht wirkte. Bereits Isaacs und Lindenmann hatten gefunden, daß auch abgetötetes Influenzavirus die Bildung von Interferon induziert. In den folgenden Jahren stellte sich heraus, daß nicht nur Viren, sondern auch andere Mikroorganismen, Bestandteile von Mikroorganismen oder synthetische Substanzen Interferon induzieren. Vielen Interferoninduktoren ist gemeinsam, daß sie Polyanionen sind: Nukleinsäuren, synthetische Polynukleotide, Pyran-Copolymer und Lipopolysaccharide. Die Tatsache, daß so viele Stoffe zur Bildung von Interferon Anlaß geben können, wies schon früh darauf hin, daß die physiologische Rolle dieses Prinzips nicht auf die Abwehr von Virusinfektionen beschränkt sein müsse. Dennoch dauerte es fast 2 Jahrzehnte, bis klar wurde, daß Interferon ein pleiotrop wirksames Prinzip ist und daß die antivirale Wirkung nur eine Komponente eines Spektrums von Phänomenen darstellt, die durch Interferon hervorgerufen werden. Der frühen Einsicht, daß es mehrere speziesspezifische Interferone, also Maus-, Hühner- oder Humaninterferon, gibt, folgte erst Mitte der siebziger Jahre die Erkenntnis, daß auch innerhalb einer Spezies chemische und biologisch verschiedene Interferone existieren.

Menschliches Interferon wurde vorwiegend aus virusinfizierten Leukozyten oder aus mit Polynukleotiden induzierten menschlichen Fibroblasten gewonnen. Beide Interferone unterscheiden sich in vielerlei Hinsicht. Man war also gezwungen, von Leukozyteninterferon oder von Fibroblasteninterferon zu sprechen. Diesen beiden voneinander verschiedenen Interferonen konnte bald ein drittes menschliches Interferon gegenübergestellt werden, das unter dem Einfluß von Antigenen und Mitogenen in Lymphozyten und Monozyten entsteht. Man nannte dieses Interferon, das im Gegensatz zu Leukozyten- und Fibroblasteninterferon bei pH 2 zerstört wird, Immuninterferon.

Die Gentechnik ermöglichte schließlich noch weitere Differenzierungen. Wie bereits erwähnt, erlaubt es diese Methode, Genbanken anzulegen und diejenigen Gene zu identifizieren und zu charakterisieren, die für Proteine mit Interferonaktivität kodieren. Nach dem heutigen Wissensstand können wir die Interferone als eine Familie verschiedener Proteine oder Glykoproteine definieren, die antivirale, antiproliferative, immunmodulierende und differenzierungsfördernde Wirkungen entfalten.

6.2.2.2 Einteilung

Man kennt heute 3 Klassen von menschlichen Interferonen, die sich strukturell und funktionell grundsätzlich voneinander unterscheiden: α-, β- und γ-Interferon. Diese Bezeichnungen entsprechen der früher gebräuchlichen Klassifikation von Typ I-, II- und III-Interferonen; wie bereits erwähnt, geht diese ältere Unterteilung auf die Herkunft verschiedener Interferone aus Leukozyten oder lymphoblastoiden Zellen, Fibroblasten oder Lymphozyten zurück. *Tab. 6.2.* gibt einen Überblick über die verschiedenen Klassen menschlicher Interferone, ihre Herkunft und die früher üblichen Bezeichnungen. α-, β- und γ-Interferone unterscheiden sich hinsichtlich ihrer Antigenität, ihrer Aminosäurezusammensetzung und ihrer Aminosäuresequenz. Während α- und β-Interferone mit einer bisher bekannten Ausnahme aus 166 Ami-

Tabelle 6.2. Übersicht über die 3 Hauptgruppen von Interferonen

Gültige Bezeichnung	Alte Synonyme	Eigenschaften (Größe)	Herkunft	Spez. Aktivität (IE/mg Protein)
Interferon α IFN α	Leukozyteninterferon Interferon Typ I ,virusinduziert'	pH2 stabil heterolog aktiv (bovine Zellen) 166 A.s.	Leukozyten Lymphoblastoide Zellen	$> 10^9$
Interferon β IFN β	Fibroblasteninterferon Interferon Typ I ,virusinduziert'	pH2 stabil heterolog inaktiv (bovine Zellen) 166 A.s.	Fibroblasten	$\sim 10^9$
Interferon γ IFN γ	Immuninterferon Interferon Typ II ,mitogeninduziert'	pH2 labil 146 A.s.	Lymphozyten Makrophagen NK-Zellen	$> > 10^6$

A.s. = Aminosäuren

nosäuren bestehen, umfaßt γ-Interferon (Immuninterferon) nur 146 Aminosäure-bausteine.

Es gibt mindestens 16 verschiedene α-Interferone, deren Synthese von ebenso vielen Genen gesteuert wird. Untereinander sind sich die α-Interferone sehr ähnlich: Unterschiede betreffen nicht mehr als 20% ihrer 166 Aminosäuren. Biologisch gibt es aber innerhalb dieser Gruppe durchaus Unterschiede. Entgegen früheren Annahmen besitzen die meisten menschlichen α-Interferone keine Kohlenhydrat-anteile, obwohl sie alle ein prinzipiell glykosylierbares Asparaginmolekül enthalten. Nach Berechnungen von Weissmann und Mitarb. hat sich die Entwicklung des β-Interferons vor etwa 500 Millionen Jahren von der Entwicklung der α-Interferone getrennt, während die Verschiedenheiten innerhalb der α-Familie im Zeitraum von etwa 33 Millionen Jahren entstanden sein könnten.

Im Gegensatz zu der Heterogenität der α-Interferone hat man bisher nur ein menschliches Gen für β-Interferon identifiziert. β-Interferon liegt normalerweise als Glykoprotein vor; es zeigt in der SDS-PAGE-Elektrophorese ein Molekularge-wicht von 23 000 Dalton. Durch Gentechnik hergestelltes, also kohlenhydratfreies β-Interferon hat ein Molekulargewicht von 18 000 Dalton. Die Homologie seiner Aminosäuresequenz mit den α-Interferonen beträgt etwa 30%. Da in der Literatur über für β-Interferon kodierende mRNS-Spezies von unterschiedlicher Größe be-richtet wurde, ist die Möglichkeit, daß es noch unentdeckte β-Interferone gibt, nicht ganz auszuschließen. Eine der Heterogenität der α-Interferone auch nur annähernd vergleichbare Unterschiedlichkeit verschiedener β-Interferone gibt es aber sicher nicht. Weder das β-Interferongen noch die α-Interferongene enthalten Introns.

Anders ist es mit dem einzigen bisher bekannten Gen für γ-Interferon. Dieses Gen enthält mehrere Introns. Das γ-Interferonmolekül ist an 2 Stellen glykosyliert. In hochgereinigten Präparaten von γ-Interferon hat man 3 Aktivitätsgipfel bei Mo-lekulargewichten von 45 000, 25 000 und 20 000 Dalton gefunden. Alle diese Aktivi-täten sind bei pH 2 instabil. Es ist bis heute nicht klar, ob diese Unterschiede, die nicht auf Molekülaggregationen zurückgeführt werden können, durch unterschied-liche Glykosylierungen zustande kommen oder ob es doch mehrere γ-Interferonge-ne gibt. Das nichtglykosylierte, durch Gentechnik hergestellte γ-Interferon umfaßt 146 Aminosäuren und weist ein Molekulargewicht von 17 000 Dalton auf. Es zeigt keine Homologie mit α- oder β-Interferonen. Die Gene für α- und β-Interferon lie-gen auf dem Chromosom Nr. 9. Das γ-Interferongen befindet sich auf einem ande-ren Chromosom.

6.2.2.3 Eigenschaften [48, 52, 54, 55, 74, 76, 82]

Alle Interferone haben antivirale Eigenschaften, d.h. sie können nichtinfizierte, aber für eine Virusinfektion empfängliche Zellen eine Zeitlang in einen Zustand versetzen, in dem die Zellen gegen ein breites Spektrum von Erregern resistent sind; man spricht von einem „antiviralen Zustand". Biochemisch ist dieser Zustand durch die Veränderung einer Reihe von Parametern charakterisiert, die nicht nur mit antiviralen Wirkungen, sondern auch mit toxischen Erscheinungen korrelierbar sind. Jedes Interferon hat sein eigenes individuelles Spektrum von Zellen, auf die es wirkt. Alle menschlichen Interferone können Humanzellen in einen antiviralen Zustand versetzen. Die α-Interferone wirken darüber hinaus gut auf Zellen von Rind und Katze, während β-Interferon Rattenzellen beeinflußt. γ-Interferon wirkt auf keine dieser artfremden Zellen. Innerhalb der Gruppe der α-Interferone gibt es weitere Unterschiede: rekombiniertes, also durch Gentechnik gewonnenes α_1-Interferon ist gegenüber Rinderzellen 100mal wirksamer als gegenüber Humanzellen. Hybridinterferone, die durch Genfusion entstehen, z.B. α_1/α_2-Interferon, wirken weitaus besser auf Mäusezellen als jede der beiden Ausgangsstrukturen.

Neben der antiviralen Aktivität der Interferone interessieren vor allem die antiproliferativen Eigenschaften dieser Stoffe, die als erster Ion Gresser während der sechziger Jahre in Frankreich untersuchte. Zunächst galt das Interesse dem Einfluß von Interferon auf Tumoren, die durch onkogene Viren in Versuchstieren erzeugt wurden. Es zeigte sich, daß mit Interferon behandelte Tiere weniger Tumoren entwickelten und länger lebten als Kontrolltiere. Später stellte sich heraus, daß Interferone auch gegen nachweislich nichtvirusinduzierte Tumoren schützten. Weiterhin fand man, daß Interferon in vitro das Wachstum normaler und maligner Zellen hemmen konnte, also direkt zytotoxisch wirkt [23]. Bereits 1972 aber wurde deutlich, daß die direkten antiproliferativen Wirkungen nicht ausreichten, um die kurativen Effekte von Interferon auf tumortragende Tiere zu erklären: Interferon wirkte in vivo auch gegen eine experimentelle Leukämie (L 1210), obwohl die Tumorzellen in vitro Resistenz gegen Interferon zeigten. Heute wissen wir, daß mehrere Einzelwirkungen zu der klinisch und experimentell beobachteten Antitumorwirkung der Interferone beitragen. Offenbar spielen die immunmodulatorischen Effekte, die weiter unten besprochen werden, in der experimentellen und klinischen Krebstherapie eine ebenso wichtige Rolle wie die antiproliferativen Eigenschaften. Bezogen auf antivirale Wirkungseinheiten ist γ-Interferon sowohl in der direkten zytotoxischen Wirkung als auch in seinen immunmodulatorischen Effekten potenter als die α- und β-Interferone. Es verhält sich in mehreren Testanordnungen gegenüber α- oder β-Interferon synergistisch: dies gilt für die antiproliferativen Wirkungen ebenso wie für die antiviralen Effekte.

Alle Interferone beeinflussen eine Reihe immunologischer Parameter [73]. Dabei hängt die Richtung des beobachteten Einflusses oft von den Versuchsbedingungen ab: während hohe Dosen von Interferon die Überlebenszeit von Haut- oder Organtransplantaten verlängern, haben niedrige Dosen oft den gegenteiligen Effekt. Auch der Zeitpunkt der Applikation von Interferon scheint einen Einfluß auf bestimmte Reaktionen zu haben: 24 Stunden vor dem sensibilisierenden oder dem die Überempfindlichkeit vom verzögerten Typ (DTH) auslösenden Antigen verabreicht, hemmt Interferon die Entstehung einer solchen Reaktion – gleichzeitig mit dem Antigen verabreicht, kann Interferon die gleiche Reaktion verstärken. Dieser Effekt ist möglicherweise auf die Inhibierung von Suppressorzellen zurückzuführen. Ähnliche Phänomene kann man auch bei der Antikörperbildung in vitro gegen Schafserythrozyten beobachten: gleichzeitig mit dem Antigen angeboten, hemmt Interferon die Antikörperbildung; 48–72 Stunden nach der Einwirkung des Antigens hinzugefügt, wird die Antikörperbildung gefördert. Die Wirkung von Interferonen auf die Antikörperbildung in vivo ist widersprüchlich. Bei Patienten beobachtete man während der Behandlung mit α-Interferon eine deutliche Reduktion zirkulierender B-Zellen; allerdings wurde keine direkte Beeinträchtigung der Antikörperbildung während der Therapie mit Interferonen gefunden.

Der Einfluß der Interferone auf die Funktion zytotoxischer T-Zellen, T-Suppressorzellen und T-Helferzellen ist nicht eindeutig definierbar. Die zu beobachtenden Effekte hängen zu sehr von den gewählten Versuchsbedingungen ab, als daß sie generelle Schlüsse zuließen.

Überhaupt scheint die physiologische Bedeutung der Interferone nicht in der Modulation der spezifischen B- oder T-zellabhängigen Immunität zu liegen. Sie ist viel eher Teil jener primitiven, auf akute Bedrohung gerichteten körpereigenen Abwehr, zu der auch die Funktion der Granulozyten, der Makrophagen und der NK-Zellen zu rechnen ist. In der Tat sind die Wirkungen der Interferone in diesem Bereich eindeutiger als die hier nur kurz skizzierten Wirkungen auf T- und B-Lymphozyten. Die Wirkungen der Interferone auf verschiedene Parameter ergänzen sich funktionell in bemerkenswerter Weise. Die Aktivität von Makrophagen wird unter dem Einfluß von Interferonen gesteigert: die Adhärenz und Ausbreitung dieser Zellen auf Oberflächen nehmen ebenso zu wie ihre Fähigkeit zur Phagozytose inerter Partikel. Auch die Zahl der Fc-Rezeptoren auf der Zelloberfläche nimmt zu. Aus diesen Veränderungen resultiert 6–12 Stunden nach Erreichen maximaler Interferonkonzentrationen im Blut auch eine Steigerung der durch Fc-Rezeptoren vermittelten Phagozytose [68].

Interferone steigern des weiteren die Fähigkeit von Mausmakrophagen zur Abtötung von Tumorzellen. Ebenso konnte durch Einwirkung von β-Interferon auf menschliche Monozyten deren Kapazität zur Zytolyse einer SV40 transformierten Zelle vermehrt werden. Im Zusammenhang mit der Antitumorwirkung der Interferone, besonders des γ-Interferons, ist der Wirkung dieser Stoffe auf NK-Zellen viel Beachtung geschenkt worden. Die von zahlreichen Autoren beschriebene Steigerung der NK-Zellaktivität gegen Tumorzellen beruht vermutlich eher auf einer beschleunigten Reifung von NK-Vorläuferzellen als auf einer Steigerung des zytotoxischen Potentials ausgereifter T-Zellen. Wiederum scheint γ-Interferon, bezogen auf seine antivirale Aktivität, wesentlich wirksamer zu sein als α- und β-Interferon. Die diesem Interferon etwas voreilig gegebene Bezeichnung „Immuninterferon" besteht also zu Recht.

Eine ebenfalls wesentliche Eigenschaft aller Interferone ist ihre Fähigkeit, die Expression von Histokompatibilitätsantigenen der Klassen I und II zu steigern. Auch hier ist γ-Interferon weitaus wirksamer als α- und β-Interferone. Im Zusammenhang mit einer vermehrten Expression von HLA-A-, B- und C-Antigenen kommt es unter dem Einfluß der Interferone auch zu einem Anstieg der Bildung und Freisetzung von β_2-Mikroglobulin. Dieser Anstieg kann auch klinisch als typischer Interferoneffekt bestimmt werden. Durch eine vermehrte Expression von HLA-Antigenen werden fremde Zellen, also allogene Tumorzellen, noch „fremder" und besser erkennbar. Der evolutionäre Sinn dieses Effektes bleibt aber unklar, wenn man bedenkt, daß autologe Tumorzellen ja keine fremden HLA-Antigene tragen. In der Tat wirken NK-Zellen unter dem Einfluß von Interferon auch nicht vermehrt auf autologe Tumorzellen: vielleicht stellt diese vermehrte Expression von HLA-Antigenen ursprünglich einen Verteidigungsmechanismus zur Abwehr von tierisch-parasitären Zellen dar. Die vermehrte Expression von Histokompatibilitätsantigenen der Klasse II (Ia-Genen) ist im Rahmen der effizienteren Kommunikation zwischen antigenpräsentierenden Zellen und Lymphozyten untereinander verständlich.

Zusammenfassend kann festgehalten werden, daß die Interferone vorwiegend diejenigen Leistungen des Immunsystems stimulieren, die der unspezifischen Abwehr dienen. Dies betrifft die Phänomenologie des antiviralen Zustands ebenso wie die Steigerung der Aktivität von Makrophagen und die beschleunigte Bereitstellung von NK-Zellen. Die vermehrte Expression von Fc-Rezeptoren sowie von Histokompatibilitätsantigenen beider Klassen kann ebenfalls in diesem Zusammenhang verstanden werden, obwohl gerade diese zuletzt genannten Reaktionen eine stärkere Verbindung „primitiver" Effektorfunktionen mit den evolutionär jüngeren Mechanismen der spezifischen Antigenerkennung bewirken sollten.

Für die Interferone sind auch eine Reihe von Wirkungen beschrieben worden, die man als „differenzierungsfördernde" oder entwicklungsbiologische Effekte klassifizieren könnte. Hierher gehören die Überführung unreifer Muskelzellen in reife, myoglobinproduzierende Zellen, die Hemmung der Expression des Globingens in Zellen der durch Friend-Virus induzierten Erythroleukämie, eine Stimulierung der Methylierung von Transfer-RNS und eine vermehrte Expression des carcinoembryonalen Antigens auf Tumorzellen. Die Liste ist keineswegs vollständig. Der zuletzt genannte Effekt könnte wiederum ähnlich wie die Steigerung der Expression von MHC-I-Genen der „Demaskierung" von Tumorzellen und damit ihrer besseren Elimination dienen. Interferone können auch – wie Gresser gezeigt hat – durch Röntgenstrahlen transformierte Zellen wieder in einen normalen Phänotyp überführen. Eine gelegentlich erwähnte Veränderung der Motilität von Zellen könnte einen hemmenden Einfluß auf die Entstehung von Tumormetastasen haben.

6.2.2.4 Biochemische Aspekte der Wirkung [18, 28, 48, 54]

Der großen Zahl biologischer Effekte, die für die verschiedenen Interferone beobachtet wurden, stehen ebenso viele Beobachtungen auf biochemischer Ebene gegenüber: dabei ist es nicht einfach, in biochemischen Kategorien beschriebene Veränderungen den komplexen Wirkungen auf zellulärer oder gar organismischer Ebene zuzuschreiben. Einigermaßen gelingt dies wohl noch für den sog. antiviralen Zustand.

Zunächst einmal müssen die Interferone mit Rezeptoren an der Zelloberfläche reagieren. Chemisch handelt es sich hierbei um Ganglioside. Die Loci für die Rezeptoren der α- und β-Interferone liegen auf dem langen Arm des Chromosoms 21 in unmittelbarer Nachbarschaft zum Superoxyddismutase-Gen. Bei der Trisomie 21 werden entsprechend der insgesamt höheren Zahl an Genkopien mehr Rezeptoren gebildet, was eine vermehrte Empfindlichkeit für Interferon bei Patienten mit dieser Störung zur Folge hat. Dies gilt aber nicht für γ-Interferon: das Gen für dieses Protein liegt an anderer Stelle. Ob die Rezeptoren für α- und β-Interferone identisch sind, ist nicht sicher: zumindest sind sie einander so ähnlich, daß α- und β-Interferone sich in ihrer Bindung an Zelloberflächen kompetitiv verhalten. Der γ-Rezeptor ist mit Sicherheit getrennt vom α-/β-Rezeptor. Für menschliche Melanomzellen wurden für [35] S-Methionin α-Interferon A (identisch mit α_2) annähernd 3000 Rezeptoren pro Zelle ermittelt. Die Bindungsstärke (Kd) wurde mit $8{,}4 \times 10^{-11}$ M und auf einer anderen Zelle (Neuroblastom) mit $6{,}2 \times 10^{-10}$ M bestimmt. Obwohl der γ-

Rezeptor räumlich getrennt vom α- und β-Rezeptor gedacht werden muß, scheint seine Besetzung durch γ-Interferon einen indirekten Einfluß auf die Bindung von α- oder β-Interferon zu haben.

Auf einer menschlichen Zelle, der Wish-Zelle, wurden mit rekombiniertem γ-Interferon $50\text{-}70 \times 10^3$ Rezeptoren pro Zelle und eine Dissoziationskonstante (Kd) von 7×10^{-9} gemessen. Während der γ-Rezeptor also in einer größeren Zahl vorliegt als der α- oder β-Rezeptor, ist die Stärke seiner Interaktion mit dem passenden Liganden um 1–2 Größenordnungen geringer als die Interaktion des α-Rezeptors mit β-Interferon.

Um wirksam zu werden, müssen Interferone nicht internalisiert werden. Die Bindung an den jeweils spezifischen Rezeptor löst eine Reihe biochemischer Veränderungen aus. Im wesentlichen handelt es sich um die Induzierung von Enzymen oder um Phosphorylierungen.

Das bestbekannte Beispiel für eine Enzyminduktion betrifft die $2'5'$-Oligo-Adenylatsynthetase. Dieses Enzym polymerisiert in Gegenwart doppelsträngiger RNS ATP zu $2'5'$-Oligo-Adenylaten. Diese Oligoadenylsäuren aktivieren wiederum eine Endoribonuklease. Die Nuklease spaltet dann einsträngige Ribonukleinsäuren, also sowohl virale RNS als auch zelluläre mRNS und ribosomale RNS. Ein weiteres Enzym, das von Interferonen (α und β) induziert wird, ist eine Proteinkinase; dieses Enzym phosphoryliert anschließend in Gegenwart und in Abhängigkeit von doppelsträngiger RNS die α-Untereinheit des Initiationsfaktors eIF-2. Durch diese Phosphorylierung wird eIF-2 inaktiviert: es entstehen bei 48S sedimentierende, „eingefrorene" Initiationskomplexe, die die kleine (40S) ribosomale Untereinheit, mRNS, Transfer-RNS und den phosphorylierten eIF-2 enthalten. Die Proteinsynthese ist dann auf dieser Stufe unterbrochen. Eine ebenfalls durch Interferon induzierte Phosphodiesterase spielt eine „Doppelrolle". Sie spaltet einerseits die $2'5'$-Oligoadenylsäuren, die unter dem Einfluß der Synthetase gebildet werden. Insofern ist sie ein Gegenspieler dieses Enzyms. Andererseits wirkt sie aber selbst als Hemmer der Translation viraler Proteine *(Abb. 6.3.)*. Diese Veränderungen sind insgesamt für den antiviralen Zustand interferonbehandelter Zellen verantwortlich. Dabei kommt der Proteinkinase die vielleicht wichtigste Rolle zu: ihre Aktivität korreliert am besten mit der beobachteten Virushemmung. Die Induktion der $2'5'$-Adenylatsynthetase ist möglicherweise stärker mit dem antiproliferativen Effekt der Interferone korreliert.

In interferonbehandelten Zellen findet man eine Reihe von Peptiden, die in unbehandelten Fällen nicht vorkommen. Von Interesse ist dabei, daß γ-Interferon einige Peptide induziert, die als Folge der α- oder β-Interferonwirkung nicht gesehen wurden. Z. B. wird durch γ-Interferon eine polyaminabhängige Proteinkinase induziert, die nicht abhängig von doppelsträngiger RNS ist und die zelluläre Proteine mit Molekulargewichten von 68 000 und 72 000 Dalton phosphoryliert. Diese Befunde sind zur Zeit noch schwer interpretierbar; sie illustrieren jedoch die Unterschiede zwischen α- und β-Interferonen einerseits und γ-Interferon andererseits und liefern eine Verständnisbasis dafür, daß α- und γ-Interferon sich so oft synergistisch zueinander verhalten.

Interferone stimulieren die Synthese von Prostaglandinen. Der durch Interferon induzierte „antivirale Zustand" kann durch Zyklooxygenasehemmer aufgehoben werden. Es ist auch berichtet worden, daß gewisse Nebenwirkungen von Interferon,

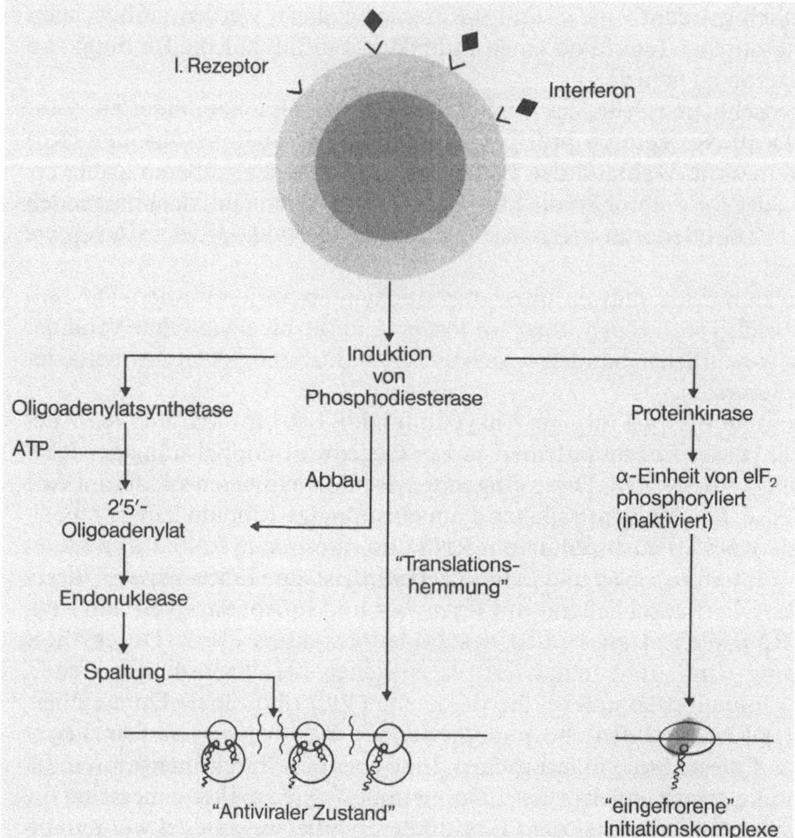

Abb. 6.3. Biochemische Merkmale des durch Interferon erzeugten „antiviralen" Zustandes.

wie Fieber, durch intrathekale Verabreichung von Indomethacin reduziert werden können.

Welche biochemischen Effekte der Interferone sich am besten mit der antiproliferativen Wirkung dieser Stoffe in Verbindung bringen lassen, ist weiterhin unklar. Die mögliche Rolle der 2′5′-Oligoadenylsäuren wurde bereits erwähnt. Am stärksten betroffen von der antiproliferativen Wirkung sind nach neueren durchflußzytometrischen Untersuchungen Tumorzellen in der G_0- bzw. G_1-Phase.

Interferone hemmen Ornithindecarboxylase, das Enzym, das den ersten geschwindigkeitsbestimmenden Schritt in der Polyaminsynthese katalysiert und an vielen zellulären Regulationsvorgängen beteiligt ist. Vielleicht liegt hier das biochemische Korrelat für die Wirkungen der Interferone auf Differenzierungsvorgänge.

Zellmembranen verändern sich unter dem Einfluß der Interferone in der Weise, daß eine starrere Membran von geringerer Fluidität entsteht. Es kommt zu einer Umverteilung von Glykoproteinen an der Zelloberfläche. Das Enzym, das die Bildung von N-Acetylglucosaminyl-dolichyl-phosphaten aus Uridindisphosphat-N-acetylglucosamin und Dolichylphosphaten katalysiert, wird gehemmt. Dadurch setzen interferonbehandelte Zellen Viren frei, denen wichtige Glykoproteine fehlen.

6.2.2.5 Physiologische Rolle der Interferone

Ein wichtiger Weg zum Verständnis der physiologischen Funktion der Interferone ergibt sich aus der Beurteilung der Rolle der Interferone bei klinischen und experimentellen Infektionen. In beiden Situationen kommt es frühzeitig zu einem Interferonanstieg im Blut. In klinischen Fällen von Mumps sind die Titer am ersten Tag der Krankheit am höchsten und fallen danach stetig ab. In den ersten Tagen einer Influenzainfektion beruht der Titeranstieg vorwiegend auf einer Veränderung des α-Interferons. Danach dominiert ein anderes, nicht mit α identisches Interferon. Daß der Anstieg von Interferon im Blut von virusinfizierten Versuchstieren oder von Patienten physiologisch relevant ist, scheint durch Experimente bestätigt, in denen Mäusen vor der Infektion mit Herpesviren, Semliki Forest-Viren oder dem Erreger der chronischen lymphozytären Choriomeningitis spezifisch interferonneutralisierende Antiseren appliziert wurden. In allen diesen Fällen verlief die Krankheit schwerer und führte zu höheren Virustitern als bei Kontrolltieren.

Welche Rolle ein abartiges Interferon spielt, das bei Patienten mit systemischem Lupus erythematodes gefunden wurde, das sich einerseits wie α-Interferon verhält, aber die Säurelabilität des γ-Interferons aufweist, ist nicht bekannt.

6.2.2.6 Klinische Anwendung der Interferone [3, 8, 16, 20–22, 24, 32, 35, 36, 43]

Die heute, 1985, in klinischer Prüfung befindlichen Interferone lassen sich in mehrere große Gruppen unterteilen: die partiell gereinigten natürlichen Interferone, die hochgereinigten natürlichen Interferone und die rekombinierten, ebenfalls hochgereinigten Interferone. Lange Zeit war das aus Leukozytenüberständen von Blutkonserven gewonnene Interferon, das von Kari Cantell in Helsinki zur Verfügung gestellt wurde, das einzige klinisch verwendbare Interferon. Es besteht nur etwa zu 1% aus Interferon. Dieses 1% verteilt sich auf verschiedene α-Interferone. Fast 99% dieses Präparates bestehen aus Begleitstoffen. Dieses Interferonpräparat wurde später mit Hilfe monoklonaler Antikörper auf über 90% Interferonanteil gereinigt. Ein Präparat, das überwiegend α-Interferone enthielt, wurde auch aus lymphoblastoiden Zellen, den sogenannten „Namalva"-Zellen, gewonnen. Dieses Präparat enthielt zuweilen größere Beimengen (5–10%) von β-Interferon. Fibroblasteninterferon besteht fast gänzlich aus β-Interferon. Die meisten klinischen Prüfungen werden mit etwa 10%igem Material durchgeführt; inzwischen gibt es hochgereinigtes rekombiniertes β-Interferon, das sich vom natürlichen β-Interferon durch das Fehlen eines Kohlenhydratanteils unterscheidet.

Auch ein etwa 10%iges γ-Interferon aus menschlichen Lymphozyten war bis vor kurzem in klinischen Prüfungen. Inzwischen dürften die Aktivitäten sich immer stärker auf die hochgereinigten rekombinierten Interferone (mehrere α sowie β und γ) verlagern.

Pharmakokinetik [6, 10]. Pharmakokinetisch weisen die Interferone oft erhebliche Unterschiede voneinander auf. β-Interferon kann offenbar aus einem intramuskulären Depot nicht in genügendem Umfang mobilisiert werden, es muß deshalb i.v. verabreicht werden. α-Interferone werden hingegen von i.m.- oder s.c.-Injektions-

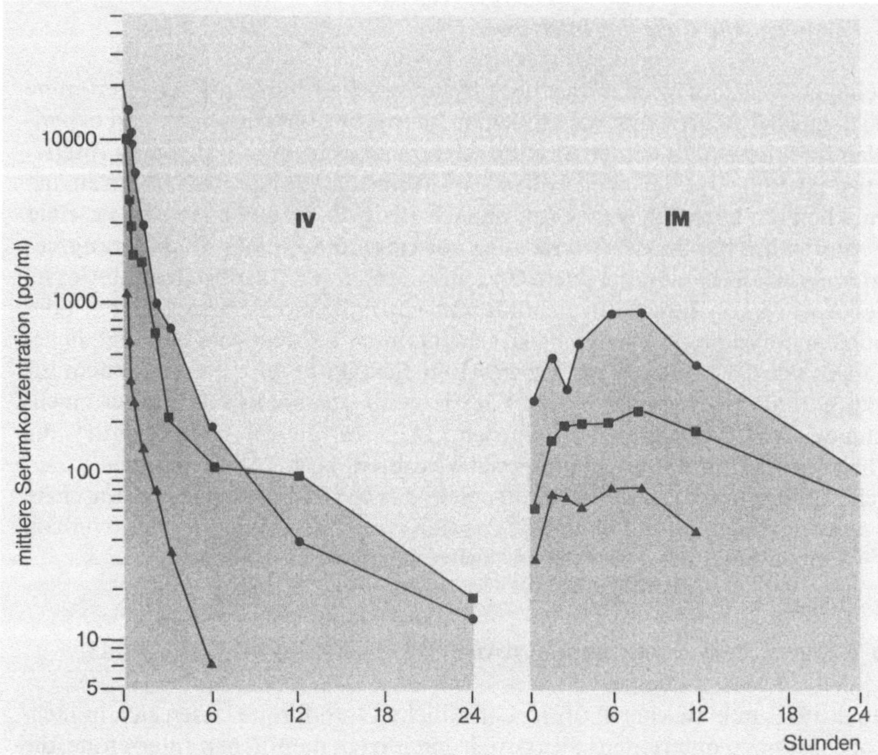

Abb. 6.4. Durchschnittliche Konzentration von rekombiniertem Leukozyteninterferon im Serum nach intravenöser oder intramuskulärer Verabreichung von 3 (▲), 9 (■) oder 18 (●), × 10⁶ Einheiten. Jeder Punkt ist ein Durchschnittswert von 3 Probanden.

orten quantitativ resorbiert. Das am häufigsten verwendete rekombinierte α_2-Interferon verhält sich pharmakokinetisch ähnlich wie natürliches α_2-Interferon. Dies trifft nicht bei allen Interferonen zu. Rekombiniertes α_1-Interferon z. B. verschwindet bei gleicher Invasionszeit schneller wieder aus dem Kreislauf als natürliches α_1-Interferon.

2 Stunden nach i. m. und 4 Stunden nach s. c. Injektion von α-Interferonen findet man im allgemeinen maximale Plasmaspiegel. Nach der Verabreichung höherer Dosen (9–18 × 10⁶ Einheiten) sind auch 24 Stunden nach der Injektion noch wirksame Plasmaspiegel nachweisbar. *Abb. 6.4.* aus einer jüngst erschienenen Arbeit zeigt die durchschnittlichen Interferonkonzentrationen nach i. v. bzw. i. m. Injektion von rekombiniertem Interferon α_2 (identisch mit 2A) bei 9 gesunden Probanden. Die aus dieser Abbildung errechneten biologischen Halbwertszeiten liegen bei intravenöser Verabreichung zwischen 0,75 und 2 Stunden, nach intramuskulärer Gabe zwischen 2,6 und 5 Stunden. Diese Zahlen zeigen bei aller Variabilität der Einzelwerte, daß eine parenterale Interferontherapie innerhalb praktikabler Dosisintervalle möglich ist. Aufnahme, Verteilung und Ausscheidung müssen zwar genau untersucht werden, kinetische Parameter scheinen aber nach heutigen Kenntnissen für den Erfolg oder Mißerfolg einer Interferontherapie keine prinzipiell limitierenden

Faktoren zu sein. Der Hauptort des Abbaus für Interferone scheint nach neueren Ergebnissen die Niere zu sein.

Nebenwirkungen [37, 47, 67]. Bei der Prüfung der ersten nur schwach gereinigten Leukozyteninterferone fiel auf, daß diese Präparate Fieber verursachten und auch sonst eine Reihe von Nebenwirkungen hervorriefen, die man in der angelsächsischen Literatur oft unter dem Titel „Flu-like Syndrome" zusammenfaßte. Zunächst wurde in Zweifel gestellt, ob diese Symptome, also Fieber, Muskelschmerzen, Abgeschlagenheit, Kältegefühl und Müdigkeit, durch das Interferon selbst verursacht wurden; man neigte dazu, diese Symptome den in großer Menge mitverabreichten Verunreinigungen zuzuschreiben. Inzwischen weiß man, daß Interferon selbst diese Störungen hervorruft. Angesichts der Modulierung wichtiger biosynthetischer Funktionen erscheinen solche „toxischen" Phänomene auch gar nicht besonders verwunderlich.

Die folgende Tabelle *(Tab. 6.3.)* faßt die an japanischen Kliniken in Phase-1-Studien beobachteten Nebenwirkungen für α-Interferon und β-Interferon zusammen. Die hier genannten Häufigkeiten der toxischen Symptome dürften auch den in Europa und in den USA beobachteten Frequenzen einigermaßen entsprechen. Anzumerken wäre allerdings, daß das mit 4,5 bzw. 9% genannte Symptom Schwindel in vielen Beurteilungen als Teil einer Neurotoxizität der Interferone gilt, die sich auch in Verwirrtheit, Depressivität, Verlust von Geschmack und Geruch und reversiblen Veränderungen des Elektroenzephalogramms äußert. Besonders in Frankreich wurden unter Interferontherapie auch plötzliche Todesfälle beobachtet – ein Befund, der bei Nachprüfungen in den USA zum Glück nicht bestätigt wurde. Wohl aber beobachtete man bei hochdosierter Therapie auch in den USA zuweilen kardiale Arrhythmien.

Therapeutische Eigenschaften. An die Interferone wurden lange Zeit unkritische Erwartungen gestellt. Ihre Anwendung hat sich als weitaus komplizierter und ihre Be-

Tabelle 6.3. Nebenwirkungen unter der Behandlung mit α (Lymphoblastoid)- und β (Fibroblasten)-Interferonen (je 22 Fälle pro Gruppe). Häufigkeit in %.

Symptom oder Befund	IFN α 0,3–30 ME i.m.	IFN β 3–30 ME i.v.
Fieber	86,3	90,9
Frösteln	54,5	63,6
Müdigkeit	50,0	63,6
Anorexie	45,4	31,8
Übelkeit	13,6	4,4
Kopfweh	9,0	9,0
Schmerz	9,0	9,0
Schwindel	4,5	9,0
Durchfall	3,6	–
Leukopenie	22,7	22,7
Thrombopenie	18,1	13,6
Hepatotoxizität	4,5	40,4

urteilung als schwieriger erwiesen, als dies zunächst vorauszusehen war. Dies lag an der Heterogenität der Präparate, an der Unterschiedlichkeit der benutzten Dosierungen und Applikationswege. Es lag aber auch – besonders im Bereich der Onkologie – an der Uneinheitlichkeit der klinischen Situationen, in denen Interferone angewendet wurden.

Erst in jüngster Zeit haben sich sowohl für den Bereich der Virusinfektionen [8, 24] als auch für die Tumorerkrankungen einige recht gut definierte Indikationen ergeben, die hier kurz besprochen werden sollen.

Frühzeitig während einer Rhinovirusinfektion lokal (mit Nasalspray) appliziertes α-Interferon scheint die objektiven und subjektiven Symptome der nachfolgenden Rhinitis abzuschwächen. Diese mehrfach klinisch dokumentierte Erfahrung wird die Basis für die Entwicklung eines entsprechenden Präparates sein. Die Therapie muß über einige Tage fortgesetzt werden, und die verabreichten Gesamtdosen liegen in der Größenordnung von 15 Mio. E. [64].

Unter den Virusinfektionen stellt die rekurrierende Varicella-Zosterinfektion vielleicht die wichtigste Indikation für eine Interferontherapie dar. Wenn man mit der Behandlung frühzeitig, d.h. beim Auftreten der ersten Hautläsionen, beginnt, kann man mit täglichen Dosen von 5×10^5 E/kg/Tag den Krankheitsverlauf wesentlich beeinflussen. Interferonbehandelte Patienten haben eine geringere Blasenbildung im primären Dermatom, weniger Schmerzen, weniger postherpetische Neuralgien und weniger viszerale Komplikationen. Auch die akute Varizellainfektion bei Kindern mit Leukämie kann durch Interferon günstig beeinflußt werden [2, 46].

Die Herpeskeratitis scheint auf lokale Applikation von Interferon ebenfalls zu reagieren. Die täglich zu applizierenden Dosen sollten bei etwa 10^6 E pro Tag liegen. Die Therapie sollte mindestens über 7 Tage fortgeführt werden.

Einige Versuche, akute Zytomegalievirusinfektionen bei immunsupprimierten Patienten mit Interferon zu heilen, blieben erfolglos: zwar konnte man in einigen Fällen ein Absinken der Virustiter beobachten, zu eindeutigen klinischen Besserungen kam es jedoch nicht.

Günstiger sehen die Ergebnisse in der Behandlung der chronischen Hepatitis B aus. Hier wurde vor allem von der Stanford-Gruppe wiederholt über schnelle reproduzierbare Verminderungen virusassoziierter Antigene im Blut berichtet. Es kommt unter Interferontherapie zu einem Abfall der Dane-Partikel, zu einer Verminderung der mit diesen Partikeln assoziierten DNS-Polymeraseaktivität und zu einem Abfall des HBs-Antigens. In etwa 60–100% der mit Interferon behandelten Gruppen konnte das dauerhafte Verschwinden virusassoziierter Merkmale im Blut beobachtet werden. Diese Befunde wurden mit Leukozyteninterferon erhoben. Sie sind an anderer Stelle mit β-Interferon reproduziert worden [65].

Sehr günstig sind die Resultate der Interferonbehandlung bei einigen virusinduzierten menschlichen Tumoren: bei der laryngealen Papillomatose der Jugendlichen scheint die Interferonbehandlung sogar das Mittel der Wahl zu sein. Nach neueren Ergebnissen ist bei mehr als 50% aller Fälle mit einer Heilung zu rechnen. Nicht ganz so günstig, aber noch im Bereich von 20% Heilungen liegen Berichte über die Behandlung von Warzen und flachen Kondylomen.

Die großen, wohl etwas irrationalen Hoffnungen, daß die Interferone eine wesentliche Bereicherung der Krebstherapie bringen würden, etwa als 4. Modalität neben Chirurgie, Bestrahlung und Chemotherapie, haben sich nicht erfüllt [22, 58, 59,

63]. In der Behandlung solider Tumoren, etwa der Bronchialkarzinome, der kolorektalen Karzinome, des Mamma- und des Ovarialkarzinoms, haben die Interferone bisher enttäuscht [9, 34]. Anders steht es mit den malignen Systemerkrankungen. Auch bei diesen Erkrankungen hat Interferon keine therapeutischen Durchbrüche erzielt, aber es gibt doch Ansätze zu Erfolgen, die weitere Studien wünschenswert machen. Bei den verschiedenen Formen des multiplen Myeloms können mit α-Interferonen therapeutische Effekte erzielt werden. Aufgrund einer kritischen Einschätzung sowohl der ersten in Schweden durchgeführten Studien als auch späterer amerikanischer Untersuchungen kann in 20–25% aller Fälle mit Remissionen gerechnet werden. Vielleicht lassen sich diese Zahlen noch verbessern, wenn man vermehrt spezifische hochgereinigte Interferone einsetzen kann [45].

Auch bei verschiedenen malignen Lymphomen scheint die Rate der objektiv auf die Therapie reagierenden Patienten in dieser genannten Größenordnung zu liegen [30].

Eine kürzlich in Frankreich durchgeführte Untersuchung läßt vermuten, daß Interferone in der Behandlung der chronisch-lymphatischen Leukämie, besonders beim Vorliegen einer Knochenmarksinsuffizienz, ihren Platz finden könnten.

1983 berichtete Priestman über eine Serie von klinischen Studien, in denen Patienten mit fortgeschrittenen soliden Tumoren nach einheitlichen Kriterien bewertet wurden. Es handelte sich um insgesamt 150 Patienten mit Nierenkarzinomen (47), Melanomen (51), Mammakarzinomen (23), kleinzelligen Bronchialkarzinomen (10) und nichtkleinzelligen Bronchialkarzinomen (19). Alle Patienten erhielten ein α-Interferon intramuskulär. Die täglichen Dosen lagen zwischen 3 und 50 Mio. IE pro Tag. Die Behandlungsdauer betrug mindestens 28 Tage. Als „Responders" wurden alle Patienten bewertet, die auf die Therapie mit einer objektivierbaren Reduktion der erfaßbaren Tumormasse von mindestens 50% während eines Zeitraums von 4 Wochen reagierten. Bei Anlegung dieses Maßstabes, der ja noch nichts mit „Heilung" zu tun hat, reagierten 7–10% aller Patienten mit Nierenkarzinomen, 3–6% der Melanompatienten, 22% der Patientinnen mit Mammakarzinom. Kein einziger Patient mit Bronchialkarzinom sprach jedoch auf die Behandlung an [59].

Seit 1983 berichtete Ergebnisse aus der Bundesrepublik, den USA, Japan und anderen Ländern haben die insgesamt negativen Ergebnisse bei soliden Tumoren nicht korrigieren können. Beim Kaposi-Sarkom, das neuerdings in 50% aller Fälle mit erworbener Immundefizienz (Acquired Immune Deficiency Syndrome) auftritt, konnten mit Interferonen allerdings erste Erfolge erzielt werden.

Das osteogene Sarkom war – besonders in Schweden – Gegenstand klinischer Untersuchungen mit Interferon. Obwohl die seit 1972 erhaltenen Ergebnisse mit lokaler Resektion und begleitender Interferontherapie besser zu sein scheinen als die Resultate der früher durchgeführten radikalen Chirurgie, können auch hier noch keine verläßlichen Schlüsse gezogen werden. Das gleiche gilt für die Interferonbehandlung von Glioblastomen, über die in jüngster Zeit positive Resultate publiziert wurden.

6.2.2.7 Synopsis, Ausblick

Müßte man heute, 27 Jahre nach der bahnbrechenden Publikation von Isaacs und Lindenmann, eine Bilanz vom Standpunkt des Therapeuten aus ziehen, so wäre das Ergebnis eher enttäuschend. Es sind über Jahrzehnte hinweg ungeheure Anstrengungen unternommen worden, um Interferone zu isolieren, zu charakterisieren, zu reinigen und in größeren Mengen für die Therapie zur Verfügung zu stellen. Dies alles ist erreicht worden, doch scheint der bisher erzielte therapeutische Erfolg weder die unternommenen Anstrengungen zu rechtfertigen noch die gehegten Erwartungen zu erfüllen. Also ein Fehlschlag? Keineswegs. Ein solches Urteil entspräche der kurzfristigen utilitaristischen Perspektive eines Marketing-Managers. Erstens können Forschungsanstrengungen nicht einseitig unter dem Gesichtspunkt der medizinischen Nützlichkeit gesehen werden. Zweitens hat die Interferonforschung ganz erheblich zu unserer heute gegenüber 1957 drastisch erweiterten Kenntnis von der Funktion des Immunsystems beigetragen und damit zur Schaffung einer Basis, auf der therapeutische Anstrengungen auch in Zukunft aufbauen können. Und drittens stehen wir ja erst am Anfang der Therapie selbst! Sie gestaltet sich komplizierter und auf den ersten Blick weniger erfolgreich als erwartet. Aber waren diese Erwartungen denn je realistisch? Interferone sind Stoffe, die in niedrigen Konzentrationen innerhalb eines komplizierten Netzwerkes von zellulären und humoralen Immunfunktionen Abwehraufgaben wahrnehmen. Wir hatten gesehen, daß der Schwerpunkt ihrer Wirkung in der Stärkung der unspezifischen Abwehr liegt. Kann man von solchen Stoffen, die man in unphysiologisch hohen Dosen – ohne flankierende Beeinflussung anderer Immunfunktionen – verabreicht, erwarten, daß sich das in ihnen vielleicht enthaltene therapeutische Potential voll zur Geltung bringen läßt? Auch diese Frage ist noch nicht zu beantworten. Sie impliziert zwar eine negierende Antwort; ein Blick auf die Therapie mit Glukokortikoiden zeigt aber, daß physiologische Konzentrationen nicht immer auch therapeutische Konzentrationen sein müssen. Beide Wege sind zu explorieren: die bisher versuchte hohe Dosierung einzelner Interferone, besonders in Fällen von frischen, noch nicht „anbehandelten" Tumoren und die Kombination von Interferonen mit Interleukinen, Zytostatika, aber auch mit anderen Interferonen. Ergänzt γ-Interferon wirklich die Effekte von α- oder β-Interferonen? Sind etwa durch Genfusion entstandene Hybride aus α- und γ-Interferonen oder aus anderen Interferonen wirksamer und besser verträglich als die Muttersubstanzen? Können einzelne therapeutische Wirkungen der Interferone nicht auch durch Peptidfragmente erzielt werden, die sich durch kontrollierte enzymatische Spaltung von Interferonen oder besser durch Klonierung von Genfragmenten gewinnen lassen?

Auf viele dieser Fragen gibt es bereits Teilantworten. Die Kombinierbarkeit von α_2-Interferon mit Acyclovir oder mit Adeninarabinosid ist sowohl an klinischen als auch an experimentellen Virusinfektionen schon demonstriert worden. Interessante Ergebnisse liegen auch über die Wirkung von α_2-Interferon und α-Difluoromethylornithin, einem Hemmstoff der Ornithindecarboxylase und damit einem Hemmer der Polyaminsynthese, vor. Menschliche Adenokarzinome der Niere, die in thymuslosen (nackten) Mäusen wuchsen, wurden durch die Kombination beider Stoffe stärker gehemmt als durch jeden der beiden Stoffe allein. Natürlich gibt es bereits Ansätze, Interferone in chemotherapeutische Behandlungsschemata zu inkorporieren, hier sind jedoch selbst vorläufige Urteile noch nicht möglich. Versuche, γ-Interferon und Interleukin 2 bei immundefizienten Patienten zu kombinieren, liegen – von der Funktion der beiden Lymphokine aus betrachtet – nahe. Klinische Erfahrungen fehlen bis heute aber noch gänzlich.

Hybridinterferone gibt es bereits; soweit von den bisher untersuchten, durch Genfusion hergestellten α-Hybriden bekannt ist, können sie sich erheblich von den „Ausgangsprodukten" unterscheiden. In wie weiten Grenzen dabei einzelne Parameter wie die antivirale Wirkung variieren können, zeigt ein Vergleich verschiedener Kombinationen aus den Interferonen A und D. Dabei scheint festzustehen, daß der aminoterminale Anteil eines Interferons der „Sitz" der antiviralen Wirkung ist.

Die molekularbiologische und immunologische Forschung haben den Pharmakologen und Klinikern in den letzten Jahren breite Zugänge zu den Interferonen geschaffen. Jetzt ist es die Aufgabe der therapeutisch orientierten Wissenschaften, das neugewonnene Terrain zu nutzen.

6.2.2.8 Anhang: Interferoninduktoren [56, 57]

Interferon wird nicht nur durch Viren induziert, sondern auch durch doppelsträngige RNS, durch synthetische doppelsträngige Polynukleotide und überhaupt durch eine Reihe polymerer, polyanionischer Substanzen wie Lipopolysaccharide (LPS), Pyran-Copolymer und viele andere. Die Induktion von Interferonen durch diese Stoffe ist wohl in allen Fällen Teil einer pleomorphen Reaktion, die sich auf die Aktivierung von Makrophagen und auf eine große Zahl zusätzlicher Funktionen der unspezifischen Abwehr erstreckt.

Solange Interferone nicht in beliebiger Menge und Reinheit zur Verfügung standen, hatte das Konzept, die Synthese körpereigenen Interferons im infizierten oder tumortragenden Organismus zu induzieren, einen gewissen Reiz. Mit der Möglichkeit, Interferone in jeder beliebigen Menge und Reinheit gentechnisch darzustellen, hat diese Idee an Attraktivität verloren. Die im Körper durch Interferoninduktoren zu gewinnenden Mengen an Interferon sind weitaus niedriger als die Mengen, die man von außen zuführen kann.

Die experimentellen und vor allem die klinischen Prüfungen vieler Interferoninduktoren verliefen enttäuschend: die Wirkungen blieben hinter den Erwartungen und auch hinter den für die Interferone selbst schon gefundenen Heileffekten zurück. Überdies erwiesen sich sowohl Poly I : C als auch Pyran-Copolymer als sehr toxische Verbindungen. Poly I : C wurde in Dosen zwischen 0,3 und 75 mg/m^2 Körperoberfläche hauptsächlich bei Patienten mit fortgeschrittenen Tumoren eingesetzt. Als Nebenwirkungen traten Fieber, Schüttelfrost, Übelkeit, Erbrechen, Abmagerung und Zytopenien auf. Remissionen wurden in dieser Patientengruppe überhaupt nicht oder bei weniger fortgeschrittenen Fällen nur äußerst selten beobachtet. Mit Poly-L-Lysin stabilisiertes Poly I : C erwies sich ebenfalls beim Menschen als äußerst toxisch. Dasselbe gilt für Pyran-Copolymer und selbst für doppelsträngige RNS: im Tierversuch fand man für diese Stoffe bereits in therapeutischen Bereichen eine erhöhte akute Letalität, Pyrogenität, Unterdrückung der Hämatopoese, Koagulopathien und direkte Zytotoxizität. Leider wurden diese experimentell festgestellten Nebenwirkungen auch während klinischer Anwendungen beobachtet.

In der Annahme, daß die Toxizität doppelsträngiger und zum Teil noch stabilisierter Polynukleotide wenigstens zum Teil auf ihre Stabilität gegenüber Nukleasen und auf ihre lange Verweildauer im Organismus zurückgehen, stellten Ts'o und Mitarbeiter sowie Carter und Mitarbeiter Polynukleotide mit „fehlgepaarten" Basen her, so z. B. $rI_n : r(C_{12}U)_n$. Diese „fehlgepaarten" Polynukleotide erwiesen sich in der Maus als etwa gleich wirksam wie Poly I : C, blieben aber in ihren Nebenwirkungen weit hinter Poly I : C zurück. Es wird abzuwarten sein, ob der Gedanke der Interferoninduktion als therapeutisches Prinzip in diesen neuen Verbindungen noch eine Fortsetzung finden kann [15, 77].

6.2.3 Interleukin 2 [60, 62, 69]

6.2.3.1 Geschichte und Definition

1976 fanden Morgan, Ruscetti und Gallo, daß sich T-Zellen des menschlichen Knochenmarks unter dem Einfluß der Überstände mitogenstimulierter Lymphozytenkulturen über Monate hinweg in vitro kultivieren ließen. Gallo und seine Kollegen nannten die dem Phänomen zugrunde liegende biologische Aktivität „T-Cell Growth Factor" oder abgekürzt TCGF [50]. Dieser Faktor war schon in den Jahren zuvor unter verschiedenen Namen in der Literatur aufgetaucht; seine Existenz und seine Wirkung waren aber zuvor nie mit der gleichen Eindeutigkeit beschrieben worden. 1979 einigte man sich darauf, diesen Faktor Interleukin 2 (Il-2) zu nennen. Unter diesem Namen ist er seither beschrieben und charakterisiert worden. Interleukin 2 spielt beim Zustandekommen der Immunantwort eine unverzichtbare Rolle. Trifft ein ruhender Lymphozyt auf ein Fremdantigen, das er aufgrund seiner spezifischen Rezeptorstruktur in Assoziation mit Histokompatibilitätsantigenen auf antigenpräsentierenden Zellen erkennt, dann exprimiert dieser Lymphozyt innerhalb von 8–12 Stunden den Il-2-Rezeptor auf seiner Oberfläche. Dieser Rezeptor, ein Glykoprotein mit dem Molekulargewicht von 55 000 Dalton, hat eine sehr hohe Affinität für Il-2. Er ist nach heutigem Wissen ausschließlich auf aktivierten T-Lymphozyten und nie auf ruhenden Zellen exprimiert. Jüngere Befunde sprechen dafür, daß Il-2 auch in der klonalen Expansion von B-Zellen benötigt wird. Dies setzt voraus, daß auch aktivierte B-Zellen den Il-2-Rezeptor exprimieren (s. Kapitel 2).

Die durch ein Antigen oder auch durch T-Zellenmitogene wie Concanavalin A auslösbare Expression des Il-2-Rezeptors wird als Stufe 1 der T-Zellaktivierung bezeichnet. Der gleiche Antigen- oder Mitogenstimulus führt bei einer Subpopulation der T-Lymphozyten, bei den T-Helferzellen, zur Synthese und Freisetzung von Interleukin 2. Gleichzeitig exprimieren auch diese Zellen den Il-2-Rezeptor. Ob eine Zelle nur den Il-2-Rezeptor exprimiert und eine T-Suppressorzelle oder eine zytotoxische T-Zelle wird oder ob sie auch Il-2 produziert (Helferzellen), hängt nach Ansicht einiger Autoren nur von den Histokompatibilitätsantigenen ab, in deren „Begleitung" das auslösende Antigen den jeweiligen Lymphozyten präsentiert. Eine Erkennung des Antigens in Verbindung mit Klasse I-Histokompatibilitätsantigenen führt zur Ausbildung von Suppressor-T-Zellen oder zytotoxischen T-Zellen. Hingegen entwickelt sich ein T-Lymphozyt, dem das Antigen in Verbindung mit einem

Klasse II-Antigen präsentiert wird, zu einer T-Helferzelle. Es muß aber vermerkt werden, daß eine wachsende Zahl von Autoren die Beschränkung der Il-2-Produktion auf T-Helferzellen bezweifelt. Jüngere Daten sprechen dafür, daß auch zytotoxische T-Zellen Il-2 hervorbringen und gleichzeitig darauf reagieren [1, 71]. Man spricht in diesem Zusammenhang von „autokriner Sekretion". Es wird außerdem angenommen, daß zur Produktion von Interleukin 2 noch ein zweiter Impuls benötigt wird, nämlich die Erkennung von Interleukin 1 [38]. Dies ist ein Monokin, also ein Produkt der antigenpräsentierenden Zelle. Das Molekulargewicht dieses Proteins beträgt 10 000 Dalton. Die Phase der Il-2-Synthese durch T-Helferzellen wird als die 2. Phase der T-Lymphozytenaktivierung bezeichnet. Die 3. Stufe der T-Zellaktivierung, die eigentliche Proliferation der spezifischen T-Zellklone, resultiert nun ausschließlich aus der Interaktion von Il-2 mit seinem Rezeptor, unabhängig davon, ob die T-Zelle eine zytotoxische, eine Helfer- oder eine Suppressorzelle ist.

Interleukin 2 ist ein Protein mit 153 Aminosäuren. Es gibt offenbar nur ein Gen für Il-2, das beim Menschen auf dem Chromosom 4 liegt [7, 40, 61, 75]. Dieses Gen weist ein kurzes Intron sowie zwei weitere Introns von mehr als 2 Kilobasen Länge auf. Bis zur Verfügbarkeit von Il-2 durch Gentechnik war die sog. Jurkat-Zelle, eine in Zellkultur wachsende T-Lymphomzelle, die wichtigste Quelle für Il-2. Die Jurkat-Zelle produziert nach Stimulation mit einem Lektin große Mengen von Il-2; die Ausbeuten lassen sich durch gleichzeitige Stimulation mit Lektin und 4-Phorbol-12-myristin-13-azetat noch erheblich steigern. Eine alternative, wenn auch weniger ergiebige Quelle sind menschliche mononukleäre Zellen nach Stimulation mit Concanavalin A. Das menschliche Il-2-Molekül ist an einem Threonin in Position 3 glykosyliert. Heterogenes Verhalten verschiedener Il-2-Typen in der Elektrophorese ist mit großer Wahrscheinlichkeit auf unterschiedliche Grade der Glykosylierung zurückzuführen. Ohne Kohlenhydratanteile, in der Form, in der es durch Genklonierung in Bakterien gewonnen wird, ist Il-2 ein schwer lösliches, lipophiles Molekül, das aufgrund dieser Eigenschaften schwer in eine galenische Form zu bringen ist.

6.2.3.2 Eigenschaften

Il-2 kann alle aktivierten T-Lymphozyten, die als Folge eines Kontaktes mit einem Antigen oder Mitogen einerseits und Il-1 andererseits aktiviert wurden, zur Proliferation veranlassen [14]. Gereinigtes und ungereinigtes Il-2 ist dazu benutzt worden, einzelne T-Zellen zu klonieren und die Klone beliebig zu expandieren. Man kann auf diese Weise T-Zellen mit Helferaktivität oder mit zytotoxischen Eigenschaften in großen Mengen bereitstellen. In der experimentellen Krebstherapie hat das Prinzip der adoptiven Immunotherapie oder Chemoimmunotherapie besondere Beachtung gefunden. Das Prinzip dieser Behandlung besteht darin, daß man Mäuse zunächst in vitro mit syngenen oder allogenen Tumorzellen immunisiert und dadurch zytotoxische Lymphozyten gegen die Antigene dieser Tumorzellen generiert. Diese zytotoxischen Lymphozyten werden anschließend in vitro in Gegenwart der Tumorzellen, die auch schon für die Immunisierung verwendet wurden, kultiviert und mit Il-2 expandiert. Da nur die Zellen, die auf die Tumorantigene reagiert haben, ihre Il-2-Rezeptoren exprimiert haben, reagieren auch nur diese Zellen auf Il-2. Was klonal expandiert wird, sind also gegen die Tumorzellen gerichtete zytotoxische T-

Zellen, die man anschließend den tumortragenden Mäusen wieder zurückinfundieren kann.

Diese Therapie kann entweder allein oder in Kombination mit chemotherapeutischen Maßnahmen verwendet werden. In kürzlich publizierten Experimenten mit einem syngenen Mauslymphom (FBL-3), das sich im Organismus stark ausbreitet, erhielt man folgende Resultate: mit einer einmaligen Dosis von 180 mg/kg Cyclophosphamid wurden 11 von 66 Tieren geheilt. Das sind 17%. Cyclophosphamid und eine 5 Tage später gegebene Injektion normaler Lymphozyten ergaben eine Heilungsrate von 3 aus 47 Tieren (6%). Zellen aus in vivo immunisierten Tieren, die in vitro resensibilisiert und expandiert worden waren, führten in 2 getrennten Versuchen zur Heilung bei 41 von 50 (82%) und 44 von 61 (72%) Mäusen. Die für diese Effekte verantwortlichen zytotoxischen Lymphozyten lassen sich monatelang in Kultur halten, ohne daß ihre Zytotoxizität dabei wesentlich abnimmt. Bei ähnlichen Experimenten mit allogenen Tumoren lassen sich noch eindrucksvollere Effekte erzielen [17].

Periphere menschliche Lymphozyten oder Milzlymphozyten der Maus können aber auch ohne Tumorzellen, allein durch Il-2, aktiviert werden. Dabei entstehen aktivierte Lymphozyten, die bei der Maus den Phänotyp Thy 1^+, Lyt 1^-2^+ aufweisen. Menschliche Zellen dieses Typs exprimieren die für zytotoxische Lymphozyten typischen Oberflächenantigene T-3 und T-8. Diese sogenannten LAK-Zellen (lymphokinaktivierte „Killer"-Zellen) lysieren frische autologe, syngene und allogene, primäre und metastatische Tumorzellen. Sie greifen auch Zellen an, die gegen NK-Zellen resistent sind, zeigen aber gegenüber normalen Zellen keine Aggressivität. In einem typischen Protokoll wurden LAK-Zellen dadurch generiert, daß 10^8 normale Milzlymphozyten von C57/Bl-Mäusen in 175 ml eines „kompletten" Zellkulturmediums, d.h. in Gegenwart von Aminosäuren, foetalem Kälberserum und 250000 E von rekombiniertem Il-2 72 Stunden lang inkubiert wurden. C57/BI-Mäusen wurden am Tag 0 3×10^5 Zellen eines syngenen Lungensarkoms (MCA 105) injiziert. An den Tagen 3 und 6 erhielten die Tiere eine i.v. Injektion von etwa 10^8 LAK-Zellen oder von normalen Lymphozyten. Außerdem erhielten sie an den Tagen 3–8 eine intraperitoneale Injektion von je 25000 E Il-2 in 0,5 ml einer Salzlösung oder – wiederum zur Kontrolle – nur die Salzlösung. Am Tag 13 nach der Tumorinokulation wurden dann die Lungenmetastasen gezählt. In jeder Gruppe befanden sich 5 Tiere. Hier die Resultate [51]:

Tabelle 6.4.

Behandlung	Anzahl der Metastasen am 13. Versuchstag (Durchschnitt aus 5 Tieren)
Salzlösung	141
Il-2	115
normale Lymphozyten und Salzlösung	215
normale Lymphozyten und Il-2	138
LAK-Zellen und Salzlösung	75
LAK-Zellen und Il-2	13

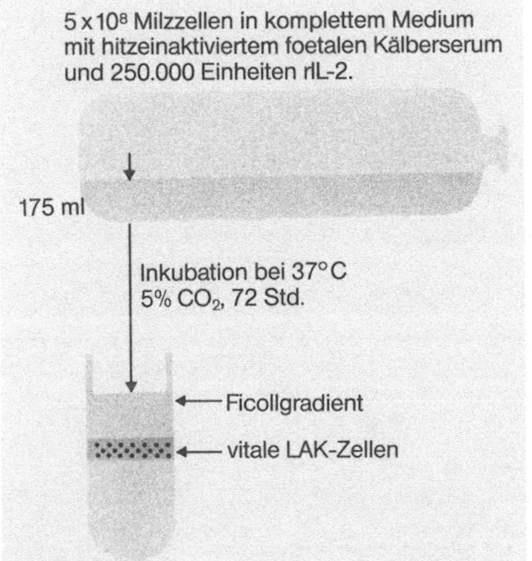

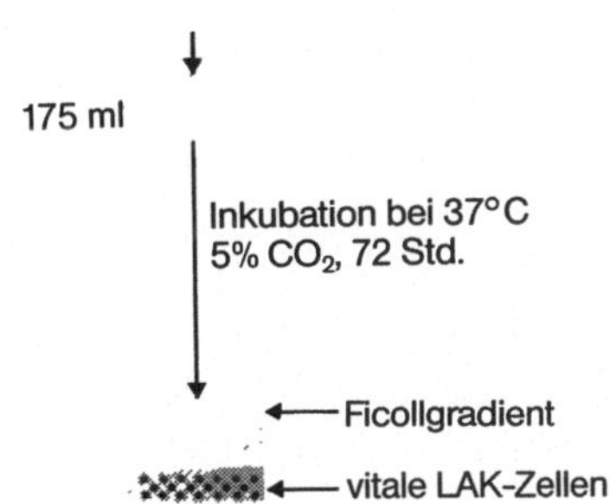

Abb. 6.5. Induktion von LAK-Zellen (lymphokinaktivierten Zellen) durch Inkubation von Milzlymphozyten mit Il-2.

Man sieht an diesen Werten, die in ganz ähnlicher Weise auch mit 2 weiteren syngenen Sarkomen gewonnen wurden, daß die kombinierte Behandlung mit LAK-Zellen und Il-2 zu einem weitaus besseren Resultat führte als die Behandlung mit Il-2 oder mit LAK-Zellen allein. Offenbar bedürfen LAK-Zellen, die leicht zu gewinnen sind, zu ihrer Erhaltung der ständigen Stimulation durch Il-2.

Die adoptive Immuntherapie mit LAK-Zellen verspricht eine einfachere Übertragung in die klinische Praxis als die Übertragung von spezifischen zytotoxischen Lymphozyten, die in vitro durch längere Kontakte mit Tumorzellen generiert und dann mit Il-2 expandiert wurden. LAK-Zellen lassen sich durch die Inkubation von Blutlymphozyten mit Il-2 leicht herstellen *(Abb. 6.5.)*.

Il-2 fördert wie γ-Interferon die Reifung von NK-Zellen. Der mit Il-2 beobachtete Effekt übersteigt aber die Aktivität von γ-Interferon deutlich. Beide Lymphokine verhalten sich in der NK-Zellaktivierung synergistisch. Vorläufer-NK-Zellen tragen die Antigene $Qa5^+$, $MK\,2.2^-$, $Ly\,6^-$. Reife Effektor-NK-Zellen sind positiv für alle 3 Antigene. Dem γ-Interferon scheint bei der Reifung eine Initiatorrolle zuzukommen, während Il-2 spätere Stadien des Vorganges kontrolliert. Zyklisches AMP antagonisiert die synergistische Wirkung von Il-2. Il-2 löst in T-Lymphozyten die Bildung und Sekretion von γ-Interferon aus. Der eben beschriebene Synergismus scheint also ein Ereignis zu sein, das auch bei isolierter Zufuhr von Il-2 zu aktivierten T-Lymphozyten eintritt. Ob die ebenfalls beobachtete Makrophagenaktivierung ausschließlich auf das durch Il-2 induzierte γ-Interferon zurückgeht oder z. T. auch einen eigenen Effekt dieses Lymphokins darstellt, ist noch ungewiß. Il-2 induziert in T-Zellen offenbar auch die Bildung von Lymphokinen, die die Proliferation von B-Zellen fördern (B-cell growth factor?). Das Lymphokin scheint also als Wachstums- und Differenzierungssignal im Immunsystem eine sehr zentrale Rolle einzunehmen *(Abb. 6.6.)* [18].

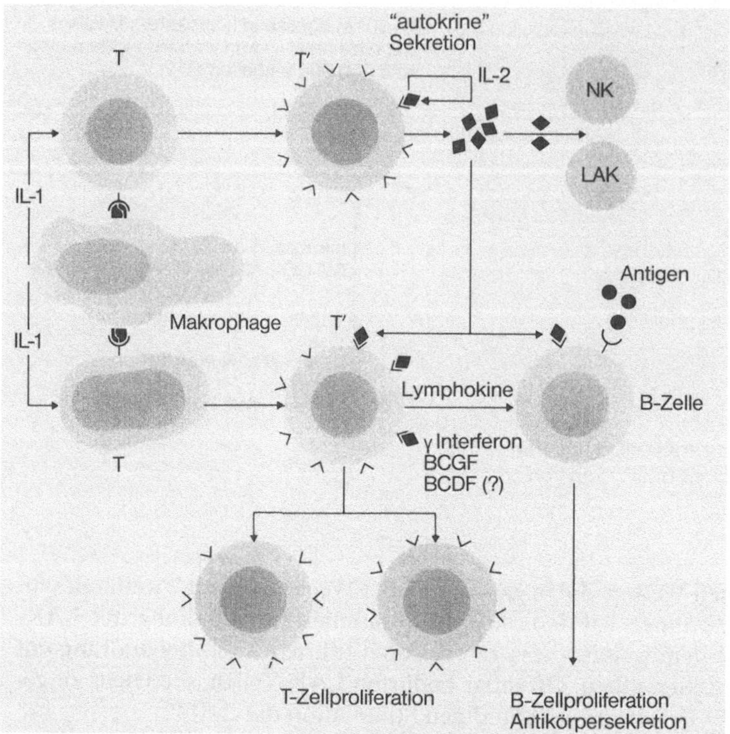

Abb. 6.6. Schematische Darstellung der wichtigsten Funktionen von Il-2 im Immunsystem. Das durch eine akzessorische Zelle präsentierte Antigen wird in Assoziation mit einem Histokompatibilitätsantigen durch den T-Zellrezeptor eines T-Lymphozyten erkannt. Durch diesen Vorgang sowie durch einen humoralen Reiz wird der T-Lymphozyt ‚aktiviert' (T'). Er bildet Il-2-Rezeptoren aus und fängt an, Il-2 zu sezernieren. Il-2 bewirkt nun die klonale Expansion aktivierter T-Zellen. Außerdem führt Il-2 zu einer Rekrutierung und Aktivierung von NK- und LAK-Zellen und beeinflußt auch die Proliferation von B-Zellen nach Kontakt mit Antigen.

6.2.3.3 Wirkungsmechanismus

Wie bei den Interferonen, einigen Wachstumsfaktoren und Peptidhormonen ist auch die Wirkung von Il-2 an die Interaktion mit seinem Rezeptor gebunden. Charakteristisch für diese Bindung ist eine sehr niedrige Dissoziationskonstante; für menschliche T-Zellen beträgt sie (Kd) $3-5 \times 10^{-12}$ M! Im Durchschnitt findet man 4000–12000 Rezeptoren auf aktivierten T-Zellen. Die Aminosäuresequenz für den Rezeptor selbst ist bekannt, das Gen für den Il-2-Rezeptor kloniert [53]. Der Rezeptor entsteht aus einem primären Genprodukt (Protein) mit einem Molekulargewicht von 35000 Dalton. Durch 2 Glykosylierungsschritte, eine N-Glykosylierung, die empfindlich gegen Tunicamycin und eine O-Glykosylierung, die gegen Monensin empfindlich ist, entsteht der „reife" Rezeptor. Die Kohlenhydratanteile haben keinen direkten Anteil an der Bindung des Il-2-Moleküls; es ist aber denkbar, daß sie die Affinität der Moleküle füreinander beeinflussen.

Daß die Bindung von Il-2 an den bekanntgewordenen Il-2-Rezeptor tatsächlich der 1. Schritt einer zur Proliferation führenden Sequenz von Signalen ist, wird durch

3 Umstände belegt: einmal folgt die Il-2-Konzentrationsbindungskurve genau der Kinetik der DNS-Synthese, gemessen am [^{3}H]- oder [^{14}C]-Thymidineinbau. Man könnte hier einwenden, dies müsse gar nicht so sein, da die Il-2-Bindung ein gradueller konzentrationsabhängiger Prozeß ist, während der Eintritt in die Zellteilung einer „Alles oder Nichts"-Kinetik folgen sollte. Dem ist aber entgegenzuhalten, daß die Zahl der Rezeptoren pro Zelle sehr unterschiedlich ist. Da die Intensität der Signalübermittlung (Anzahl der Botschaftermoleküle) von der Zahl der besetzten Rezeptoren abhängt, ist es verständlich, daß Zellen mit einer relativ niedrigen Zahl von Rezeptoren erst bei höheren Il-2-Konzentrationen über eine ausreichende Anzahl besetzter Rezeptoren verfügen, um genügend Botschaftermoleküle für die Einleitung der Zellteilung zu generieren. Zweitens kann nachgewiesen werden, daß proportional mit der Blockierung der Il-2-Rezeptoren durch monoklonale Antikörper und der daraus folgenden geringeren Zahl der mit Il-2 besetzten Rezeptoren auch die Fähigkeit zur Zellproliferation abnimmt.

6.2.3.4 Veränderungen der Il-2-Produktion in vivo

Seit Interleukin 2 durch empfindliche biologische Methoden oder neuerdings auch durch sehr genaue antikörpervermittelte direkte Methoden (Radioimmuntest RIA, Radioenzymtests ELISA) in Körperflüssigkeit oder in Zellüberständen gemessen werden kann, sind interessante Einzelheiten über schwankende Il-2-Konzentrationen in klinischen Situationen bekannt geworden. Nach autologen wie allogenen Knochenmarkstransplantationen bleiben die zelluläre und die humorale Immunantwort etwa 2 Jahre lang defekt [81]. Dieser Immunschwäche entspricht eine gesteigerte Anfälligkeit der Betroffenen für bakterielle, fungale und virale Infektionen. Vermutlich liegt dieser Immundefizienz ein Mangel an Il-2 zugrunde. Mononukleäre periphere Leukozyten von Patienten zeigen während dieser Zeit eine gegenüber normalen Lymphozyten verminderte Ansprechbarkeit auf Mitogene wie Phytohämagglutinin oder Concanavalin A. Im Zusammenhang damit beobachtet man in solchen In vitro-Kulturen eine stark herabgesetzte Fähigkeit zur Bildung von Il-2. Setzt man den nur schwach auf Mitogene reagierenden Zellen jedoch gereinigtes exogenes Il-2 zu, dann zeigen sie Blastentransformationsraten, die im Bereich normaler Zellen liegen.

Auch periphere Lymphozyten von Patienten mit Autoimmunkrankheiten wie rheumatoider Arthritis oder systemischem Lupus erythematodes zeigten nach Mitogenreizung in vitro sowohl eine niedrige Syntheserate von Il-2 als auch eine verminderte Reaktion auf exogenes Il-2 [49].

Ähnliche Befunde wurden auch an Patienten mit verschiedenen Leukämien erhoben. Bei T-Zell-Leukämien kann die Verminderung der Il-2-Produktion vielleicht sogar einen krankheitsverlangsamenden Effekt haben. Jedenfalls wurde bei 2 Patienten mit einer T-Zell-Leukämie (adult T-cell leukemia), die eine normale Ansprechbarkeit ihrer Leukämiezellen auf Il-2 zeigten, ein dramatischer, schnell zum Tode führender Krankheitsverlauf beobachtet. Andererseits wurde von niederländischen Autoren die Vermutung geäußert, daß die mangelnde Produktion von Il-2 und die verminderte Ansprechbarkeit auf dieses Lymphokin Ausdruck einer Differenzierungsstörung sein könnten. Auch bei solitären und besonders bei metastasierenden Tumoren findet man häufig eine herabgesetzte Fähigkeit der peripheren Lymphozyten, Il-2 zu bilden und adäquat auf Il-2 zu reagieren [13].

6.2.3.5 Klinische Anwendung [11, 29, 79]

Die zentrale Rolle, die Il-2 in der Immunantwort spielt, macht dieses Lymphokin zu einem interessanten Kandidaten für die klinische Therapie von Krankheiten, die auf einer Immunschwäche beruhen oder davon begleitet sind.

Vorläufig liegen allerdings nur spärliche Ergebnisse vor. Die Substanz hat im Menschen wie in der Maus eine sehr kurze Halbwertszeit, muß zur Erzielung konstanter Blutspiegel also über längere Zeit intravenös infundiert werden. In ersten Untersuchungen beschränkte man sich darauf, die herabgesetzte NK-Zellaktivität und die ebenfalls verminderte spezifische Zytotoxizität von Lymphozyten bei der erworbenen Immundefizienz (AIDS) in vitro durch Il-2 zu kompensieren. Dies gelingt in den allermeisten Fällen. In ersten klinischen Studien mit Il-2 bei AIDS-Patienten hatte Il-2 jedoch entweder überhaupt keine Wirkung, oder es kam unter der Il-2-Behandlung zu einer Normalisierung einiger Immunparameter (NK-Zellen, zytotoxische T-Zellen), ohne daß auffällige klinische Besserungen eintraten. Da diese ersten Studien aber mit relativ niedrigen Dosen von natürlichem Il-2 durchgeführt wurden, ist die Frage nach der klinischen Wirksamkeit dieses Lymphokins bei AIDS-Patienten noch nicht beantwortet. Verläßliche Antworten werden erst durch Untersuchungen mit rekombiniertem Il-2 in verschiedenen Dosisbereichen zu erhalten sein. Solche Studien werden zur Zeit unternommen.

6.2.4 Thymushormone

6.2.4.1 Geschichte und Definition

Der Thymus spielt, wie bereits im 2. Kapitel beschrieben, für die Entwicklung der T-Lymphozyten und damit für das Immunsystem insgesamt eine entscheidende Rolle. Diese Erkenntnis ist erst einige Jahrzehnte alt. Daß der Thymus ein endokrin aktives Organ ist, wurde bereits gegen Ende des vorigen Jahrhunderts vermutet und durch Untersuchungen von Abelous und Billard, in denen der herabgesetzte Muskeltonus von thymektomierten Fröschen durch Thymusextrakte wiederhergestellt wurde, auch wahrscheinlich gemacht. In der Folgezeit wurde eine Reihe von körperlichen Funktionen mit der Thymusdrüse in Zusammenhang gebracht. Uns interessieren hier ausschließlich die lymphopoetischen Wirkungen, die vom Thymus ausgehen und über die erstmals 1940 von Bomskov und Sladovic berichtet wurde.

Damit dem Thymus eine für das Immunsystem wesentliche endokrine Funktion zugewiesen werden konnte, mußten folgende Voraussetzungen erfüllt sein:

1. Die Exstirpation des Thymus muß zu charakteristischen Störungen führen, die durch die Rücktransplantation von Thymusgewebe reversibel sind. Diese Voraussetzung kann seit langem als erfüllt gelten. Kurz nach der Geburt thymektomierte Mäuse bleiben unfähig zum Aufbau einer Immunantwort gegen alle

T-zellabhängigen Antigene. Solche Tiere sind nur in keimfreier Umgebung längere Zeit lebensfähig. Die Implantation von Thymusgewebe in thymuslose Tiere kann die beobachteten Immundefekte wieder ausgleichen.

2. Es mußte gezeigt werden, daß die immunrestaurative Funktion von Thymusgewebe in thymektomierten Tieren durch humorale, von Thymuszellen sezernierte Faktoren getragen wurde. Dies gelang durch die Einpflanzung von Thymuszellen, die in Milliporekammern eingeschlossen waren. Auch solche Implantate konnten die immunologischen Ausfälle in thymektomierten oder in kongenital thymuslosen Mäusen kompensieren.

3. Schließlich mußte gezeigt werden, daß zellfreie Extrakte aus Thymusdrüsen die Funktion des intakten Organs zumindest temporär übernehmen können. Auch diese Voraussetzung ist heute erfüllt.

4. Als letztes blieb die Identifikation des oder der Thymushormone, ihre Isolation und Reindarstellung aus Thymusextrakten, ihre Strukturaufklärung sowie die Bestimmung der Wirksamkeit der reinen Wirkstoffe oder ihrer auf synthetischem Wege gewonnenen Kopien.

Mit der Erfüllung dieser vierten Voraussetzung ist man heute noch beschäftigt. Mehrere Peptide mit Wirkungen auf die Bereitstellung, Entwicklung und Funktion vonT-Lymphozyten wurden isoliert. Ihre Struktur wurde ermittelt und ihre biologische Funktion bestätigt und präzisiert. Für andere, ebenfalls im Thymus gefundene oder auch nur vermutete Stoffe steht diese exakte Beweisführung noch aus. Theoretisch wäre es denkbar, daß im Thymus gefundene Peptide mit immunologischen Wirkungen gar nicht aus dem Thymus stammen, sondern lediglich dorthin transportiert wurden. Zumindest für das weiter unten zu besprechende Thymosin α_1 wurde der Beweis seiner Entstehung im Thymus dadurch geführt, daß aus der Thymusdrüse gewonnene mRNS in einem zellfreien proteinsynthetisierenden System aus Weizenkeimlingen in authentisches Thymosin α_1 translatiert wurde.

Die Erforschung der Thymushormone, ihrer physiologischen Funktionen, ihrer pharmakologischen Eigenschaften und schließlich ihrer therapeutischen Verwendbarkeit ist noch in vollem Gange. An dieser Stelle sollen nur diejenigen Stoffe ausführlicher besprochen werden, für die - zumindest im Ansatz - pharmakologische oder sogar klinische Befunde erhoben werden konnten.

6.2.4.2 Thymosine und zugehörige Peptide [41]

Die sog. Thymosinfraktion 5 enthält eine Reihe immunologisch wirksamer Peptide. Sie selbst und einige der in ihr enthaltenen Polypeptide sind heute bereits Gegenstand umfangreicher klinischer Prüfungen. Die Darstellung dieser Fraktion aus Kalbsthymus und die Nomenklatur der ihr angehörigen Polypeptide ist also kurz zu schildern.

Ein aus Kalbsthymus gewonnenes Homogenat wird bei 14000 g zentrifugiert, durch Glaswolle filtriert und anschließend auf 80 °C erhitzt. Danach wird eine Azetonfällung vorgenommen und eine fraktionierte Fällung mit $(NH_4)_2SO_4$ durchgeführt. Die zwischen 25% und 50% Sättigung präzipitierte Fraktion wird ultrafiltriert und anschließend auf Sephadex G 25 von Salz befreit. Das resultierende Material wird als Thymosinfraktion 5 bezeichnet. Analog wird mit dem zwischen 50% und 95% Sättigung ausfallenden Protein verfahren, das nach Ultrafiltration und Entsalzung die sog. Fraktion 5A ergibt.

Wenn die Fraktion 5 einer isoelektrischen Fokussierung unterworfen wird, bilden die darin enthaltenen Peptide entsprechend der relativen Anzahl ihrer Carboxyl- und Aminogruppen im pH-Gradienten diskrete Banden. Die sauren Proteine mit isoelektrischen Punkten unterhalb pH 5 werden als α-Fraktion, die schwach sauren Peptide mit pI zwischen pH 5 und pH 7 als β-Fraktion und die oberhalb von pH 7,0 liegenden Peptide als γ-Fraktion bezeichnet. Die Suffixe 1, 2, 3 ... dienen der Kennzeichnung individueller Peptide oder Proteine innerhalb dieser 3 Gruppen. Die einzelnen Peptide wurden in der Reihenfolge ihrer Isolierung als α, β oder γ 1, 2, 3 usw. bezeichnet [33].

Bovines Thymosin α_1: Dieses Peptid, das ungefähr 0,6% der Thymosinfraktion 5 ausmacht, besteht aus 28 Aminosäuren und hat ein Molekulargewicht von 3108 Dalton. Die Aminosäuresequenz ist bekannt. Die endständige Aminogruppe ist durch einen Azetylrest blockiert. Das Peptid entsteht aus einem längeren Peptid mit Molekulargewicht 16 000 durch gezielten Abbau oder durch Degradation. Chemisch synthetisiertes oder durch Genklonierung gewonnenes Thymosin α_1 weist die gleiche biologische Aktivität auf wie das aus Thymusgewebe isolierte Material. α_1-Thymosin aus menschlichem Thymus zeigt dieselbe Primärstruktur wie Thymosin α_1 vom Kalb, Schwein oder Schaf. Es handelt sich also um eine streng konservierte Struktur [42].

Weitere Thymosine: Die Peptide α_5 und α_7 sind stark sauer (pI-Werte bei 3,5). Sie sind frei von Lipid- oder Kohlenhydratanteilen. Die Molekulargewichte betragen für α_5 3000 und für α_7 2200 Dalton. Ein aus der Fraktion 5A isoliertes Peptid β_1 ist aus 74 Aminosäuren zusammengesetzt und weist ein Molekulargewicht von 8451 Dalton auf. Es ist offenbar kein Thymushormon, sondern ein Kernprotein. In immunologischen Tests bleibt es wirkungslos. Anders verhält es sich mit den ebenfalls aus der Fraktion 5A stammenden Thymosinen β_3 und β_4. Thymosin β_3 hat einen isoelektrischen Punkt von 5,2 und ein Molekulargewicht von 5500 Dalton. Für Thymosin β_4 betragen die entsprechenden Werte pI 5,1 und 4982 Dalton. Für das zuletzt genannte Peptid ist die komplette Aminosäuresequenz bekannt. Sie ist mit derjenigen von Thymosin β_3 offenbar weitgehend identisch. Unterschiede zwischen den beiden Peptiden bestehen nur in den carboxylterminalen Anteilen.

6.2.4.3 Immunologische Wirkungen von Thymosin

Die nicht fraktionierte Thymosinfraktion 5 ist dennoch die am intensivsten untersuchte Thymushormonpräparation, mit der auch die ausgedehntesten klinischen Erfahrungen vorliegen. Die wichtigste Wirkung dieses Peptidgemisches, aus der alle oder die meisten anderen Wirkungen abgeleitet werden können, besteht darin, daß Thymosin die Entwicklung von Stammzellen aus dem Knochenmark zu reaktiven T-Zellen stimuliert. In vitro erhöht Thymosin die Zahl der T-Zellrosetten, die Empfindlichkeit von peripheren Blutlymphozyten oder Milzzellen gegenüber Antigenen oder Mitogenen und die Ausbildung zytotoxischer T-Zellen in der „mixed lymphocyte reaction". Thymosin induziert in Stammzellen die Bildung der terminalen Desoxynukleotidyltransferase, eines Enzyms, das möglicherweise etwas mit der Entstehung der immunologischen Verschiedenartigkeit während der antigenabhängigen Reifung von T-Zellen im Thymus zu tun hat. Als Zeichen der Reifung von Stammzellen des Knochenmarks exprimieren Thymozyten unter dem Einfluß von Thymosin auch die T-Zellantigene Lyt 1^+, 2^+, 3^+ sowie das Thy 1-Antigen. Ebenso wird die Bildung einer 5'-Exonukleotidase in menschlichen Thymozyten induziert.

In vivo-Versuche haben gezeigt, daß Thymosin die Lymphozytopoese stimuliert. Dieses gilt vor allem für keimfrei gehaltene thymektomierte oder für athymische Mäuse. In dieselbe Richtung weisende Befunde wurden aber auch an gesunden oder an adrenalektomierten Ratten und Mäusen erhoben. Sowohl bei normalen als auch bei thymektomierten Tieren erhöht Thymosin die Zahl der Abstoßungsreaktionen gegen Allotransplantate. Die Resistenz gegenüber virusinduzierten Tumoren (Maloney-Virussarkom der normalen Maus) wird durch Thymosinfraktion 5 erhöht. Ähnliches gilt für die Resistenz von gesunden Mäusen gegenüber allogenen oder xenogenen Tumoren. NZB (New Zealand Black)-Mäuse entwickeln eine dem Lupus erythematodes ähnliche Autoimmunkrankheit. Dieses Phänomen beruht aller Wahrscheinlichkeit nach auf einer Reifungsstörung der Thymuszellen und einem dadurch bedingten Defizit an spezifischen T-Suppressorlymphozyten. Thymosinfraktion 5 kann den existierenden Reifungsblock beseitigen, für die Bereitstellung von T-Suppressorzellen sorgen und auf diese Weise die Entwicklung der Autoimmunkrankheit verlangsamen. T-Zellen werden in Gegenwart von Antigen durch Thymosin zur Bildung von Lymphokinen wie Interferon und MIF (Migration Inhibition Factor) angeregt. In älteren Mäusen kann Thymosinfraktion 5 die reduzierte Fähigkeit zur Bildung hämagglutinierender Antikörper wieder auf das bei jungen Tieren anzutreffende Niveau bringen. In Verbindung mit chemotherapeutischen Maßnahmen ist Thymosinfraktion 5 bei einer großen Zahl experimenteller Tumoren therapeutisch wirksam. Die kombinierte Behandlung mit Chemotherapeutika und Thymosin erwies sich als deutlich besser als die alleinige Therapie mit Chemotherapeutika.

Viele der in vitro an Mäusezellen erhobenen Befunde können auch an menschlichen Lymphozyten gewonnen werden: Thymosin erhöht die Zahl der T-Lymphozyten, die mit Erythrozyten Rosetten bilden, auch in den Lymphozytenpräparationen von älteren Menschen oder von Patienten mit primärer Immunschwäche, mit Krebs, Lepra, Verbrennungen, Virusinfektionen oder primär-chronischer Polyarthritis. Bei peripheren Blutzellen von jungen gesunden Individuen läßt sich mit Thymosin kein derartiger Effekt erzielen. Der In vitro-Beeinflußbarkeit der E-Rosettenbildung peripherer Blutzellen durch Thymosin scheint nach vorliegenden Ergebnissen ein prognostischer Wert zuzukommen.

6.2.4.4 Klinische Ergebnisse mit Thymosin

Bei Kindern mit primärer Immunschwäche, z. B. mit Di George-Syndrom, mukokutaner Candidiasis, Wiskott-Aldrich-Syndrom, oder mit anderen Störungen, die mit Hypoplasien oder Dysplasien des Thymus verbunden sind, scheint Thymosinfraktion 5 therapeutisch wirksam zu sein. In Studien, die zum Zeitpunkt dieser Niederschrift über mehr als 9 Jahre fortgeführt worden waren, besserten sich unter der Therapie sowohl immunologische als auch klinische Parameter. Die Zahl und die Funktionsfähigkeit von Lymphozyten stiegen an, die Patienten hatten weniger interkurrente Infektionen, nahmen an Gewicht zu und zeigten Besserungen des klinischen Gesamtbildes. Das Behandlungsschema sah für die ersten 2–4 Wochen eine Dosierung von bis zu 400 mg/m^2 Körperoberfläche s.c. verabreicht und anschließend eine Dauerbehandlung mit 60 mg/m^2 Körperoberfläche vor. Die Zahl der insgesamt mit Thymosinfraktion 5 behandelten Patienten mit primärer Immundefizienz liegt mittlerweile sicher über 100. Innerhalb der einzelnen Krankheitsgruppen sind die Patientenzahlen aber immer noch zu klein, um statistisch haltbare Aussagen zu erlauben. Angesichts der guten Verträglichkeit von Thymosinfraktion 5 sind viele Spezialisten der Meinung, daß diese Therapie bei primärer Immunschwäche immer dann indiziert ist, wenn die Lymphozyten des betreffenden Kindes in vitro auf Thymosinfraktion 5 reagieren [5, 25, 26, 80].

Die erste randomisierte Phase II-Studie mit Thymosin wurde an 55 Patienten mit nichtresezierbaren Bronchialkarzinomen vom Oat-Zelltyp durchgeführt. Thymosin wurde hier 6 Wochen lang in Verbindung mit intensiver Chemotherapie verabreicht. Die Resultate der Studie scheinen zu belegen, daß Thymosinfraktion 5 in einer täglichen Dosierung von 60 mg/m^2 Körperoberfläche bei Patienten, die durch eine vorangegangene Chemotherapie von allen makroskopisch noch erfaßbaren Tumoren befreit worden waren, eine Verlängerung der durchschnittlichen Überlebenszeit von 240 Tagen (Plazebo und Chemotherapie) auf 450 Tage bewirkte. Aus der Analyse dieser Studie ging auch hervor, daß Thymosin keinen direkten Einfluß auf die Tumorzellen hat, daß seine beschränkte, aber eindeutig positive klinische Wirkung demnach auf seine immunstimulierenden Wirkungen zurückzuführen ist [19].

Die Nebenwirkungen der Therapie mit Thymosinfraktion 5 waren angesichts der Unreinheit des verwendeten Präparates relativ gering. In einer kürzlich erschienenen Zusammenstellung der Therapieresultate von 82 Kindern mit primärer Immunschwäche wurde nur über 9 Fälle berichtet, bei denen die Therapie wegen Nebenwirkungen abgebrochen werden mußte. Bei 4 Patienten waren nach der Injektion des Präparates lokale Unverträglichkeiten wie starke Rötung, Schwellung oder ein Arthusphänomen zu beobachten. Zweimal zwang eine hämorrhagische Diathese zum Therapieabbruch, je einmal wurden exspiratorischer Stridor, progressive Thrombozytopenien bei gleichzeitiger Eosinophilie, eine akute Enzephalopathie und ein Lymphom gesehen. Auch bei den Tumorpatienten wurden unter der Behandlung von Thymosin nur wenige ernste Nebenwirkungen registriert.

Biologische Wirkungen einzelner Peptide aus der Thymosinfraktion 5. Thymosin α_1 bewirkt in vitro und in vivo die meisten, wenn auch nicht alle Veränderungen, die von der Thymosinfraktion 5 bekannt geworden sind. In der Erhöhung der Zahl der T-Zellrosetten bei peripheren Blutlymphozyten ist Thymosin α_1 auf Gewichtsbasis etwa 100mal wirksamer als die gesamte Fraktion 5. Bei gesunden Individuen beträgt der Prozentsatz der Lymphozyten, die mit den eigenen Erythrozyten sog. „autologe" Rosetten bilden können, etwa 26%. Bei Krebspatienten kann diese Zahl erheblich reduziert sein. Inkubation solcher Lymphozyten mit Thymosin α_1 stellt die „normalen" Verhältnisse innerhalb kurzer Zeit wieder her. Bei Patienten mit Tumoren findet man gelegentlich auch eine Verschiebung des Verhältnisses von T-Helfer- zu T-Suppressorzellen. Normalerweise beträgt dieses Verhältnis etwa $3:1$. Es kann sich im Verlauf einer Tumorerkrankung sehr zugunsten der T-Suppressorpopulation verschieben und dann 1 oder weniger als 1 betragen. Inkubationen der Blutlymphozyten von Krebspatienten mit Thymosin α_1 können auch zu einer Angleichung der verschobenen T-Helfer-/T-Suppressorrelation an die Norm führen. Die klinische Erprobung von Thymosin α_1 bei Patienten mit Tumoren hat inzwischen begonnen. Von den übrigen Thymosinkomponenten ist noch relativ wenig bekannt. Thymosin α_5 scheint die Funktion von T-Helferzellen zu verstärken oder die Differenzierung dieser Zellen zu begünstigen. Umgekehrt hat Thymosin α_7 offenbar immunsuppressive, d. h. T-Suppressorzellen-induzierende Eigenschaften. Die Thymosine β_3 und β_4 scheinen für frühere Stadien der T-Zelldifferenzierung verantwortlich zu sein. Unter ihrem Einfluß entstehen aus Knochenmarksstammzellen Prothymozyten, die bereits die terminale Desoxynukleotidyltransferase exprimieren, in Hinblick auf Thy 1- und Lyt-Antigene aber noch negativ sind. Klinische Resultate mit diesen Peptiden liegen noch nicht vor.

6.2.4.5 Weitere Thymushormone

Eine große Zahl weiterer aus Thymusgewebe gewonnener Peptide ist beschrieben worden. Nur wenige dieser Stoffe konnten jedoch chemisch und biologisch so weit charakterisiert werden, daß man zuverlässige Schlüsse im Hinblick auf ihre Funktion ziehen kann. Sie werden hier nur kurz erwähnt.

THF (Thymic Humoral Factor): Dieses Peptid mit einem isoelektrischen Punkt von 5,6 und einem Molekulargewicht von 3220 Dalton wurde aus Kalbsthymus mit Methoden isoliert, die den zur Isolierung von Thymosinfraktion 5 verwendeten Schritten weitgehend entsprechen. Bei der Gewinnung von THF wurde allerdings der Hitzeinaktivierungsschritt weggelassen. THF hat eine Reihe von Eigenschaften, die an die Wirkung von Thymosin oder von Thymosin α_1 erinnern: die Substanz beeinflußt die Zahl der autologen und heterologen T-Zellrosetten in ganz ähnlicher Weise wie Thymosinfraktion 5 oder wie α_1-Thymosin. Milzzellen von Mäusen, die unmittelbar nach der Geburt thymektomiert wurden, differenzieren unter dem Einfluß von THF zu zytotoxischen Lymphozyten, die die Abstoßung eines Allotransplantates bewirken oder an einer „Graft versus Host Reaction" teilhaben können. Auch T-Helferzellen entstehen in neonatal thymektomierten Mäusen unter der Einwirkung dieses Peptids. Es ist nicht ausgeschlossen, daß THF ein Bestandteil der Thymosinfraktion 5 ist. Mit Thymosin α_1 hat dieses Peptid jedoch keine strukturelle Ähnlichkeit. Die Substanz wird zur Zeit klinisch geprüft [39].

Thymopoetin: [27] Unter diesen Oberbegriff fallen nach heutiger Erkenntnis zwei eng miteinander verwandte Peptide, TP I und TP II, die sich, wie die Analyse der Aminosäuresequenzen ergab, nur in 2 Positionen voneinander unterscheiden. Beide Peptide umfassen 49 Aminosäuren. Das Molekulargewicht von TP II beträgt 5562, der isoelektrische Punkt der beiden Peptide liegt bei 5,5. Biologisch bestehen keine Unterschiede zwischen TP I und TP II. Thymopoetin beschleunigt die Entwicklung von Prothymozyten zu Thymozyten. Es erhöht die intrazellulären cAMP-Konzentrationen in Thymozyten. Frühe Entwicklungsstadien der B-Zelldifferenzierung werden gehemmt, späte Stadien werden beschleunigt. Auf Granulozyten fördert TP I oder TP II die Expression von Komplementrezeptoren. Die an Nagetieren festgestellten In vivo-Wirkungen von TP I betreffen die Differenzierung von Prothymozyten in Thymozyten in nackten (nu/nu) Mäusen. Dabei entstehen in der Milz Zellen mit dem Phänotyp TL^+ und Thy 1, in den peripheren Lymphknoten TL^-, Thy 1^+-Zellen. Ein Pentapeptid, das der Sequenz der Aminosäuren 32–36 von Thymopoetin entspricht, ist ebenfalls aktiv: es führt z. B. bei alten Mäusen in vitro und in vivo zu einer Vermehrung der antikörperbildenden Zellen gegen ein dinitrophenyliertes bovines Albumin. Nennenswerte klinische Erfahrungen mit dieser Substanz liegen noch nicht vor.

Facteur Thymique Sérique (FTS). Bach und Mitarbeiter isolierten aus Schweineserum ein Nonapeptid mit folgender Aminosäuresequenz: Glutaminsäure-Ala-Lys-Ser-Glu-Gly-Gly-Ser-Asp-COOH. Mittels eines Radioimmunoassays (RIA) konnten sie nachweisen, daß dieses Peptid im Thymusgewebe in mindestens 100facher höherer Konzentration vorliegt als im Serum. Es findet sich auch in der Thymusfraktion 5. FTS hat folgende Wirkungen: in thymektomierten oder kongenital athymischen Mäusen stimuliert FTS die Expression von T-Zellantigenen. Wie Thymosinfraktion 5 oder Thymosin α_1 stellt es in thymektomierten Mäusen die Stimulierbarkeit peripherer Lymphozyten durch Mitogene wieder her. Ebenso fördert FTS in thymuslosen Tieren die Entstehung zytotoxischer Lymphozyten und erhöht die Widerstandsfähigkeit gegen das durch Moloney-Virus induzierte Sarkom. Bei NZB-Mäusen hemmt FTS die Antikörperbildung gegen T-zellunabhängige Antigene wie Polyvinylpyrrolidon. In normalen Mäusen wird die Überempfindlichkeit gegen Kontaktallergene durch FTS gehemmt. Alle diese Eigenschaften könnten im Sinne einer Immunstimulation therapeutisch wünschenswert sein. Von FTS wurde aber auch berichtet, daß es in B/W-Mäusen die Bildung von Autoantikörpern gegen DNS und die Entwicklung einer bei diesen Tieren gesetzmäßig auftretenden Glomerulonephritis fördert. Dieser nach höheren FTS-Dosen beobachtete Effekt könnte auf einer Herabsetzung der Zahl von T-Suppressorzellen beruhen. Er sollte bei den klinischen Untersuchungen von FTS sorgfältig im Auge behalten werden [4].

6.2.5 Transferfaktor [44]

Dieser Faktor besteht aus dialysierbarem Material aus homogenisierten Lymphozyten, das die Fähigkeit besitzt, in anergischen Individuen wieder eine Überempfindlichkeit vom verzögerten Typ gegen verschiedene Antigene hervorzurufen. Es gibt Hinweise dafür, daß diese Form der passiven Sensibilisierung antigenspezifisch ist, d. h. daß Reaktivität nur gegen solche Antigene übertragen wird, gegen die auch die Spenderlymphozyten reagieren können [70]. Es gibt aber auch Einwände gegen eine solche Spezifität, die angesichts der nicht eindeutig definierten Natur des Transferfaktors nicht leicht zu entkräften sind. Es ist z. B. nicht auszuschließen, daß zumindest einige Transferfaktorpräparate selbst kleine Mengen der Antigene enthalten, gegen die sie Überempfindlichkeit vermitteln.

Die Injektion von TF käme dann einer Sensibilisierung mit diesen Antigenen gleich. Die essentiellen funktionellen Komponenten in Transferfaktorpräparaten sind eine Purinbase, Ribose, eine Phosphodiestergruppe und ein Peptid. Es könnte sich bei dem wirksamen Prinzip im Transferfaktor also um ein kurzes Ribonukleotid, eventuell sogar um ein Mononukleotid, handeln, das durch ein nicht konvalent gebundenes Peptid vor weiterem Abbau geschützt wird. Der Peptidrest könnte auch die Funktion haben, dem Nukleotid zu einem effektiveren Transport in die Zelle zu verhelfen. Die Analogie mit dem synthetischen Isoprinosin läge in einem solchen Fall auf der Hand (siehe weiter unten).

Viele der klinischen Berichte über die Wirkungen von Transferfaktor sind anekdotisch und lassen oft schon deshalb keine weitgehenden Schlüsse zu, weil adäquate Kontrollen fehlten oder weil gleichzeitig andere therapeutische Maßnahmen getroffen wurden. Eine weitere Schwierigkeit bei der Bewertung der vorliegenden Arbeiten liegt in einem Mangel an Standardisierung: es gibt kein Tiermodell für die Bewertung und Quantifizierung von Transferfaktor. Für die Dosierung wurde die Zahl der Leukozyten zugrunde gelegt, die für die Herstellung der verabreichten Menge aufgearbeitet wurden: in diesem Zusammenhang hat sich der Begriff der „Leukozytenäquivalente" eingebürgert. Erst kürzlich haben Wilson und Mitarbeiter gezeigt, daß der Leukozytenmigrationshemmtest zur Entdeckung und zur quantitativen Bestimmung von Transferfaktor in Leukozytendialysaten verwendet werden kann [83].

Die Verabreichung von Transferfaktor an Patienten mit Wiskott-Aldrich-Syndrom für Zeiträume bis zu 5 Jahren führte bei 14 von 32 Patienten zu einer vorübergehenden klinischen Besserung. Am Ende der Studie konnte jedoch keine Beziehung zwischen der Behandlung einerseits und den klinischen Verläufen andererseits gesichert werden. Patienten mit chronischer mukokutaner Candidiasis zeigten nach der Behandlung mit Transferfaktoren mit antifungalen Substanzen deutliche Besserungen. Die besten Resultate wurden angeblich erzielt, wenn die Leukozytendialysate von Individuen gewonnen wurden, die gegen Candida-Antigene sensibel waren.

Auch bei Virusinfektionen kann Transferfaktor wirksam sein. In einer randomisierten Doppelblindstudie wurden 61 Kinder mit akuter Lymphoblastenleukämie in 2 Gruppen eingeteilt. Eine Gruppe erhielt Transferfaktor von 5 Spendern, die gerade eine Windpockeninfektion hinter sich gebracht hatten und deren Lymphozyten in vitro eine außergewöhnlich hohe Reaktivität gegen Varicella-Zosterantigen aufwiesen. Bei der Hälfte so behandelter Patienten wurden vorher negative Hautreaktionen gegenüber Varicella-Zostervirus anschließend positiv. 16 Patienten in der mit Transferfaktor behandelten Gruppe und 15 mit Plazebo behandelte Patienten hatten während des klinischen Versuchs Kontakt mit Kindern, die eine Varizelleninfektion durchmachten. In der Plazebogruppe bekamen daraufhin 13 von 15 exponierten Kindern ebenfalls Windpocken, während bei den 16 mit Transferfaktor behandelten Kindern nur eines an Windpocken erkrankte [72].

Darüber hinaus gibt es anekdotische, wenn auch gut dokumentierte Hinweise auf eine Wirksamkeit von Transferfaktor bei Infektionen mit seltenen Mykobakterien. In allen Fällen, über die in diesem Zusammenhang berichtet wurde, bewirkte die

Behandlung mit Transferfaktor das Positivwerden der Hautreaktionen gegen Antigene des auslösenden Erregers [31, 66].

Trotz einiger eindrucksvoller Hinweise auf eine Wirksamkeit von Transferfaktor bleibt die therapeutische Rolle dieses Stoffgemisches fragwürdig, solange nicht eindeutig geklärt ist, welches die aktive Komponente dieser Präparate ist und worauf ihre Wirkung beruht.

6.2.6 *Tuftsin* [78]

Makrophagen haben im Immunsystem zwei Hauptfunktionen:

1. die Aufnahme und Zerstörung von Bakterien und anderen Mikroorganismen und
2. die Präsentation von Antigenen zusammen mit Histokompatibilitätsantigenen der Klasse I oder II für die Aktivierung von Lymphozyten.

Beide Funktionen sind abhängig von einer möglichst effizienten Aufnahme des in Frage kommenden Antigens. Diese Aufnahme wird durch eine Opsonierung des Antigens und durch die Bindung der Immunkomplexe an die Fc-Rezeptoren der Makrophagen stark beschleunigt. Diese beschleunigte Aufnahme resultiert aus einer Aktivierung des Makrophagen oder auch des polymorphkernigen Leukozyten durch die Besetzung des Fc-Rezeptors der Zelle. Victor Najjar fand vor einigen Jahren heraus, daß nach der Bindung eines antigenbeladenen IgG-Moleküls an einen Fc-Rezeptor aus der CH_2-Domäne des Fc-Anteils ein Tetrapeptid der folgenden Struktur freigesetzt wird: NH_2-Thre-Lys-Pro-Arg-COOH. Dabei wurde ein membrangebundenes Enzym, Leukokinase, für die Spaltung am aminoterminalen Ende des Tetrapeptids und ein nicht näher charakterisiertes Enzym in der Milz für die Spaltung am carboxylterminalen Ende verantwortlich gemacht. Vom „Tuftsin", so wurde das neue Tetrapeptid genannt, weil es an der Tuft's Universität entdeckt wurde, konnte gezeigt werden, daß es regelmäßig entstand, wenn antigenbeladene IgG-Moleküle mit ihren Fc-Rezeptoren auf Makrophagen oder Granulozyten reagierten. Splenektomierte Individuen konnten das Tetrapeptid allerdings nicht im normalen Umfang bilden. Najjar und später auch andere Forscher konnten zeigen, daß Tuftsin die Phagozytose steigert. Sie schlossen aus ihren Versuchen, daß dieses Tetrapeptid das vom Fc-Rezeptor ausgehende physiologische Signal für die Aufnahme von Antigenen darstelle und daß es dazu des ganzen intakten IgG-Moleküls nicht bedürfe.

Einige der durchgeführten Experimente lassen in der Tat vermuten, daß dem Tuftsin eine solche amplifizierende Funktion zukommt. Eine Forschungsgruppe aus Israel inkubierte vorkultivierte Peritonealmakrophagen aus Mäusen mit 50 µg/ ml eines Standardantigens (Keyhole Limpet Cyanin) und mit wechselnden Konzentrationen von Tuftsin oder seinen Analogen. Anschließend wurde durch mehrfaches Waschen der Zellschichten alles überflüssige Antigen entfernt. Dann wurden frische Milzzellen auf die „antigengefütterten" Makrophagen gegeben und zusammen mit ihnen über Nacht inkubiert. Nach dieser Inkubation wurden alle nicht adhärenten Zellen gesammelt, von kontaminierenden adhärenten Zellen befreit und anschließend durch Bestrahlung mit Röntgenstrahlen abgetötet. Von den abermals gewaschenen und frisch suspendierten Zellen wurden jeweils 5×10^6 Zellen in 50 µl

Volumen Mäusen der gleichen Spezies in die Hinterpfoten injiziert. Am 7. Tag nach der Infektion wurden die poplitealen Lymphknoten entfernt, suspendiert und nach Entfernung aller adhärenten Zellen zusammen mit dem Antigen KLH oder mit Kontrollsubstanzen inkubiert. Die proliferative Antwort der Popliteallymphozyten wurde dann durch den Einbau von [^{3}H]-Thymidin gemessen.

Lymphozyten von Mäusen, denen vorher Zellen injiziert wurden, die man mit tuftsinbehandelten Makrophagen inkubiert hatte, zeigten eine bis zu 7fach höhere proliferative Reaktion auf KLH-Antigene als normale Zellen. Die israelischen Forscher interpretierten ihre Ergebnisse wie folgt: sie gingen davon aus, daß Makrophagen in Gegenwart von Tuftsin mehr Antigen aufnahmen und präsentierten als Kontrollmakrophagen. Tuftsinbehandelte Makrophagen induzierten bei der anschließenden Inkubation mit Milzzellen mehr spezifische T-Helferzellen als Kontrollmakrophagen. Die Injektion der unter Einwirkung von Tuftsin zustande gekommenen T-Helferlymphozyten führte dann wiederum zur vermehrten Bildung von zytotoxischen T-Lymphozyten im angrenzenden Poplitealbereich der injizierten Mäuse.

Dieser Versuch ist deswegen nicht ganz plausibel, weil die injizierten Tiere ja nicht mit Antigen, sondern nur mit abgetöteten T-Helferlymphozyten, also mit humoralen Stimuli, in Berührung gekommen waren, bevor ihre Lymphozyten mit KLH inkubiert wurden. Dennoch scheint erwiesen zu sein, daß Tuftsin zu einer gesteigerten Phagozytose von Antigen führt und daß Makrophagen in Gegenwart von Tuftsin immunogener werden. An den experimentellen Befunden ist kaum zu zweifeln. Jedoch hat Tuftsin die ihm innewohnende Wirksamkeit in klinischen Versuchen nie so eindeutig bewiesen, als daß es zu einem akzeptierten Immunstimulans geworden wäre. Versuche mit verschiedenen Analogen des Tetrapeptids haben gezeigt, daß der Sequenz Pro-Arg für die Erkennung durch den Makrophagen und für dessen Aktivierung eine Schlüsselrolle zukommt. Dieses Dipeptid ist – wenn auch in höheren Konzentrationen als Tuftsin – wirksam als Aktivator von Makrophagen. Im Tetrapeptid kann Threonin für Alanin ersetzt werden: das Analog ist sogar wirksamer als Tuftsin. Dieses Peptid sowie auch das Pentapeptid NH$_2$-Thre-Lys-Pro-Arg-Gly-COOH erhöhen die Phagozytoserate nicht, verbessern aber dennoch die Immunogenität von Makrophagen. Möglicherweise führen diese Derivate auch zu einer vermehrten Sekretion von Il-1 während der Antigenpräsentation und liefern damit ein verstärktes zweites Signal für die Aktivierung von Lymphozyten, die ihr Antigen in Assoziation mit den Produkten der MHC-Gene bereits „gesehen" haben.

Obwohl weder Tuftsin noch seine Analoga klinische Bedeutung gewonnen haben, repräsentiert doch der experimentelle Weg, der mit der Untersuchung dieser Peptide beschritten wurde, einen originellen Ansatz, der weiterverfolgt werden sollte, auch wenn klinische Erfolge noch ausgeblieben sind.

6.3 Stoffe mikrobieller Herkunft

Viele immunstimulierend wirkende Stoffe sind mikrobiellen Ursprungs: Lipopolysaccharide [86], Lipoteichonsäuren, Phospholipide, Ubichinone, Glukane und andere. Man hat diese Stoffe, die ja alle auch Antigene sind, gelegentlich als T-zellabhängig oder T-zellunabhängig klassifiziert. Dabei wurde unterstellt, daß T-zellabhängige bakterielle Antigene zur Auslösung einer Immunantwort der Mitwirkung von T-Helferzellen bedürfen. Chemische Merkmale solcher Antigene sind nach Ansicht einiger Autoren, z. B. D. Weir und C. Blackwell, „amphiphatische" Strukturen, die chemische Gruppen charakteristisch unterschiedlicher Bauweise, also z. B. hydrophile und lipophile Anteile, aufweisen. Diesen T-zellabhängigen Antigenen werden T-zellunabhängige Antigene gegenübergestellt, von denen postuliert wurde, daß sie ohne Mitwirkung von T-Helferzellen eine polyklonale Aktivierung, z. B. von B-Zellen, oder eine direkte Wirkung auf akzessorische Zellen wie Makrophagen herbeiführen könnten. Solche T-zellunabhängigen Antigene sind im allgemeinen Substanzen mit hohen Molekulargewichten und mit multiplen repetitiven Strukturen, die relativ resistent gegen enzymatischen Abbau sind. In diese Kategorie gehören also Lipopolysaccharide, Glukane und Peptidoglukane [123].

Ob diese Unterscheidung für die in vivo herrschenden Bedingungen und gar unter therapeutischen Umständen sinnvoll ist, erscheint zumindest zweifelhaft. Alle diese Substanzen mikrobiellen Ursprungs – und dies gilt auch für Präparate, die aus ganzen Mikroorganismen bestehen – wirken auf die Zellen des mononukleär-phagozytären Systems, also auf Monozyten, Makrophagen und antigenpräsentierende Zellen wie dendritische Zellen und Langerhans'sche Zellen im Sinne einer Aktivierung. Dabei kann diese Aktivierung durch einen primären Angriff an Makrophagen stattfinden. Dies ist z. B. in ausgeprägtem Maße bei den β1, 3-D-Glukanen der Fall. Andererseits kann, wie bei Bacille-Calmette-Guérin ähnlich wie bei Listeria monocytogenes, eine Aktivierung von Makrophagen primär über aktivierte T-Zellen erfolgen. T-Helferzellen und Makrophagen bilden in der Reaktion auf bestimmte Antigene eine funktionelle Einheit. Diese Einheit kann von jeder der beiden Komponenten her stimuliert werden, wobei der Schwerpunkt oder primäre Angriff einmal auf der Seite der Makrophagen, ein andermal auf der Seite der T-Helferzellen liegen kann (Abb. 6.7.). Entscheidend für die zu erzielende Wirkung ist immer

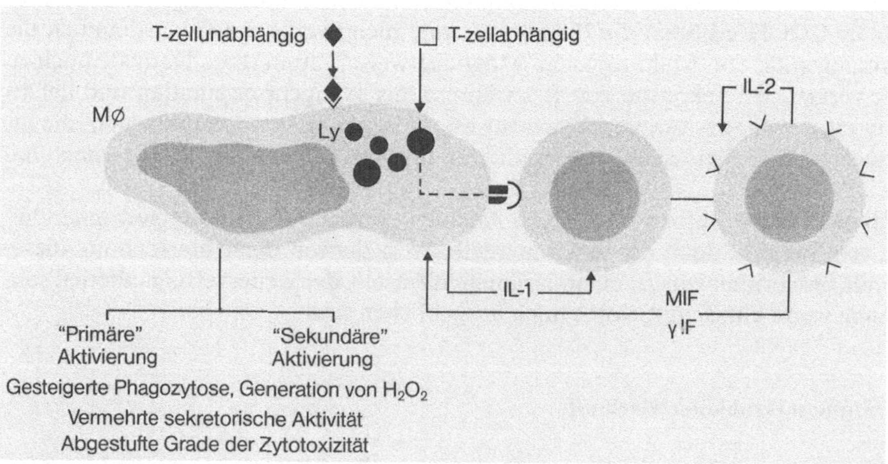

Abb. 6.7. Schema der Aktivierung von Makrophagen durch T-zellabhängige und T-zellunabhängige Antigene.
Ly: Lysosomen.

der Grad der Aktivierung des Gesamtsystems. Für die Abwehr bakterieller Infektionen ist dies gleichbedeutend mit dem Aktivitätsgrad von Makrophagen. Maximal aktivierte Makrophagen können auch Tumorzellen lysieren. Für die Lysis von Tumorzellen und virusinfizierten Zellen aber spielen zytotoxische Lymphozyten eine wichtige, in vielen Fällen allein entscheidende Rolle. Alle mikrobiellen Inhaltsstoffe, die heute im Experiment oder gelegentlich auch in der klinischen Immuntherapie Anwendung finden, können in diesem Gesamtzusammenhang verstanden werden [101, 102, 121].

6.3.1 Muster der Makrophagenaktivierung

Das Immunsystem höherer Lebewesen entwickelt sich in Gegenwart von Mikroorganismen. Mikrobielle Parasiten können im Hinblick auf die Lokalisation ihres Replikationszyklus als extrazellulär, fakultativ intrazellulär und obligat intrazellulär klassifiziert werden. In die erste Gruppe gehören grampositive Kokken und die meisten gramnegativen Stäbchen. Diese Bakterien beschränken ihr parasitäres Verhalten auf die extrazellulären Räume. Sie verfügen nicht über das biochemische Instrumentarium, mit dem sie den lytischen Mechanismus innerhalb phagozytierender Zellen widerstehen könnten. Die zweite Gruppe der fakultativ intrazellulären Erreger umfaßt Mycobacterium tuberculosis, Mycobacterium bovis (BCG), Listeria monocytogenes, Brucella-Spezies, Salmonellen, Francisella tularensis und den Pilz Histoplasma capsulatum. Diese Mikroorganismen können innerhalb mononukleärer Phagozyten genauso existieren wie im extrazellulären Bereich. Die obligaten intrazellulären Parasiten bilden die dritte Gruppe. Diese Mikroorganismen können sich ausschließlich intrazellulär vermehren. In diese Gruppe gehören Chlamydien, Rickettsien, Viren sowie die Protozoen Toxoplasma gondii, Besnoitia jellisoni und Trypanosoma cruzi [97, 103, 121].

Die Resistenz gegen extrazelluläre Erreger erstreckt sich auf Mechanismen, die zu ihrer Phagozytose führen. Dazu gehören die Bildung „opsonierender" Antikörper, die Rekrutierung von neutrophilen Granulozyten, die Aktivierung von Komplement und schließlich die Phagozytose der opsonierten, d.h. von Antikörpern umhüllten Erreger über die Fc- oder C3b-Rezeptoren der Granulozyten.

Anders verhält es sich mit fakultativ oder obligat intrazellulären Erregern. Diese Organismen können sich im Zellinnern vermehren. Resistenz gegen diese Keime kann also nicht durch Opsonierung eines eindringenden Organismus, Komplementaktivierung und Phagozytose erreicht werden, sondern nur durch kritische Veränderungen des intrazellulären Milieus in phagozytierenden Zellen. Die Ergebnisse einer wachsenden Zahl experimenteller Studien scheinen zu demonstrieren, daß die Herstellung von Sauerstoffradikalen, meßbar an der Freisetzung von H_2O_2, der biochemische Mechanismus ist, der die Elimination von intrazellulären Erregern und wahrscheinlich auch von Tumorzellen ermöglicht. 1936 berichtete Pullinger, daß mit Tuberkelbakterien infizierte Mäuse durch diese Infektion resistent gegen andere nicht verwandte Erreger wie Brucella abortus wurden [117]. Seither sind weitere Beispiele dafür bekannt geworden, daß eine Infektion mit einem intrazellulären Erreger gegen Infektionen mit anderen intrazellulären Erregern schützt. Makkaness nannte dieses Phänomen 1964 „erworbene zelluläre Immunität" [103]. Es beruht, wie bereits erwähnt, auf der Funktion von T-Lymphozyten und von Makrophagen [113]. Während bestimmte („T-zellunabhängige") Antigene Makrophagen in vitro aktivieren können, hängt die Generation voll mikrobizider oder gar tumorizider Makrophagen von der Mithilfe sensibilisierter T-Lymphozyten, genauer T-Helferzellen, ab. Ein Makrophage muß also zur Expression seiner vollen Zytotoxizität mindestens 2 Signale erhalten: ein indirektes durch T-Zellen vermitteltes Signal und ein direktes Signal durch Kontakt mit dem Antigen. Diese „Zwei-Signal-Theorie" ist an vielen experimentellen Modellen bestätigt worden [119]. Sie darf hingegen nicht ganz wörtlich verstanden werden. Während die Übermittlung eines stimulierenden Signals durch Kontakt mit einem bakteriellen Antigen ein einigermaßen gut zu definierendes Ereignis darstellt, kann der durch T-Zellen übermittelte Stimulus offenbar mehrere, durch verschiedene Lymphokine wie MIF, γ-Interferon, CFS, übermittelte Signale enthalten. Dabei ist nicht bekannt, welche Signalfrequenzen und welche Art von Signalen maximale Zytotoxizität erzeugen.

Ebenso ist unbekannt, welche zytotoxischen biochemischen Mechanismen in den verschiedenen Stadien der Makrophagenaktivierung für die Zytotoxizität verantwortlich sind. Aktivierte Makrophagen sezernieren Arginase, Komplementbruchstücke, Proteasen, Peroxydase, Lysozym und H_2O_2 oder andere reduzierte Formen von Sauerstoff [85, 87, 88, 96, 98, 110, 118]. Elektronenmikroskopische Aufnahmen von aktivierten Makrophagen, die Tumorzellen angreifen, haben gezeigt, daß zwischen Zielzelle und angreifenden Makrophagen ein enger räumlicher Kontakt hergestellt wird. An den Berührungsstellen der Zellen beobachtet man häufig elektronendichte pleomorphe Partikel mit einer granulären Struktur und einer die Teilchen lose umgebenden trilaminären Membran. Diese Strukturen werden als Lysosomen angesehen, die durch Exozytose aus den Makrophagen in die unmittelbare Nähe der Tumorzellmembran gebracht werden. Daß in der Tat Material aus dem zytotoxischen Makrophagen in die Tumorzelle gebracht wird, geht aus Markierungsversuchen mit Dextransulfat hervor. Wenn Homogenate aus Makrophagen, die vorher Dextransulfat phagozytiert hatten, zusammen mit Tumorzellen inkubiert wurden, fanden sich große Mengen Dextransulfat in den Tumorzellen wieder [111]. Ein weiterer Mechanismus, den man in letzter Zeit für die gegen Tumorzellen gerichtete Zytotoxizität von Makrophagen verantwortlich gemacht hat, ist die Sekretion von „tumor necrosis factor" durch aktivierte Makrophagen. Dieser Faktor wurde schon 1975 beschrieben und ist jetzt näher charakterisiert worden. Man findet ihn im Serum von Kaninchen, Mäusen oder Ratten, die zunächst mit BCG oder Corynebacterium parvum infiziert und 14 Tage später mit LPS behandelt wurden. Wenige Stunden nach der letzten LPS-Injektion enthält das Serum solcher Tiere ein Glykoprotein, das das Wachstum von Tumorzellen in vitro hemmt und das in vivo die hämorrhagische Nekrose von Tumoren verursacht. Die Bildung dieses Faktors kann durch Stoffe verhindert werden, die die Makrophagenfunktion beeinträchtigen. Hydrokortison, vor der Gabe von LPS injiziert, kann die Freisetzung von TNF z. B. vollständig unterdrücken. Der Faktor läßt sich auch dadurch gewinnen, daß man Peritonealzellen aus Mäusen, die vorher mit Corynebacterium parvum oder mit BCG infiziert worden waren, in vitro mit LPS inkubiert. TNF wird unter diesen Umständen in hoher Konzentration in den Überstand der Peritonealzellen abgegeben. Menschlicher TNF läßt sich auch aus den Überständen von 8 Tage kultivierten Monozyten gewinnen. Diese Befunde sprechen dafür, daß TNF das Produkt von

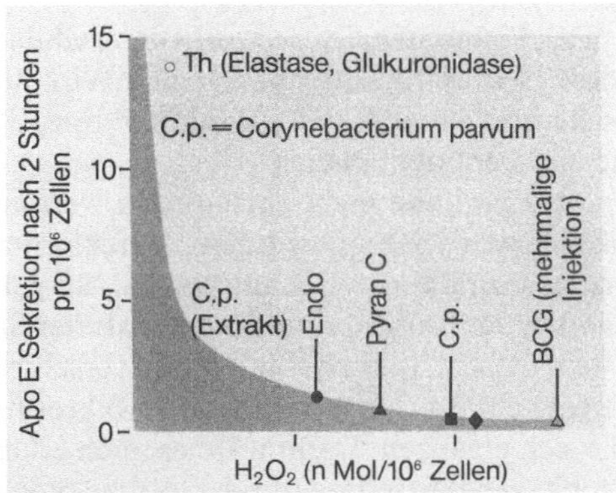

Abb. 6.8. Verhältnis zwischen der Sekretion von Apolipoprotein E und H_2O_2 in nMol/10^6 Zellen. Weit rechts auf der Kurve liegende Punkte (hohe H_2O_2-Produktion, niedrige Apolipoproteinsekretion) sind möglicherweise typisch für zytotoxische Aktivität. C.p. = Corynebacterium parvum. Th = Thioglykollat. Endo = Endotoxin. Pyran-C = Pyran-Copolymer.

Makrophagen ist. Partiell gereinigter TNF aus Mäusen tötet menschliche Tumorzellen, nicht aber normale Zellen, in vitro ab. Menschlicher TNF zeigt ähnliche Eigenschaften. Das Protein hat ein Molekulargewicht von etwa 39 000 Dalton.

Es gibt Anhaltspunkte dafür, daß Makrophagen, die maximale Aktivität gegen intrazelluläre Parasiten und gegen Tumorzellen erworben haben, ihre Fähigkeiten zur Phagozytose und Abtötung extrazellulärer oder fakultativ intrazellulärer Organismen zumindest teilweise verlieren. Mikrobizides und tumorizides Potential sind also nicht unbedingt dasselbe. Chronisch mit **Toxoplasma gondii** oder **Besnoitia jellisoni** infizierte Mäuse sind zwar resistent gegen sekundäre Infektionen mit **Listeria monocytogenes,** sind jedoch gegen Infektionen mit **Streptokokken** oder **Klebsiella pneumoniae** hochempfindlich. Mäuse, die durch Injektionen mit Pyran-Copolymer oder mit wiederholten BCG-Injektionen eine gesteigerte Fähigkeit zur Zerstörung von Tumormetastasen erworben haben, sind gegen extrazelluläre Erreger wie Streptokokken und Staphylokokken genauso empfindlich wie unbehandelte Tiere. Auf der anderen Seite sind granulozytopenische Mäuse, die mit löslichen Glukanen oder mit Ubichinonen behandelt wurden, zwar geschützt gegen extrazelluläre bakterielle Infektionen, aber voll empfänglich für einen metastasierenden Tumor wie etwa das „Lewis lung carcinoma". Zena Werb hat kürzlich darauf hingewiesen, daß ruhende Makrophagen und Makrophagen, die durch verschiedene Stimuli aktiviert wurden, auf der Grundlage zweier biochemischer Merkmale klassifiziert werden können: der Sekretion von Apoprotein E und von H_2O_2. Während die Sekretion großer Mengen von H_2O_2 typisch für tumorizide Makrophagen zu sein scheint, war die Sekretion von Apoprotein E am ausgeprägtesten bei ruhenden Makrophagen oder bei Zellen, die nur mit Thioglykolat stimuliert wurden *(Abb. 6.8.)* [124].

Granulozytopenische Mäuse, die mit verschiedenen extrazellulären Keimen experimentell infiziert wurden, konnten nur durch solche Substanzen vor dem letalen Ausgang ihrer Infektion geschützt werden, die Makrophagen nicht nur zu gesteigerter Phagozytose, sondern auch zur Sekretion von Lymphokinen wie koloniestimulierendem Faktor (CSF) anregten. Substanzen, die nur die Phagozytose stimulierten, blieben in diesen Modellen unwirksam [108].

Das Phänomen der „erworbenen zellulären Immunität" ist vielleicht der gemeinsame Nenner für alle tumoriziden Wirkungen mikrobieller Präparate wie Corynebacterium parvum, BCG, Muramyldipeptide und möglicherweise sogar der Glukane und Peptidoglukane [103].

Zur Zeit kann nicht entschieden werden, ob der Funktionszustand von Makrophagen, der vor extrazellulären Infektionen schützt und der durch gesteigerte Phagozytose und durch Sekretion von CSF gekennzeichnet ist, lediglich einen Zustand „geringerer" Aktivierung darstellt als der Status, in dem Makrophagen Tumorzellen töten, oder ob hier zwei qualitativ verschiedene Zustände vorliegen. Möglicherweise entsteht die Zytotoxizität von Makrophagen durch verschiedene Mechanismen, die sich ergänzen. Dann wäre es auch erklärbar, daß verschiedene Stadien der Makrophagenaktivierung durch typische biochemische Muster charakterisiert sind, die unterschiedliche Grade der antimikrobiellen Aktivität und Zytotoxizität ermöglichen [112, 114, 126].

6.3.2 Corynebacterium parvum und BCG

C. parvum kann nach intravenöser Injektion in Mäusen das Wachstum einer Reihe von Tumoren hemmen. Allerdings ist die Wachstumshemmung nicht vollständig, und es gibt auch Tumoren, deren Wachstum durch C. parvum eher beschleunigt wird. Ebenso variable Ergebnisse hat man mit intravenösen Injektionen von BCG erhalten. Es ist angesichts so enttäuschender Daten eigentlich verwunderlich, daß man der systemischen Applikation von C. parvum oder von BCG so viel Aufmerksamkeit geschenkt hat. Inzwischen hat sich auch in klinischen Untersuchungen herausgestellt, daß von dieser Art der Immunstimulation vermutlich wenig zu erwarten ist. Die einzige mögliche Ausnahme betrifft die systemische Injektion von BCG bei der akuten myeloischen Leukämie. Bei dieser Erkrankung wird die Überlebensrate nach dem ersten Rezidiv durch eine begleitende Therapie mit BCG offenbar verlängert.

Etwas anders verhält es sich möglicherweise mit der lokalen, d. h. der intraläsionalen Injektion dieser Präparate. Von dieser Methode ist experimentell an zahlreichen Tumormodellen gezeigt worden, daß sie zur Rückbildung primärer Tumoren führen, daß sie aber auch Lymphknotenmetastasen und hämatogene Metastasen zum Verschwinden bringen kann [100, 116].

BCG wurde häufig lokal appliziert. Mc Kneally injizierte BCG nach durchgeführter Pneumektomie wegen Bronchialkarzinom in den Pleuraspalt von Patienten und beobachtete danach eine verminderte Tumorrekurrenz [109]. Versuche, diese Ergebnisse zu reproduzieren, verliefen oft enttäuschend, so daß die lokale Anwendung von BCG in Verbindung mit thoraxchirurgischen Maßnahmen keineswegs als ein gesichertes Verfahren angesehen werden kann. Bei Blasenkarzinomen wurde die Wirkung lokaler BCG-Injektionen in die unteren Extremitäten und in das Blasenlumen untersucht. Hier fand sich übereinstimmend in drei klinischen Studien eine Reduktion von Tumorrezidiven [100, 104]. Weitere positive Befunde wurden über die lokale Injektion von BCG in Melanome berichtet: 80% der so behandelten Tumoren verschwanden temporär oder permanent. Darüber hinaus bildeten sich – in Parallele zu den bereits erwähnten Tierversuchen – in 20% dieser positiv reagierenden Fälle auch metastatische Tumorabsiedlungen zurück [116].

Der Wirkungsmechanismus dürfte für C. parvum und BCG ähnlich sein und in den Rahmen der bereits geschilderten Vorstellungen passen. Die Mitwirkung von T-Zellen am Zustandekommen der Antitumorwirkung wird für C. parvum besonders aus Versuchen mit thymuslosen Mäusen deutlich. Während mehrere Tumoren wie Fibrosarkome oder Plasmozytome bei normalen Mäusen durch intraläsionale Injektion zur Rückbildung veranlaßt werden konnten, gelang dies bei thymuslosen Mäusen nicht. Ebenso konnte die nach intraläsionaler Injektion von C. parvum bereits einsetzende Rückbildung von Tumoren wieder gestoppt werden, wenn den Tieren T-Lymphozyten entzogen wurden. Alle Anzeichen sprechen dafür, daß C. parvum einerseits direkt auf Makrophagen wirkt, andererseits aber auch die Bildung gegen C. parvum sensibilisierter T-Zellen induziert. Diese T-Lymphozyten bewirken dann durch humorale Signale eine gesteigerte Aktivierung von Makrophagen bis hin zur Ausbildung der geschilderten Zytotoxizität für Tumorzellen.

Mit BCG lassen sich nach intraläsionaler Injektion auch in thymuslosen Mäusen und in durch Drainage des Ductus thoracicus T-zellverarmten Ratten Tumorregressionen erzeugen. Unter diesen Bedingungen scheinen T-Zellen für die Antitumorwirkung also nicht unbedingt erforderlich zu sein. Auf der anderen Seite sind intraläsionale BCG-Injektionen wirksamer, wenn die Tiere vorher durch systemische Immunisierung mit BCG sensibilisiert wurden. Spezifisch auf BCG reagierende T-Zellen können also zur lokalen Wirksamkeit dieses bakteriellen Präparates beitragen.

Wenn man C. parvum und BCG vergleicht, kommt man zu dem Schluß, daß BCG ein stärker direkt auf Makrophagen wirkendes Antigen ist als C. parvum und daß die Rolle von T-Zellen in der durch BCG initiierten Reaktion nicht so evident ist wie bei C. parvum. An der Grundsituation ändert sich aber nichts: in beiden Fällen scheinen Makrophagen die Haupteffektorzellen zu sein, die eine Antitumorwirkung herbeiführen, und in beiden Fällen kommt die Aktivierung der Makrophagen sowohl über einen direkten Kontakt mit dem Antigen als auch über die Mitwirkung von sensibilisierten T-Helferzellen zustande (siehe *Abb. 6.7.*).

6.3.3 *Muramyldipeptide* [91]

Mykobakterien sind Bestandteile von Freunds komplettem Adjuvans. Bei dem Versuch, aus diesen Organismen die kleinste chemische Einheit zu isolieren und zu identifizieren, die in einer Emulsion aus Mineralöl und Wasser die gleichen Wirkungen hervorbringt wie intakte Mykobakterien, fand man zuerst, daß wasserlösliche Peptidoglukanbruchstücke Mykobakterien ersetzen können. Später wurde dann N-Acetyl-Muramyl-L-Alanin-D-Isoglutamin oder Muramyldipeptid (MDP) als die noch voll wirksame Minimalstruktur erkannt *(Abb. 6.9.).* Dieses Molekül ist inzwischen immunpharmakologisch sehr gründlich untersucht worden. Auch wurde eine große Anzahl von Derivaten hergestellt, die sich in Wirkungsstärke und Wirkungsqualität beachtlich voneinander unterscheiden. Dabei ergaben sich natürlich Einblicke in die für die biologische Wirkung von MDP wesentlichen Strukturelemente. Der Zuckerring kann nicht geöffnet oder durch andere Moleküle ersetzt werden, ohne daß die Wirkung von MDP verlorengeht. Ebenso ist die Seitenkette mit L-Ala-D-Isoglutamin wichtig für die Wirkung. Hier sind allerdings gewisse Ver-

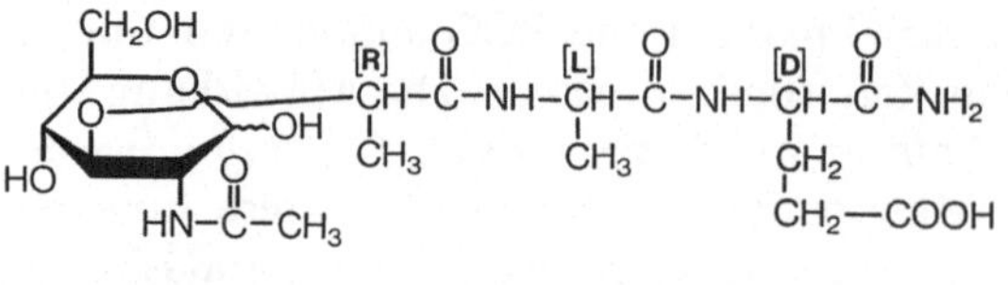

$C_{19}H_{32}N_4O_{11}$ N-Acetyl muramyl-dipeptid

Abb. 6.9. Molekulare Struktur von Muramyldipeptid.

änderungen möglich: L-Ala kann durch L-Aminobuttersäure und L-Valin ersetzt werden, auch kann die Peptidkette durch Vorschaltung eines Butyryl- oder Oktanoylrestes oder durch einen Butylester verlängert werden. Die 4 oder 6 Positionen am Zuckermolekül sind substituierbar.

MDP selbst hat eine recht große Zahl interessanter Wirkungen. Zunächst wirken wasserlösliche MDP-Derivate in einer Wasser-Mineralölemulsion als Adjuvantien; das gleiche gilt für nicht wasserlösliche, z. B. in Position 6 mit langen lipophilen Resten substituierte Derivate in öligen Lösungen. Die Adjuvanswirkung erstreckt sich sowohl auf die Erzeugung einer Überempfindlichkeitsreaktion vom verzögerten Typ, also auf eine zelluläre Immunreaktion, als auch auf die humorale Immunantwort. Zur Stimulation der Antikörperbildung sind jedoch keine Lipidvehikel nötig: wasserlösliche MDP-Derivate können ohne weiteren Zusatz die Antikörperbildung in Nagetieren gegen Humanalbumine und viele andere Antigene stimulieren. Die gemeinsame Injektion von Proteinantigenen und MDP führt sowohl zu einer verstärkten Primärantwort als auch - nach erneuter Antigenexposition ohne erneute Gabe von MDP - zu einer verstärkten Sekundärreaktion.

Davon abhängig können MDP-Derivate die unspezifische Resistenz von Mäusen, Meerschweinchen und anderen Nagetieren erhöhen [89, 93, 105, 115]. Dieser Effekt beruht aller Wahrscheinlichkeit nach auf einer direkten Stimulation von neutrophilen Granulozyten und von Makrophagen. MDP aktiviert Makrophagen in vitro ohne die Mitwirkung anderer Zellen [95]. Schon früh wurde gefunden, daß derart stimulierte Makrophagen einen Faktor abgeben, der Lymphozyten stimuliert und bei dem es sich nach heutigen Kenntnissen um Interleukin 1 handelt. Außerdem werden Makrophagen zur Abgabe von CSF stimuliert.

In vivo schützt MDP bei parenteraler Applikation - in etwa 10fach höheren Dosen, aber auch bei oraler Verabreichung - vor einer Reihe von extrazellulären Infektionen. Bereits in Dosen von 5-10 mg/kg subkutan steigert MDP die Aktivität des mononukleär-phagozytären Systems. Dies ist erkennbar an der Steigerung der Geschwindigkeit, mit der i.v. injizierte Kohlepartikel aus der Zirkulation entfernt werden (carbon clearance rate). Zum Schutz gegen Infektionen mit letalen Dosen von Infektionserregern werden zuweilen 5-10fach höhere Dosen benötigt. Bezeichnend für die Schutzeffekte gegen grampositive Kokken, gramnegative Stäbchen und sogar Candida albicans ist allerdings, daß MDP oder ein wirksames MDP-Derivat dann am wirksamsten sind, wenn sie 24 Stunden vor der experimentellen Infektion verabreicht werden. In Verbindung mit einer antibiotischen Therapie kann man aber auch für 4-6 Stunden nach einer experimentellen Infektion noch eine deutliche therapeutische Wirkung nachweisen, die sich zum antibiotischen Effekt additiv verhält [94].

Auch die galenische Aufbereitung von MDP-Derivaten scheint für ihre antiinfektiöse Wirkung eine wichtige Rolle zu spielen. Die Enkapsulierung von N-acetyl-muramyl-L-aminobutyryl-D-isoglutamin in multilamelläre Liposomen führt zu einer Reduktion der ED 50 in einer experimentellen Infektion von Mäusen mit Candida albicans von 80 mg/kg auf 5,5 mg/kg Körpergewicht [92, 120].

Diese experimentellen Ergebnisse ließen für eine klinische Anwendung von MDP und seinen Derivaten viel erhoffen. Einem ausgedehnteren klinischen Einsatz standen bislang aber toxische Eigenschaften, vor allem die Pyrogenität dieser Substanzen, im Wege. Es war bereits die Rede davon, daß MDP in Makrophagen die Bildung und die Sekretion von Interleukin 1 oder lymphozytenaktivierendem Faktor auslöst. Dieses Protein ist nach heutiger Auffassung identisch mit endogenem Pyrogen. Man mußte aufgrund dieses Zusammenhanges annehmen, daß die indirekte Lymphozytenstimulation von der Fieberinduktion nicht zu trennen sein würde. Allerdings gab es auch Befunde, die dennoch auf eine Trennbarkeit von pyrogenem Effekt und immunstimulierender Wirkung hinwiesen: mit Indomethacin ließ sich die durch MDP induzierte Fieberreaktion unterdrücken, ohne daß die Adjuvanswirkung oder die Resistenzsteigerung davon betroffen schienen. Ausgedehntere Derivierungsprogramme führten dann auch zu Produkten, bei denen die Pyrogenität gegenüber den anderen beiden Eigenschaften zurücktritt. Das in dieser Hinsicht interessanteste Präparat ist das N-Alanyl-D-Glutaminyl-n-Butylesterderivat. Dieses Derivat ist dem MDP als Adjuvans in der Auslösung humoraler Immunantworten gleichwertig *(Tab. 6.5.)*. Auch in der Schutzwirkung gegen eine Reihe bakterieller Infektionen erwies sich das nichtpyrogene Derivat dem MDP als absolut gleichwertig. Dies galt auch für Infektionen mit Klebsiella pneumoniae bei jungen Mäusen (7 Tage alt) oder bei splenektomierten Tieren.

Während hingegen MDP-behandelte Kaninchen bereits auf Dosen von 30 µg/kg der Substanz mit einem deutlichen Fieberanstieg reagierten, erwies sich der Butylester selbst in Dosen von 10 mg/kg Körpergewicht i. v. als nicht pyrogen. Auch das Plasma von Tieren, die den n-Butylester erhalten hatten, erwies sich im Gegensatz zu Plasma von MDP-behandelten Tieren bei Übertragung auf unbehandelte Kaninchen als nichtpyrogen. MDP bewirkt wie andere exogene Pyrogene (z. B. LPS) unmittelbar nach seiner Verabreichung einen plötzlichen Abfall der Granulozyten, Lymphozyten und Monozyten, der bei Granulozyten 4–5, bei Lymphozyten und Monozyten bis zu 24 Stunden anhält. Auch in diesem Punkt unterscheidet sich der n-Butylester grundsätzlich von der Muttersubstanz. Obwohl n-Butyl-MDP in vitro kein endogenes Pyrogen aus mononukleären Zellen freisetzt, bewirken Überstände von Makrophagen, die mit dem Derivat inkubiert wurden, dennoch eine Lymphozytenaktivierung. Dies müßte bedeuten, daß es neben endogenem Pyrogen noch ei-

Tabelle 6.5. Adjuvansaktivität von MDP (Glu)-On-Bu in der Immunreaktion von 6–7 Wochen alten Mäusen gegen Rinderserumalbumin (RSA)

Immunisierung	Primärantwort (21 Tage)	Sekundärantwort (Tag 36)
Kontrolle	< 1,64	3,01
MDP	4,52	8,45
MDP (Glu)-On-Bu	4,2	8,43

nen nichtpyrogenen lymphozytenaktivierenden Faktor gibt, dessen Synthese und Freisetzung von MDP (Glu)-On-Bu selektiv stimuliert wird [84].

Unter gewissen Bedingungen kann MDP auch eine antigenspezifische Immunsuppression bewirken. In Mäusen kann man die humorale Immunantwort gegen Rinderserumalbumin durch Injektion eines Peptidfragmentes (P 505–P 582) 24 Stunden vor der Immunisierung mit Rinderserumalbumin hemmen. Diese Suppression kann durch Dosen von MDP, die allein gegeben nicht immunsuppressiv wirken, noch verstärkt werden. Der zugrunde liegende Mechanismus besteht in der Induktion von antigenspezifischen T-Suppressorzellen. Sehr hohe Dosen von MDP, etwa 500 µg/Maus (25 mg/kg), können auch, allein gegeben, eine spezifische Immunsuppression auslösen [91, 127].

Die Tiere erhielten RSA (0,5 mg) in physiologischer NaCl-Lösung entweder allein oder mit dem entsprechenden Glykopeptid (0,1 mg).

Die Titer sind als Logstufen der maximalen Verdünnungen wiedergegeben, die imstande sind, mit RSA überzogene Schafserythrozyten zu agglutinieren.

6.3.4 β1,3-D-Glukane

Diese Stoffe kommen in Bakterien, Pilzen, Hefen und höheren Pflanzen vor. Obwohl verschiedene Glukane untersucht wurden, liegen doch mit dem aus Hefe gewonnenen Material die größten Erfahrungen vor. Glukane können in sehr hochpolymerer Form, die wasserunlöslich ist und eine Partikelgröße von 1 µm aufweist, vorliegen. β 1,3-D-Glukan wirkt in dieser Form sehr intensiv auf Makrophagen, führt zur Makrophagenaktivierung bis hin zur Zytotoxizität, zur Sekretion von koloniestimulierendem Faktor aus aktivierten Makrophagen und bei wiederholter Gabe auch zur Bildung von Granulomen. β 1,3-D-Glukan ist aber auch in weniger hochpolymerer und wasserlöslicher Form noch wirksam. Die minimale Kettenlänge, mit der noch eine annähernd volle Wirksamkeit erzielt werden kann, liegt bei etwa 16 D-Glukoseresten. Bereits einmalige Injektionen von β 1,3-D-Glukan schützen Versuchstiere gegen eine große Anzahl sonst letaler bakterieller Infektionen. Die wirksamen Dosen liegen in der Größenordnung von 1–10 mg/kg. Man beobachtet unter dem Einfluß von β 1,3-D-Glukan einen Anstieg der Lysozymkonzentrationen im Serum auf das 5–6fache der normalen Werte. Auch kann die durch Glukan gesteigerte Phagozytoseleistung von Makrophagen in vivo an einer erheblich beschleunigten Clearancerate für kolloidale Kohlepartikel abgelesen werden [90, 99, 125]. Durch Glukan aktivierte Makrophagen werden auch für eine Reihe von Tumorzellen zytotoxisch. Allerdings sind Glukane in dieser Hinsicht weniger wirksam als BCG oder C. parvum. Im Zusammenhang mit der Wirksamkeit gegen syngene oder allogene experimentelle Tumoren haben einige andere Glukane mehr von sich reden gemacht als das lineare β 1,3-D-Glukan aus **Saccharomyces cerevisiae.** Dazu gehören das Lentinan, ein β 1,3-D-Glukan aus einem Pilz, Pachyman (β 1,3-verknüpftes D-Glukan mit β (1→6)) verknüpften Verzweigungen und ein Peptidoglukan aus **Coriolus versicolor,** das in Japan unter dem Namen „Krestin" bekannt geworden ist [108]. Dieser Stoff besteht ebenfalls aus einem β 1,3-D-Glukan mit β 1→6-Verzweigungen, enthält aber zusätzlich noch Peptidreste, die kovalent an das Glukan gebunden sind. Von diesen aus Pilzen stammenden Glukanen wurde berichtet, daß sie nicht direkt auf Makrophagen wirken. In Versuchen mit thymektomierten oder mit Antilymphozytenserum behandelten Mäusen erwies sich Lentinan als nicht geeignet zur Induktion von Makrophagentoxizität. Dies war nur in intakten Mäusen möglich. Man kann aus diesen Befunden schließen, daß die Wirkung auf T-Helferzellen für die Gesamtwirkung dieser Glukane unerläßlich ist.

6.3.5 Coenzym Q (Ubichinone)

Verschiedene Formen von Coenzym Q wurden schon vor Jahrzehnten mit pharmakologischen Wirkungen in Zusammenhang gebracht. Eine gewisse Beachtung fand vor allem der Hinweis auf eine positiv inotrope Wirkung von Coenzym Q_{10}. In jüngerer Zeit wurde eine Reihe von Ubichinonderivaten auf immunstimulierende Wirkungen hin untersucht. Dabei stellte sich heraus, daß die Coenzyme Q_7 und Q_8 Mäusemakrophagen in vitro und in vivo stimulieren. Ubichinone oder Coenzym Q sind lipidlösliche Benzochinone, die in fast allen aeroben Organismen für den Elektronentransport innerhalb der Atmungskette, z. B. für die Oxydation von Succinat oder NADH, eine Rolle spielen. Chemisch bestehen die Ubichinone aus einem 2,3 Dimethoxy-5-methylbenzochinon, das in der verbleibenden Position 6 eine unterschiedliche Anzahl von Isoprenresten trägt. Je nach der Zahl der Isoprene spricht man von Coenzym Q_n ($n = 1\text{-}10$) oder von Ubichinonen ($\times$), wobei $\times$ die Anzahl der Kohlenstoffatome in der Seitenkette wiedergibt.

Coenzym Q_7 beschleunigt in vivo die Clearance von Kohlepartikeln und steigert in vitro sowohl die antikörpervermittelte Phagozytose von Schafserythrozyten als auch von Bakterien durch Makrophagen. Diese Wirkungen sind von charakteristischen Veränderungen im elektronenoptischen Bild der Makrophagen begleitet (Abb. 6.10.). Außerdem schützt die Substanz, wenn sie in Dosen zwischen 10 und 50 mg/kg parenteral (i. v. oder i. p.) verabreicht wird, Mäuse vor einer Anzahl experimenteller Infektionen. Allerdings ist der Schutzeffekt auch bei dieser Substanz abhängig davon, daß sie frühzeitig, d. h. 12-24 Stunden vor der Infektion, gegeben wird. Besonders auffällig ist die Wirkung der Coenzyme Q_7 und Q_8, wenn man mit granulozytopenischen Mäusen arbeitet. Dieser Zustand läßt sich entweder durch eine Ganzkörperbestrahlung oder durch eine einmalige Dosis von Cyclophosphamid (200 mg/kg) induzieren.

Während der etwa 3 Tage dauernden Phase der Granulozytopenie sind die Mäuse besonders empfindlich gegen experimentell gesetzte Infektionen: die zur Erzeugung letaler Infektionen benötigten Inokula sind in dieser Situation um Größenordnungen niedriger als die Bakterienzahlen, die man zur letalen Infektion gesunder Mäuse braucht. Zunächst wurde angenommen, daß die Fähigkeit von Coenzymen Q_7 oder Q_8 zur Steigerung der Phagozytose allein verantwortlich für die kurative Wirkung dieser Stoffe bei experimentellen Infektionen sei. Dies ist nicht der Fall. Synthetische Analoga der Ubichinone stimulieren wie das Coenzym Q_7 die Phagozytose in vitro und in vivo, bleiben aber in der Therapie experimenteller Infektionen bei granulozytopenischen Mäusen unwirksam. Bei der Analyse dieser Diskrepanz stellte sich heraus, daß nur solche Ubichinone einen vollen kurativen Effekt entfalten, die in vitro in Makrophagen die Synthese und Sekretion von koloniestimulierendem Faktor veranlassen. Diese Stimulation kann in vitro und in vivo

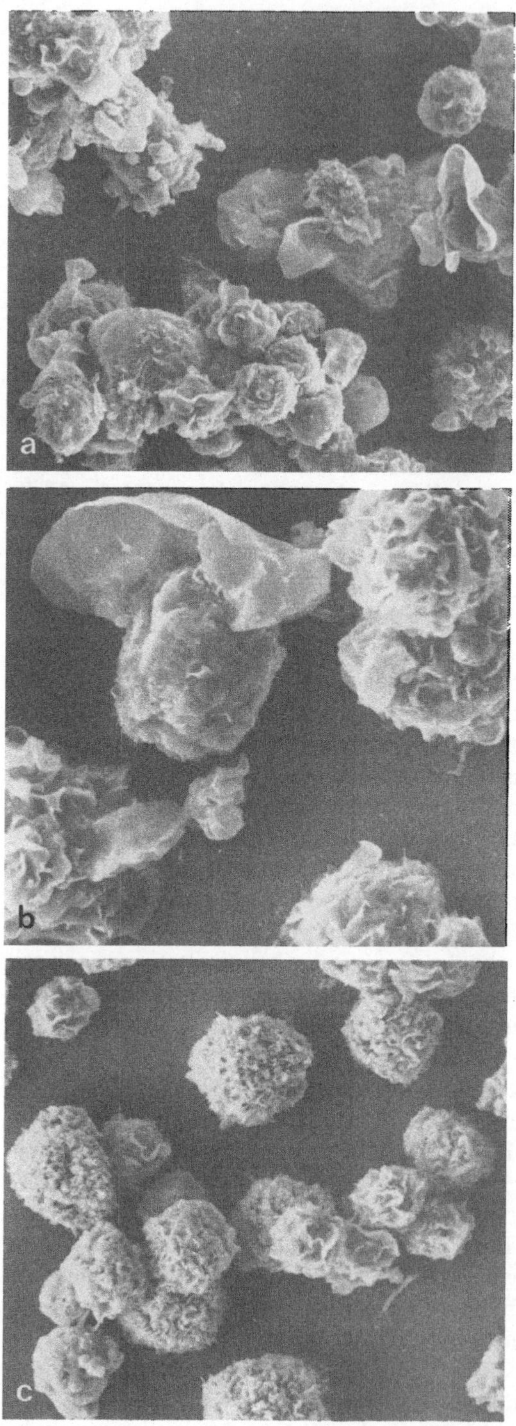

Abb. 6.10. Rasterelektronenmikroskopische Aufnahme von mit Ubichinon aktivierten Makrophagen.

beobachtet werden. In vivo führt sie zu einer schnelleren Rekrutierung von Granulozyten aus dem Knochenmark. Dieser Effekt scheint zumindest teilweise für die kurativen Eigenschaften der Ubichinone verantwortlich zu sein [107].

6.3.6 Bestatin [106, 122]

Schon in den siebziger Jahren wurde versucht, niedermolekulare Substanzen mit immunstimulierender Wirkung in Mikroorganismen zu entdecken und zu isolieren. Die dazu verwendeten Methoden waren allerdings sehr indirekt. Sie gingen unter anderem von der Tatsache aus, daß bestimmte Enzyme wie z. B. Aminopeptidasen, alkalische Phosphatasen und Esterasen nicht nur innerhalb der Zelle, sondern auch auf ihrer Oberfläche lokalisiert sind. Dies gilt ebenfalls für die Oberflächen von Immunzellen, also für Lymphozyten und Makrophagen. Von Hemmstoffen dieser Enzyme konnte also angenommen werden, daß sie an die Oberfläche von Zellen binden. Bei der Suche nach Proteaseinhibitoren fanden Umezawa und seine Mitarbeiter 1976 eine Anzahl niedermolekularer Stoffe, die Leuzinaminopeptidase, Aminopeptidase, Esterasen und eine alkalische Phosphatase hemmten. Von diesen Stoffen erwies sich Bestatin, das Leuzinaminopeptidase und Aminopeptidase B inhibiert, als der interessanteste, weil er die erhofften immunstimulierenden Eigenschaften – zumindest teilweise – besitzt. Bestatin ist ein Dipeptid (2 Hydroxyphenyl-butyryl-leuzin) mit 3 asymmetrischen Kohlenstoffatomen.

Die Substanz wirkt auf Makrophagen, vielleicht auch auf T-Lymphozyten. Wenn Milzzellen der Maus in Gegenwart von $[^3H]$-Thymidin inkubiert werden, kann man die DNS-Syntheseaktivität dieser Zellen an der Inkorporation von $[^3H]$-Thymidin in säurefestes Material messen. Diese Reaktion wird von Bestatin gesteigert, allerdings nur solange sich Makrophagen zusammen mit T-Zellen im Inkubationsgemisch befinden. Die Wirkung eines koloniestimulierenden Faktors auf die Bildung von Kolonien aus Knochenmarkszellen im Weichagar wird durch Zusatz von Bestatin in Konzentrationen von 10^{-1}–10^{-3} µg/ml um etwa ein Drittel der in Kontrollexperimenten beobachteten Werte gesteigert. Die Substanz fördert bei Mäusen in täglichen Dosen zwischen 0,05–5 mg/kg die DTH-Reaktion. Bestatin kann bei Mäusen das Wachstum langsam proliferierender Tumoren hemmen.

Auch klinisch sind sowohl immunologische als angeblich auch therapeutische Wirkungen beobachtet worden: durch tägliche Dosen zwischen 10 und 100 mg/Tag wurden verminderte Anzahlen von zytotoxischen T-Zellen und von NK-Zellen bei Patienten mit malignen Tumoren wieder normalisiert. Ebenso wurden negative Hautreaktionen auf Tuberkulin und PPD (Purified Protein Derivative) unter der Behandlung mit Bestatin wieder positiv. Diese Befunde müssen aber noch bestätigt werden, bevor man sie als gesichert akzeptieren kann.

Oral gegebenes Bestatin wird gut absorbiert und zu 85% mit dem Urin ausgeschieden. Bei einer täglichen oralen Gabe von 30 mg werden 1–2 Stunden nach der Administration Serumspiegel von 1–2 µg/ml erreicht. Konzentrationen von 0,2–0,5 µg/ml werden für mehr als 3 Stunden aufrechterhalten. Etwa 10–15% des Bestatins wird zu Parahydroxybestatin oxydiert. Dieses Molekül befindet sich im Plasma in Konzentrationen von 0,005–0,5 µg/ml. Es ist 5–10fach stärker wirksam als Bestatin selbst.

Struktur von Laevamisol   **Abb. 6.11.** Molekulare Struktur von Laevamisol.

6.4 Synthetische Stoffe

6.4.1 Laevamisol

Tetramisol, das Razemat aus 2,3,5,6-Tetrahydro-6-phenylimidazo(2,1-b)thiazol, wurde 1966 als Anthelminticum mit breitem Spektrum in die Therapie eingeführt [172]. Tetramisol und in jüngerer Zeit das linksdrehende Isomer Laevamisol sind sowohl in der Human- als auch in der Veterinärmedizin ausgiebig und erfolgreich verwendet worden. 1971 fanden Renoux und Renoux, daß Tetramisol die protektive Wirkung einer Brucellavakzine bei Mäusen verstärkte. Dieser Befund löste eine große Zahl experimenteller und schließlich auch klinischer Untersuchungen über die immunmodulierenden Aktivitäten von Tetramisol und dann überwiegend von Laevamisol aus [162].

Laevamisol (Molekulargewicht 240,75 Dalton) ist ein stabiles, weißes, kristallines Pulver *(Abb. 6.11.)*. Das Hydrochlorid läßt sich in den meisten organischen Lösungsmitteln gut lösen. In wäßrigen Lösungen und bei alkalischem pH hydrolysiert die Substanz. Bei neutralem oder leicht saurem pH und bei niedrigen Temperaturen ist Laevamisol jedoch stabil.

6.4.1.1 Pharmakokinetik

Laevamisol wird bei den meisten Tierspezies sowohl nach oraler als auch nach subkutaner oder intramuskulärer Verabreichung gut resorbiert. Die Plasmahalbwertszeit der unveränderten Substanz liegt zwischen ein und vier Stunden. Die Substanz verteilt sich im Organismus mit großem Verteilungsvolumen und kann in fast allen Geweben und Flüssigkeiten nachgewiesen werden. Die höchsten Konzentrationen finden sich in Leber und Niere. In diesen Organen wird Laevamisol metabolisiert. Bei Ratten werden weniger als 1% einer verabreichten radioaktiven Dosis nach 8 Tagen noch im Körper gefunden. Bei dieser Tierspezies werden innerhalb 48 Stunden 46% der radioaktiven Dosis im Urin und 40% mit den Fäzes ausgeschieden. Die 8 Stoffwechselprodukte, die gefunden wurden, sind weniger toxisch als Laevamisol und haben keine anthelmintischen Wirkungen mehr.

Beim Menschen findet man 2 Stunden nach der Verabreichung von 150 mg [^{3}H]-Laevamisol im Plasma Spitzenkonzentrationen von $0,5 \pm 0,05$ µg/ml. Dies ist auch die Konzentration, die in vitro für die Wiederherstellung einer herabgesetzten Funktion von Makrophagen und T-Lymphozyten benötigt wird. Die Plasmahalbwertszeit von Laevamisol beträgt beim Menschen 4 h; es gibt zwischen einzelnen Individuen nur sehr geringe Unterschiede in den Plasmaspiegeln. Daraus kann geschlossen werden, daß die Substanz beim Menschen gut resorbiert wird. Ungefähr 60% werden innerhalb von 24 h mit dem Urin ausgeschieden. In der gleichen Zeit erscheinen 4% der verabreichten Radioaktivität in den Fäzes. Die Substanz wird ausgiebig metabolisiert: nur 6% der im Urin gefundenen Radioaktivität und nur 4% der im Stuhl gefundenen radioaktiven Substanz sind auf unveränderte Substanz zurückzuführen [160].

6.4.1.2 Wirkungsmechanismus

Die anthelmintischen Eigenschaften des Laevamisols sind die Folge einer Stimulation autonomer Ganglien. Die Substanz erhöht auch die Herzfrequenz und die Stärke der Herzkontraktion (positiv inotroper Effekt). Auf Bakterienviren und Pilze hat Laevamisol keine Wirkung.

Die Substanz enthält einen Imidazolring und wirkt möglicherweise darin ähnlich wie Imidazol, daß sie Enzyme beeinflußt, die für die Synthese und den Abbau zyklischer Nukleotide verantwortlich sind. Der Nettoeffekt von Imidazol und von Laevamisol auf Lymphozyten besteht in einer Steigerung der intrazellulären Konzentrationen an zyklischem GMP (cGMP). Weder Laevamisol noch Imidazol sind selbst mitogen. Durch den Anstieg der intrazellulären zyklischen GMP-Konzentration kommt es jedoch zu einer Steigerung der Transformierbarkeit durch Mitogene oder Antigene.

6.4.1.3 Immunpharmakologische Wirkungen

In-vitro-Systeme: Laevamisol ist als eine immunorestaurative Substanz beschrieben worden. Das heißt, daß die Verbindung normalfunktionierende Immunzellen kaum oder gar nicht beeinflußt, daß sie hingegen in der Lage ist, geschädigte und hypofunktionelle Immunzellen funktionell wieder zu normalisieren. Solche restaurativen Wirkungen konnten sowohl bei Inkubation von Immunzellen mit Laevamisol in vitro als auch bei ex vivo-Experimenten, bei denen die Substanz in vivo verabreicht, die Zellen aber in vitro untersucht wurden, gefunden werden.

Laevamisol kann die Phagozytose menschlicher oder tierischer polymorphkerniger Leukozyten oder Makrophagen stimulieren. Ebenso ist beschrieben worden, daß die chemotaktische Reaktion von polymorphkernigen Leukozyten und Monozyten bei Patienten, deren Leukozyten eine abnorm niedrige Beweglichkeit aufwiesen („lazy leucocyte syndrome"), durch Laevamisol wieder hergestellt wurde. Die Aktivierbarkeit von Lymphozyten durch Lymphokine (Migrationshemmfaktor oder migration inhibition factor = MIF) oder auch die Lymphokinproduktion konnten durch Laevamisol vor allem dann gesteigert werden, wenn der zur Auslösung dieser Phänomene benutzte antigene Stimulus in vitro suboptimal war oder wenn die Zellen von anergischen Patienten oder Mäusen stammten. Laevamisol stimuliert die Protein- und Nukleinsäuresynthese in ruhenden Lymphozyten ebenso wie in mitogen- oder antigenstimulierenden Zellen. Auch durch den Kontakt mit allogenen Zellen stimulierte T-Lymphozyten steigern unter dem Einfluß von Laevamisol ihre Protein- und Nukleinsäuresynthese. Die B-Zellfunktion scheint durch

Laevamisol nicht wesentlich beeinflußt zu werden. Der Mechanismus, durch den die T-Lymphozytenfunktion beeinträchtigt wird (Bestrahlung, zytotoxische Substanzen, immunologische Suppression), scheint für die restaurative Wirkung von Laevamisol nicht besonders kritisch zu sein. Die Toxizität von zytotoxischen Lymphozyten gegen allogene Zellen ist in Gegenwart von Laevamisol erhöht, die Wirkung der entweder vor oder noch während der Sensibilisierungsphase verabreichten Substanz führt zu einer Steigerung der allogenen Zellen, die pro Lymphozyt abgetötet werden. Bei Patienten mit verminderter Zahl von T-Zellen (gemessen an der Fähigkeit zur Bildung von Rosetten mit Erythrozyten) führt die Verabreichung von Laevamisol zu einer Normalisierung der Zahl der T-Lymphozyten. Wenn die Minderung der T-Zellen gleichzeitig von einer Steigerung der Anzahl von B-Zellen begleitet ist, dann beobachtet man nach Verabreichung von Laevamisol nicht nur eine Normalisierung der T-Zellen, sondern auch ein komplementäres Absinken der B-Zellen. Dabei wird die Gesamtzahl der Lymphozyten nur wenig verändert [154, 155, 170, 171, 180].

Auf die Konzentration der zirkulierenden Immunglobuline und auf die Antikörperbildung hat Laevamisol keinen Einfluß. Bei Patienten mit rheumatoider Arthritis kann man unter der Einwirkung von Laevamisol einen Abfall zirkulierender Immunkomplexe beobachten. Dies ist möglicherweise auf eine Steigerung einer bis dahin erniedrigten Funktion des mononukleär-phagozytären Systems zurückzuführen. Bei Patienten mit erhöhtem C-reaktiven Protein (rheumatoide Arthritis) führt Laevamisol zu einer Normalisierung dieser Werte. Es wurde auch berichtet, daß die Substanz in normalen menschlichen Lymphozyten die Bildung von Interferon induziert. Jedoch wurden bei In vivo-Versuchen keine antiviralen Wirkungen gefunden, die auf eine durch Laevamisol vermittelte Bildung von Interferon schließen ließe.

In vivo-Testsysteme [142, 160, 161, 164, 165]: Laevamisol stellt bei anergischen Patienten die Überempfindlichkeitsreaktion vom verzögerten Typ gegen verschiedene Antigene wieder her. Die nach einer Influenzavakzinierung bei älteren Menschen beobachtete Suppression der DTH kann durch Laevamisol verhindert werden. Das gleiche gilt für die kortisoninduzierte Hemmung der DTH beim Kaninchen. Die Clearance von kolloidalen Partikeln aus dem Blut kann bei älteren oder chronisch kranken Patienten gesteigert werden. Diese Steigerung kommt eher einer Normalisierung gleich. Man beobachtet das gleiche Phänomen in mit Kortison behandelten Versuchstieren. Laevamisol hat einen fördernden krankheitsverschlimmernden Einfluß auf eine Reihe experimenteller Autoimmunkrankheiten: die Adjuvansarthritis der Ratte wird durch Laevamisol verstärkt, ebenso die experimentelle allergische Enzephalomyelitis. Auf der anderen Seite wird die Nephritis der NZB/NZW Mäuse, ein Krankheitsbild, das dem Lupus erythematodes ähnlich ist, durch Laevamisol eher abgeschwächt. Jedenfalls entwickeln sich Proteinurie und antinukleäre Antikörper unter der Behandlung mit Laevamisol langsamer als in nichtbehandelten Kontrolltieren.

Antitumoreffekte in Versuchstieren [160]: Allein verabreicht vermag Laevamisol das Wachstum primärer oder transplantabler Tumoren nicht zu beeinflussen. Innerhalb enger methodischer Grenzen kann Laevamisol aber in Verbindung mit zytoreduktiver Behandlung einen zusätzlichen therapeutischen Effekt erzeugen. Die methodischen Grenzen beziehen sich auf die Dosis von Laevamisol, die nicht höher als 5 mg/kg liegen sollte, sowie auf die zeitliche Abfolge der Behandlung: Laevamisol muß einige Tage nach der zytoreduktiven Therapie gegeben werden. Unter diesen Umständen sind bei experimentellen Leukämien, beim „Lewis lung"-Adenokarzinom und bei anderen Tumoren positive Wirkungen zu erzielen. Man beobachtet in diesen Fällen eine Verlängerung der Überlebenszeit, eine Verminderung der primären Tumorgewichte und eine Reduktion der Zahl der metastatischen Herde (beim Lewis-Adenokarzinom der Lungen).

Insgesamt wurden bei 77 von 382 beschriebenen Experimenten mit schnellwachsenden Tumoren und bei 59 von 200 Experimenten mit langsamwachsenden Tumoren mit Laevamisol positive Effekte erzielt. Der Verlauf primärer maligner Tumoren bei Mäusen ist allerdings mit Laevamisol auch innerhalb der erwähnten methodischen Grenzen kaum zu beeinflussen. Positive Ergebnisse wurden lediglich in 14 von 78 verschiedenen Experimenten erwähnt.

6.4.1.4 Klinische Anwendung

Insgesamt wurde die Substanz an weit mehr als 1000 Patienten mit malignen Erkrankungen geprüft. Die Resultate sind allerdings sehr widersprüchlich. Neben positiven Berichten, die z. B. eine verlängerte Überlebensrate nach einem chirurgischen Eingriff für Patienten mit Bronchialkarzinom im Stadium 1 betreffen, gibt es zahlreiche Studien, aus denen sich kein Überlebensvorteil für die mit Laevamisol behandelten Patientenkollektive ableiten läßt. Eine größere Studie setzt sogar einen negativen Akzent. Diese Studie, die insgesamt 720 mastektomierte Patientinnen mit positivem Lymphknotenbefund, aber ohne Fernmetastasen umfaßt, vergleicht die Wirkung von 2,5 mg/kg Laevamisol, das zusätzlich zu einer Strahlentherapie an zwei aufeinanderfolgenden Wochentagen insgesamt 48 Wochen lang gegeben wurde, mit der alleinigen Strahlentherapie. Nach einem Jahr hatten die länger als 24 Wochen mit Laevamisol behandelten Patientinnen eine wesentlich höhere Rezidivrate als die Kontrollen oder die Patientinnen, die die Therapie mit Laevamisol wegen Unverträglichkeit früher einstellen mußten [140].

In allen gut dokumentierten und kontrollierten Studien bei Patienten mit rheumatoider Arthritis kann die positive Wirkung von Laevamisol gegenüber Plazebo aufgrund einer ganzen Reihe klinischer Kriterien bestätigt werden [141, 176, 177, 178]. Worauf der positive Effekt von Laevamisol beruht, ist nicht bekannt. Denkbar sind verschiedene Mechanismen: die Wiederherstellung einer gestörten Funktion von T-Suppressorzellen, die normalerweise die Reaktion gegen Autoantigene verhindern, wäre ebenso zu diskutieren wie die Möglichkeit, daß Laevamisol ähnlich wie bei NZB/NZW Mäusen eine wirkungsvollere Elimination von Immunkomplexen durch das mononukleär-phagozytäre System herbeiführt. Schließlich wäre auch zu erwägen, daß die negativ rückkoppelnde Wirkung von Prostaglandinen, die von Entzündungszellen, also von polymorphkernigen Leukozyten und Makrophagen in den entzündeten Gelenken abgegeben werden, durch Laevamisol wiederhergestellt oder sogar verstärkt wird. Normalerweise hemmen Prostaglandine (PGE$_2$) die Funktion von Makrophagen und von T-Lymphozyten. Diese Hemmung äußert sich bei T-Lymphozyten in einer verminderten Sekretion von Lymphokinen.

Bei Kindern, die während der Wintermonate an wiederholten Infektionen der oberen Luftwege zu leiden hatten, konnten niedrige Dosen von Laevamisol (1,25 mg/kg) die Häufigkeit und die Dauer der Infekte signifikant vermindern [175]. Bei Patienten mit frisch entdeckter aktiver Tuberkulose und in ähnlicher Weise bei lepromatösen Patienten ließ sich durch eine Therapie mit 150 mg Laevamisol, das neben der Chemotherapie an zwei aufeinanderfolgenden Tagen jeder Woche gegeben wurde, die Hautreaktion gegen Tuberkulin bzw. Lepromin wieder herstellen. Eine erkennbare Beschleunigung der Heilung war unter der Zusatztherapie mit Laevamisol jedoch nicht festzustellen [168, 169].

Zusammenfassend kann festgehalten werden, daß Laevamisol in der Behandlung der primär-chronischen Polyarthritis seinen therapeutischen Wert bewiesen hat, daß der Substanz jedoch trotz ihrer erwiesenen immunpharmakologischen Wirksamkeit ein fester Platz in der Behandlung menschlicher Tumoren und Infektionen bisher versagt geblieben ist.

6.4.1.5 Nebenwirkungen

Wie bereits erwähnt, wurde Laevamisol als Anthelminticum klinisch eingesetzt, ohne daß wesentliche Nebenwirkungen beobachtet werden konnten. Die längeren Behandlungszeiten bei der primär-chronischen Polyarthritis und bei der Behandlung von Tumoren, möglicherweise auch die besondere Empfindlichkeit von Patienten mit rheumatischen Krankheiten, ließen das toxische Profil der Substanz jedoch deutlich hervortreten. Zu beachten ist die Möglichkeit einer Agranulozytose, die bei Patienten mit rheumatischen Erkrankungen in etwa 5% aller Fälle, bei Patienten mit malignen Tumoren in 2% und bei Patienten mit Infektionskrankheiten lediglich in 0,2% beobachtet wurde. Individuen mit rheumatischen Erkrankungen reagieren auf eine längere Behandlung mit Laevamisol auch relativ häufig mit urtikariellen Hautausschlägen und Fieber (in 7 bzw. 1,5% aller Fälle). Diese Störungen gehen allerdings während der Therapie oft spontan zurück und zwingen nur dann zum Absetzen des Präparates, wenn sie von einer Leukopenie oder Agranulozytose begleitet werden. Störungen des Sensoriums wie Schlaflosigkeit, Aufgeregtheit oder Störungen des Geschmacks- und Geruchssinnes finden sich bei 4–6% aller Patienten. In etwa der gleichen Häufigkeit kommt es bei allen Patienten zu einer meist milden gastrointestinalen Symptomatik mit Übelkeit, Appetitlosigkeit, gelegentlich auch Erbrechen oder Durchfall. Eine Beendigung der Therapie wegen dieser Störungen ist meist nicht nötig.

6.4.2 Cimetidin

Cimetidin ist ein Cyanoguanidinderivat des Imidazols *(Abb. 6.12.)*. Die Substanz ist ein reversibler kompetitiver Antagonist der Wirkungen von Histamin auf H_2-Rezeptoren. Ihre Wirkung auf diese Rezeptoren ist sehr selektiv: H_1-Rezeptoren werden durch Cimetidin nicht beeinflußt. Die Substanz ist also frei von Effekten, die

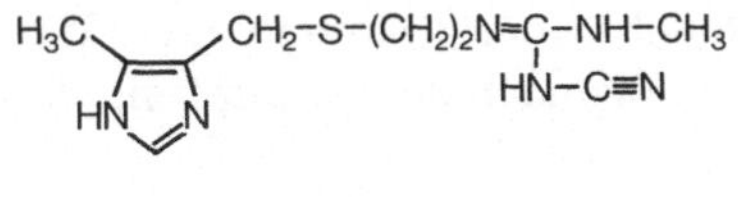

$$H_3C \quad CH_2\text{--}S\text{--}(CH_2)_2N{=}C\text{--}NH\text{--}CH_3$$
$$HN\text{--}C{\equiv}N$$

Cimetidin

Abb. 6.12. Molekulare Struktur von Cimetidin.

durch H_1-Rezeptoren vermittelt werden. Die wichtigste durch H_2-Rezeptoren vermittelte Aktivität von Histamin besteht in der Stimulation der Magensekretion. Cimetidin hat durch seine Fähigkeit, diesen Vorgang zu hemmen, therapeutische Bedeutung gewonnen: die Substanz ist heute als ein wirksames Mittel zur Behandlung des Ulcus duodeni in klinischem Gebrauch.

6.4.2.1 Pharmakokinetik

Cimetidin wird nach oraler Einnahme zu etwa 60% absorbiert. Maximale Blutspiegel werden 1–1½ Std. nach der Einnahme erreicht. Eine einmalige orale Dosis reicht aus, um etwa 4 Stunden lang wirksame Konzentrationen im Blut und am Wirkort zu erzeugen. Der größere Teil einer oral verabreichten Dosis von Cimetidin wird innerhalb 24 Stunden unverändert mit dem Urin wieder ausgeschieden. Ein kleinerer Teil erscheint in der Galle und kann zusammen mit nicht resorbiertem Material in den Fäzes gefunden werden. Cimetidin hat ein großes Verteilungsvolumen und findet sich in fast allen Körpergeweben, außer im Gehirn.

6.4.2.2 Immunpharmakologische Wirkungen

Histamin wirkt über H_2-Rezeptoren aktivierend auf T-Suppressorlymphozyten. Die Folge dieser Aktivierung ist eine gesteigerte Suppression sowohl der zellulären als auch der humoralen Immunantwort. Cimetidin antagonisiert diese Wirkung. Die Sekretion eines Suppressorfaktors durch T-Suppressorlymphozyten, die durch Histamin ausgelöst wird, kann durch Cimetidin in vitro unterbunden werden [129, 141]. Cimetidin verhindert in vivo die Induktion von T-Suppressorlymphozyten in Mäusen, denen Zellen des „Lewis lung"-Adenokarzinoms übertragen worden waren. Makrophagen mit Suppressoraktivität wurden hingegen von Cimetidin nicht beeinflußt. Zwischen der Unterdrückung der Induktion von Suppressorzellen einerseits und der Verlängerung der durchschnittlichen Überlebensrate andererseits bestehen bei Mäusen mit „Lewis lung"-Karzinom offenbar Beziehungen. In Dosen von 0,2, 0,5 und 10 mg/kg hemmte Cimetidin die T-Zellsuppressoraktivität. Parallel dazu kam es zu einem Anstieg der durchschnittlichen Überlebenszeit. Analoge Wirkungen wurden auch an anderen Tumormodellen beobachtet. So fand sich bei C57Bl/6-Mäusen, die mit einem syngenen Lymphom bzw. mit einem ebenfalls syngenen Fibrosarkom beimpft worden waren, unter der Therapie mit 15, 40 und 100 mg/kg Cimetidin eine eindrucksvolle Steigerung der Überlebensrate. Während 90–100% der mit dem experimentellen Lymphom beimpften Mäuse innerhalb von 30 Tagen starben, blieben bei einer Dosierung von 100 mg/kg Cimetidin pro Tag

60–80% der 2 Monate alten Tiere und 40–60% der 8 Monate alten Mäuse bis zum 30. Tag nach der Verimpfung der Tumorzellen am Leben [131, 144, 157].

6.4.2.3 Klinische Befunde

Auch am Menschen konnte ein immunpharmakologischer Effekt von Cimetidin nachgewiesen werden: bei Patienten, die wegen eines Duodenalulcus dieses Medikament einnahmen, wurde vor der Therapie und 6 Wochen nach Beginn der Behandlung mit Cimetidin die allergische Reaktion vom verzögerten Typ gegen 4 Antigene an der Haut getestet. Bei 8 Patienten, die Cimetidin erhalten hatten, kam es nach der Behandlung zu einem signifikanten Anstieg der Erythembildung und der Induration im Injektionsbereich. Bei 8 mitgeführten Kontrollpatienten, die entweder ein Plazebo oder Antazida erhalten hatten, waren die Hautreaktionen 6 Wochen nach Therapiebeginn von der gleichen Intensität wie vor Beginn der Behandlung [129]. Ob die suppressorzellinhibierende Wirkung des Cimetidins sich auch in der Behandlung menschlicher Tumoren positiv auswirkt, steht noch dahin. Dagegen gibt es Hinweise darauf, daß Cimetidin bei Herpesinfektionen die Symptomatik abkürzt und auch zu einem schnellen Verschwinden der Hautläsionen führt. Eine einwöchige Behandlung mit 1600 mg Cimetidin an 2 Tagen und 1000 mg in den restlichen Tagen der Woche führte bei 21 Patienten in 18 Fällen zu einer deutlichen Beschleunigung der Abheilung der Hautläsionen und zu einer auffälligen Verkürzung der Hyperalgesien. Nur bei 3 Patienten erstreckte sich der Heilungsprozeß über mehrere Wochen [174]. Bei 4 Patienten mit einer chronischen mukokutanen Candidiasis führte eine 4wöchige Behandlung mit 4 × 300 mg Cimetidin per os zu einer Wiederherstellung der Hautreaktionen gegen Tuberkulin, **Candida albicans** sowie Streptokinase/Streptodornase. Die Lymphozyten von 2 der Patienten produzierten nach der Therapie in Gegenwart von Candida-Antigen auch „migration inhibitory factor" (MIF). 4 Wochen nach Absetzen der Therapie waren alle Haut- und Leukozytentests wieder pathologisch. Nachdem die Therapie mit Cimetidin wieder aufgenommen und 4 Wochen lang fortgesetzt wurde, zeigten alle 4 Patienten erneut stark positive Hauttests gegen die genannten Antigene. Auch produzierten ihre Lymphozyten in Gegenwart von Candida-Antigen abermals MIF. Allerdings wurde die Candidiasis selbst bei keinem der Patienten beeinflußt. Eine kombinierte Therapie von Griseofulvin und Cimetidin jedoch kann möglicherweise auch in solchen Fällen zu einer Beseitigung der Candida-Infektion führen, die mit Griseofulvin allein nicht zu heilen ist [152, 159].

6.4.2.4 Nebenwirkungen

Cimetidin wird im allgemeinen gut vertragen. Nebenwirkungen sind selten und meistens nicht bedrohlich. Kopfschmerzen, Schwindel, Müdigkeit, Muskelschmerzen, Obstipation oder Diarrhoe und Hautausschläge sind die gelegentlich anzutreffenden Symptome. Eine Erhöhung des Plasma-Kreatinins und der Aktivität der Aminotransferasen kann vorkommen. Obwohl Cimetidin, wie bereits erwähnt, sich nur in sehr niedrigen Konzentrationen im zentralen Nervensystem verteilt, sind gelegentlich auch neurologische Symptome beschrieben worden. Gefährdet sind offenbar nur ältere Patienten mit renalen Ausscheidungsstörungen, die Cimetidin in hohen Dosen über längere Zeit erhalten. Die dabei beobachteten Symptome waren: Verwirrung, verwaschene Sprache, Halluzinationen und Lustlosigkeit. Bei Ratten und Hunden hat Cimetidin eine schwach antiandrogene Wirkung. Bei Männern wurde gelegentlich Gynäkomastie und bei Frauen Galaktorrhoe beobachtet.

6.4.3 Isoprinosin

Isoprinosin (Inosiplex, Methisoprinol) ist ein Komplex, der Inosin und das Para-azetaminobenzoat von N_1-N-Dimethyl-amino-2-propanol in einem molaren Verhältnis von 1:3 enthält. Die Wirksamkeit des Komplexes hängt allein vom Inosin ab. Die anderen Bestandteile wirken offenbar nur dadurch, daß sie den Transport von Inosin in Lymphozyten erleichtern. Jedenfalls findet man nach der Inkubation von Lymphozyten in Gegenwart des Komplexes 3fach höhere intrazelluläre Konzentrationen von Inosin als nach Inkubation der Zellen mit einer äquimolaren Konzentration von Inosin allein. In Konzentrationen zwischen 0,4 und 40 µg/ml steigert der Komplex die durch Phytohämagglutinin, Concanavalin A oder pokeweed mitogen hervorgerufene Blastogenese [130, 137]. Auch die In vitro-Reaktion von peripheren menschlichen Lymphozyten gegen virale Antigene wird durch Isoprinosin in den angegebenen Konzentrationen erhöht. Besonders eindeutig wird die Reaktion menschlicher peripherer Blutlymphozyten gegen Concanavalin A und PWM verstärkt. Lymphozyten von Patienten mit systemischem Lupus erythematodes reagieren auf die Anwesenheit von Isoprinosin in Gegenwart von Mitogenen besonders stark, während Lymphozyten von Patienten mit primär-chronischer Polyarthritis eher eine Verminderung der mit normalen Lymphozyten zu beobachtenden Reaktion erkennen lassen [156]. In Gegenwart von PHA und Isoprinosin zeigen periphere Blutlymphozyten eine gesteigerte Fähigkeit zur Bildung von Il-2, während die Empfindlichkeit peripherer Blutlymphozyten durch Isoprinosin allein offenbar nicht beeinflußt wird [148]. In 2 Studien wurde demonstriert, daß Isoprinosin in hohen Konzentrationen von 200 µg/ml die Induktion von T-Suppressorzellen durch ConA blockiert oder zumindest stark hemmt. Eine andere Untersuchung ergab allerdings für einen höheren Dosisbereich von Isoprinosin (100–500 µg/ml) eine Stimulation der durch ConA induzierten T-Suppressorzellen [137, 167, 173].

Zusätzlich zu seinen Wirkungen auf T-Zellen beeinflußt Isoprinosin offenbar auch die Funktion von antigenstimulierten B-Zellen. Die Zahl der plaquesbildenden Zellen in einem Mishell-Dutton-Test wird durch die Anwesenheit von Isoprinosin während der Antigenstimulation ebenfalls vermehrt [158].

Virusinfektionen setzen die Reagibilität menschlicher peripherer Blutlymphozyten auf Mitogene und Virusantigene häufig herab. Eine Behandlung entsprechender Patienten mit Isoprinosin korrigiert diese vorübergehende Immunsuppression in vielen Fällen.

6.4.3.1 Pharmakokinetik

Nach oraler oder intravenöser Administration wird Isoprinosin schnell metabolisiert. Die Halbwertszeit des Inosinanteils beträgt nach einer oralen Gabe 50 Minuten und nur 3 Minuten nach intravenöser Anwendung. In Versuchstieren werden
mehr als 90% des Inosins als Allantoin und Harnsäure ausgeschieden. Der Rest erscheint als Hypoxanthin und Adenin. Beim Menschen ist Harnsäure das Hauptaus-
scheidungsprodukt. Die anderen Bestandteile des Komplexes werden oxydiert und
glukuronisiert und mit dem Urin ausgeschieden.

6.4.3.2 Klinische Anwendung

Im Gegensatz zu Laevamisol scheint Isoprinosin als immunstimulierendes Agens
bei bestimmten Virusinfektionen therapeutische Wirkungen zu erzielen. In einer
randomisierten doppelblinden Studie, die von französischen Klinikern in Dakar
durchgeführt wurde, untersuchte man die Wirkungen einer 5tägigen Behandlung
mit 50 mg/kg Isoprinosin pro Tag auf den Verlauf akuter Maserninfektionen bei
59 Kindern mit hohem Allgemeinrisiko. 55 dieser Kinder waren unter 3 Jahre alt. In
der Gruppe der 30 mit Isoprinosin behandelten Kinder gab es einen Todesfall verglichen mit 4 tödlichen Ausgängen in den 29 Fällen der Kontrollgruppe. Auch die
Tatsache, daß in der Isoprinosingruppe nur 6 ernsthafte klinische Komplikationen
der Masernerkrankung gesehen wurden, während in der Kontrollgruppe 11 Kinder
klinische Komplikationen aufwiesen, spricht dafür, daß Isoprinosin unter den beschriebenen Umständen wirksam war [136].
Es gibt auch Anhaltspunkte dafür, daß Isoprinosin sich bei der subakuten sklerosierenden Panenzephalitis (SSPE) therapeutisch bewähren wird [135, 146, 150].
1982 wurde über eine Multizenterstudie berichtet, in deren Rahmen 98 Patienten in
den Vereinigten Staaten und Kanada für Zeiträume bis zu 9,5 Jahren mit Isoprinosin behandelt wurden. Die Überlebensdaten dieser 98 Patienten wurden mit der
Überlebenszeit von 3 Gruppen von SSPE-Patienten in Israel, im Libanon und in
den USA verglichen, die die Krankheit etwa um die gleiche Zeit bekommen hatten
wie die behandelten Patienten, jedoch unterschiedlich oder gar nicht behandelt
worden waren. Bei den mit Isoprinosin behandelten Patienten betrug die statisti-
sche Wahrscheinlichkeit des Überlebens nach 2, 4, 6 und 8 Jahren nach dem Beginn
der SSPE 78%, 69%, 65% und 61% verglichen mit 38%, 20%, 14% und 8% in der aus
den 3 erwähnten Gruppen zusammengesetzten Kontrollgruppe. Natürlich hat diese
Studie Schwächen. Sie stützt sich auf historische Kontrollen, und sie kommt ohne
Randomisierung aus, von anderen kleineren Mängeln abgesehen. Dennoch ergibt
sich möglicherweise ein Hinweis darauf, daß Isoprinosin das Leben von Patienten
mit SSPE verlängern kann [151]. Zu einer ähnlichen Überzeugung gelangten Dyken
und Mitarbeiter, die 1982 eine kleinere Studie publizierten. In dieser Studie hatten
sie den Grad der neurologischen Ausfälle bei 12 Patienten, die Isoprinosin erhalten
hatten, mit den gleichen Parametern einer historischen Vergleichsgruppe von 15 unbehandelten Patienten verglichen. Während der ersten 21 Monate nach Beginn der
SSPE-Erkrankung unterschieden sich die neurologischen Parameter in den beiden
Gruppen nicht. Zwischen den Jahren 2 und 5 zeigte die mit Isoprinosin behandelte
Gruppe jedoch eine deutlich niedrigere Zahl neurologischer Ausfälle, verglichen

mit der unbehandelten Gruppe. Diese Besserung schien sich hauptsächlich auf Patienten zu konzentrieren, in denen die Krankheit sich während der Jahre 2 und 5 langsamer entwickelte [138, 139]. Neben diesen Beispielen mit recht sorgfältig durchgeführten, wenn auch mit Mängeln behafteten Studien gibt es zahlreiche Berichte über die Wirksamkeit von Isoprinosin bei einer Anzahl viraler Erkrankungen wie z. B. der viralen Enzephalitis, der aphthösen Stomatitis und der durch Zytomegalievirus oder Herpes zoster ausgelösten Hepatitis. Diese Berichte haben aber anekdotischen Charakter und könnten allenfalls Anlaß zu sorgfältigeren Untersuchungen sein [128, 132, 134, 143, 153, 179].

6.4.3.3 Wirkungsmechanismus

Isoprinosin stimuliert die RNS-Synthese in aktivierten Lymphozyten. Wie bereits erwähnt, scheint die Wirkung allein auf der Verfügbarkeit von Inosin zu beruhen. Lymphozyten hängen offenbar stark vom sogenannten „salvage pathway" in der Purinbiosynthese ab. Durch diesen Stoffwechselweg gelangen bereits fertig synthetisierte Purine in das Zellinnere, wo sie phosphoryliert werden. Adenosindesaminase und Nukleosidphosphorylase sind enzymatische Bestandteile dieses Weges. Kongenitale Störungen der Funktion dieser beiden Enzyme äußern sich klinisch in Immundefekten. Als Arbeitshypothese kann man also davon ausgehen, daß stimulierte Lymphozyten unter bestimmten Bedingungen nicht in der Lage sind, ihren Purinbedarf durch eine de novo-Synthese selbst zu decken, sondern auf den „Import" von Purinkörpern angewiesen sind. Isoprinosin hätte nach dieser Hypothese lediglich die Funktion eines rasch verwertbaren Purinbausteines für die RNS- und DNS-Synthese. Mit dieser Hypothese im Einklang steht die aus allen pharmakologischen und klinischen Untersuchungen hervorgehende Beobachtung, daß Isoprinosin Ereignisse verstärkt, die durch andere Faktoren (Mitogene, Antigene) ausgelöst werden [145, 147, 149].

In diesem Zusammenhang sollten noch 2 andere Purine, die Hypoxanthinderivate NPT 15392 und NPT 16416, erwähnt werden, die als Immunstimulatoren mit analoger Wirkungsweise wie Isoprinosin ebenfalls Beachtung gefunden haben. Für diese beiden Substanzen gibt es allerdings noch keine Basis zur Beurteilung ihrer klinischen Aktivität.

6.4.3.4 Nebenwirkungen

Isoprinosin ist praktisch untoxisch. Im Tierversuch liegt die LD 50 zwischen 5 und 10 g/kg. In der klinischen Behandlung beobachtet man nach hochdosierter und längerer Behandlung gelegentlich Übelkeit. Blutchemische Veränderungen beschränken sich auf eine Erhöhung der Harnsäure im Blut und im Urin.

6.4.4 Andere synthetische Immunstimulatoren [163, 166]

Keine der genannten Substanzen hat bisher nennenswerte klinische Beachtung gefunden. Sie stellen jedoch mögliche neue chemische oder biologische Ansätze dar und verdienen deshalb eine kurze Erwähnung. Die immunstimulierenden Eigenschaften von **Diäthyldithiocarbamat** (DTC) auf Labortiere können wie folgt zusammengefaßt werden: über einen weiten Dosisbereich führt DTC zu einem Anstieg der Anzahl von IgG bildenden Milzzellen gegen Schafserythrozyten. Die Substanz erhöht die Reaktion von peripheren Blutlymphozyten auf PHA und ConA und vermehrt auch die DTH gegen Schafserythrozyten. DTC kann des weiteren die immunosuppressiven Konsequenzen einer zytoreduktiven Therapie kompensieren. Klinisch scheint die Substanz nach Einzelapplikation gut vertragen zu werden. Während einer Woche nach einer einzelnen Dosis bleibt die Reaktion peripherer Blutlymphozyten gegen T-Zellantigene erhöht. DTC hat keinen Einfluß auf B-Lymphozyten. Die Substanz ist in vitro unwirksam und scheint auch in vivo nicht direkt auf Lymphozyten zu wirken. Vielmehr werden die Wirkungen von DTC auf die Entwicklung, Rekrutierung und Aktivierung von T-Lymphozyten dadurch erklärt, daß DTC hormonähnliche, nicht aus dem Thymus stammende Faktoren induziert, die ihrerseits die T-Zellreifung und Aktivierung beschleunigen.

Aufgrund seiner chelatbildenden Eigenschaften wurde DTC beim Menschen in der Behandlung von Metallvergiftungen verabreicht. Dabei waren tägliche Dosen von 30–50 mg/kg Körpergewicht, über mehrere Wochen verabreicht, nicht toxisch. Bei langsamer intravenöser Injektion werden Einzeldosen von 5 mg/kg noch gut vertragen.

Azimexon ist 2-[2-Cyanaziridinyl-(1)]-2[2-carbamoylaziridinyl-(1)]-propan. Diese neue Substanz ist gegenwärtig in klinischer Entwicklung. Es wurde berichtet, daß Azimexon in Konzentrationen zwischen 0,001 und 0,01 µg/ml die PHA-induzierte Proliferation von Lymphozyten und vor allem auch die durch Lymphokine induzierte Proliferation von Makrophagen beschleunigt. Beide Reaktionen werden bei höheren Konzentrationen gehemmt. Dies beruht möglicherweise auf der Induktion von T-Suppressorzellen. Die in vivo beobachteten immunologischen Wirkungen sind folgende: Vermehrung der DTH gegen Oxazolon, erhöhte Rate der intrazellulären Abtötung von Bakterien durch Makrophagen, vermehrte NK-Zellaktivität, beschleunigte Granulopoese. In Ratten, die durch Behandlung mit Cyclophosphamid in ihrer Abwehrleistung beeinträchtigt waren, erhöhte Azimexon bei experimentellen Candida-Infektionen die Überlebensrate von 60% auf 100%. In durch Cyclophosphamid konditionierten Tieren erwies sich Azimexon auch wirksam bei bakteriellen Infektionen, z. B. bei experimentellen Infektionen mit Pseudomonas aeruginosa. Jedoch reichen diese Resultate quantitativ nicht an ähnliche Phänomene heran, die mit Glukanen oder auch mit Ubichinonen beobachtet wurden [133].

Bei intravenös verabreichten Dosen, zwischen 200 und 400 mg/Tag 1–3mal pro Woche gegeben, wurde die Substanz gut vertragen. Klinisch immunologische Parameter wie die Zahl der zirkulierenden Lymphozyten, die Aktivierungsrate von peripheren Blutlymphozyten durch PHA und ConA, die Hautreaktivität gegen Dinitrochlorbenzol verändern sich nach Verabreichung von Azimexon positiv. Indes reichen die verfügbaren Daten nicht aus, um diese Substanz im Vergleich zu den Purinderivaten (Isoprinosin, NPT 15392) oder im Vergleich zu Laevamisol eindeutig zu klassifizieren. In höheren Dosen kann die Substanz bei Versuchstieren und beim Menschen eine toxische hämolytische Anämie hervorrufen. Der therapeutische Wert von Azimexon ist noch unsicher.

7 Klinische Bewertung und Perspektiven

In den vorangegangenen Kapiteln dieses Buches sind die wichtigsten methodischen Ansätze der Immunpharmakologie beschrieben worden. Im abschließenden Kapitel soll nun – soweit dies nicht schon geschehen ist – versucht werden, die heute bestehenden immuntherapeutischen Modalitäten aus klinischer Sicht zu bewerten. Eine solche Bewertung wird sich weitgehend nach den therapeutischen Problemen richten, die als gelöst gelten können und nach den Bedürfnissen, denen heute nur zum Teil oder noch gar nicht entsprochen werden kann. In diesem Zusammenhang schien es reizvoll, einige Voraussagen darüber zu wagen, wie sich die Immunpharmakologie und die von ihr ausgehenden therapeutischen Möglichkeiten in Zukunft entwickeln würden. Um nicht zu spekulativ zu werden, müssen sich solche Extrapolationen in einem recht engen zeitlichen Rahmen bewegen. Außerdem müssen sie von bekannten Tatbeständen ausgehen. Der hier gewählte Zeitraum, über den spekuliert wird, beträgt 8–10 Jahre: so lange etwa dauert es, ein neues Medikament zu entwickeln. Die als Ausgangspunkte für Zukunftsprojektionen benutzten Tatbestände sind die Projekte, mit denen sich die Laboratorien wichtiger pharmazeutischer und gentechnisch orientierter Firmen sowie einiger Universitätsinstitute heute befassen. Was heute, 1985, nicht schon im Ansatz erkennbar ist, wird 1995 nicht als Medikament existieren. Natürlich wäre es vermessen, die Gesamtheit aller heute stattfindenden wissenschaftlichen Aktivitäten auf immunpharmakologischem oder immuntherapeutischem Gebiet überblicken zu wollen. Vieles wird dem individuel-

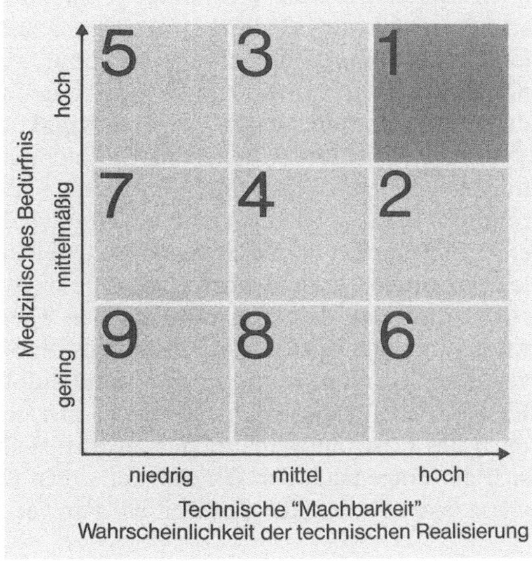

Abb. 7.1. Gegenüberstellung von therapeutischem Bedürfnis und technischer Realisierbarkeit. Die Ziffern bezeichnen die sich aus den gewählten Kriterien ergebenden Realisierungswahrscheinlichkeiten.

len Betrachter entgehen, und manches heute nicht Wahrgenommene könnte sich überraschend entwickeln. Es kann hier also – wie bereits in den vorangegangenen Kapiteln – kein Anspruch auf Vollständigkeit erhoben werden. Aber viele experimentelle Anstrengungen sind eben doch sichtbar. In der Hauptsache sind es diejenigen, die an verschiedenen Orten unternommen und für die besonders viele Mittel eingesetzt werden. Die Intensität, mit der einige Projekte bearbeitet werden, resultiert einmal aus dem, was wirtschaftlich und technisch als durchführbar erscheint, und zum anderen daraus, was therapeutisch benötigt wird. In diesem Koordinatensystem aus technisch „Machbarem" und medizinisch „Gewünschtem" bewegt sich die therapeutische Forschung. Die größte Chance auf Verwirklichung haben diejenigen Projekte, deren technische Realisierbarkeit und deren therapeutische „Erwünschtheit" gleichermaßen hoch sind *(Abb. 7.1.).* Auf den folgenden Seiten soll versucht werden, einige dieser Zukunftsprojekte zu identifizieren.

7.1 Immunsubstitution – Antikörper

Der Wert einer Substitutionstherapie mit γ-Globulinen darf bei der angeborenen Hypo- oder Agammaglobulinämie als gesichert gelten. Ebenso können – wie wir gesehen haben – die Therapie mit intravenös appliziertem γ-Globulin bei der immunhämolytischen thrombozytopenischen Purpura und die Prophylaxe gegen die Rhesus-Sensibilisierung Rh-negativer Mütter mit Antirhesus (D) γ-Globulin als wirksame und verträgliche klinische Maßnahmen angesehen werden. Als gesichert darf weiterhin die Wirksamkeit einer Prophylaxe mit Hyperimmunglobulinen gegen Hepatitis A und B, Tetanus, Rabies und Masern betrachtet werden. Dies ist bereits eine ansehnliche Liste von prophylaktischen und therapeutischen Indikationen. Das Prinzip der „passiven Immunisierung" hat sich also in verschiedenen Varianten in der Medizin etabliert [3, 7, 16, 24, 33, 34].

Wohin wird uns die Entwicklung der nächsten Jahre führen? Zur Zeit sind Bemühungen im Gange, neue Indikationen für die intravenöse Therapie mit γ-Globulinen zu identifizieren. Wir hatten bereits in Kapitel 3 darauf hingewiesen, daß es schwierig sein wird, die Wirksamkeit einer zusätzlich zur Behandlung mit Antibiotika durchgeführten Therapie mit γ-Globulinen bei schweren bakteriellen Infektionen zu beweisen. Solche Studien müssen umfangreich sein, um geringe Unterschiede in den Mortalitätsraten oder im Krankheitsverlauf (Dauer der Erkrankung!) statistisch zu sichern. Arbeiten aus jüngster Zeit lassen erkennen, bei welchen Infektionen ein Einsatz von γ-Globulinen heute erwogen und klinisch-experimentell geprüft werden soll. Die Frage, ob eine intravenöse Therapie mit γ-Globulinen neben einer ohnehin durchgeführten antibakteriellen Behandlung bei schweren bakteriellen Infektionen Vorteile bringt, läßt sich nicht generell beantworten. Eher ist damit zu rechnen, daß der Wert einer solchen Therapie in einer bestimmten klinischen Modellsituation bewiesen wird und daß ein positives Resultat in einer repräsentativen Situation dann verallgemeinert und auf ähnliche Situationen übertragen wird. Eine diffuse fibrinös-purulente Peritonitis, wie sie nach einer Perforation im Bereich des Gastrointestinaltraktes auftritt, stellt ein klinisches Modell dar, an dem sich die Frage nach der Wirksamkeit einer Therapie mit γ-Globulinen möglicherweise beantworten läßt. Zur Zeit wird an verschiedenen chirurgischen Zentren der

BRD eine Multizenterstudie durchgeführt, die mit einem sehr ausgefeilten Studienprotokoll arbeitet. In dieser prospektiv-randomisierten Studie wird die Wirksamkeit einer nicht später als 3 Stunden nach dem chirurgischen Eingriff beginnenden intravenösen Therapie mit γ-Globulinen bei Patienten mit fibrinös-eitrigen Peritonitiden untersucht [11]. Die zusätzlich zur Antibiotikatherapie durchzuführende Behandlung besteht in der Applikation von insgesamt 40 g eines menschlichen γ-Globulinpräparates und 2000 ml eines mit IgM angereicherten Plasmas während eines Zeitraumes von 5 Tagen nach der Operation. Endpunkt für die Beurteilung ist die Mortalität während des Klinikaufenthaltes. Der Ausgang derartiger klinischer Untersuchungen wird auf die Verwendung von γ-Globulinen bei bakteriellen Infektionen während der nächsten 10 Jahre einen wesentlichen Einfluß haben. Dieser Einfluß wird sich im Falle eines positiven Ergebnisses nicht auf den speziellen Fall der diffusen fibrinös-eitrigen Peritonitis beschränken, sondern auch andere bakterielle Infektionen betreffen.

Verschiedene klinische Untersuchungen scheinen das Interesse an einer Verbesserung der therapeutischen Modalitäten bei bakteriellen Infektionen zu bezeugen. Die Infektion der Neugeborenen mit B-Streptokokken ist eine wichtige Ursache für neonatale Sepsis und Meningitis. B-Streptokokken sind kapseltragende Bakterien, die nur dann effizient durch Phagozyten aus dem Organismus eliminiert werden können, wenn sie vorher mit Antikörpern opsoniert wurden. Neugeborene verfügen aber häufig nicht über spezifische Antikörper gegen B-Streptokokken und sind deshalb gegen diese Keime empfindlich. Kürzlich ist gezeigt worden, daß Neugeborenen die erforderlichen spezifischen Antikörper gegen B-Streptokokken durch eine einmalige intravenöse Applikation von 500 mg/kg IgG zugeführt werden können. Sollten sich die dabei erreichten Titer als wirksam erweisen, dann wird die IgG-Prophylaxe bei Neugeborenen mit Infektionen durch Streptokokkus B wohl zu einer Routinemaßnahme werden [8].

Eine Zeitlang ist versucht worden, intravenös applizierbare Hyperimmunglobuline gegen Pseudomonas oder gegen gramnegative Zellwandantigene („common core antigens") für die Behandlung von Patienten mit ausgedehnten Verbrennungen oder mit gramnegativer Sepsis zu entwickeln. Obwohl Anhaltspunkte dafür vorliegen, daß solche Präparate wirksam sind, ist es fraglich, ob sich dieser Weg durchsetzt: die Gewinnung von Hyperimmunglobulinen setzt voraus, daß man zunächst Impfstoffe entwickelt, mit diesen Impfstoffen freiwillige Probanden immunisiert und anschließend von den geimpften Personen Plasma gewinnt, aus dem dann die γ-Globuline gewonnen werden können. Dies ist ein umständliches und sehr teures Verfahren. Man wird eher versuchen, die mit Hyperimmunglobulin zu erzielenden Effekte auch mit hohen Dosen nicht angereicherter intravenös applizierbarer γ-Globuline zu erreichen. Die gute Verträglichkeit einiger moderner Präparate läßt diesen Weg auch gangbar erscheinen. Man wird also damit rechnen können, daß die intravenöse Therapie mit polyvalenten γ-Globulinen im Bereich der bakteriellen Infektionen neue Anwendungen findet [16, 23, 31, 36, 37].

In einer jüngst durchgeführten randomisierten prospektiven und Placebo-kontrollierten Studie wurde gezeigt, daß Standard-γ-Globulin (SGG), in Abständen von mehreren Tagen mehrere Wochen lang verabreicht, die Symptome einer durch Pollen ausgelösten Allergie (Rhinitis, Asthma, Konjunktivitis) stark reduzieren kann. Dieser Befund kommt überraschend – vorläufig bieten sich 2 Erklärungen an.

Einmal könnte die Zufuhr von IgG-Antikörpern zu einer passiven Desensibilisierung geführt haben: das bedeutet, daß spezifische IgG-Antikörper Pollenantigen binden (blockieren) und sie dadurch der Reaktion mit IgE-Antikörpern „entziehen". Diese Erklärung ist deshalb unwahrscheinlich, weil man zur Erzielung eines solchen Effektes relativ große Mengen des spezifischen, gegen Pollen gerichteten IgG-Antikörpers benötigen würde. Es ist fraglich, ob durch mehrere Injektionen von jeweils 5 ml SGG diese erforderliche Antikörpermenge zugeführt werden kann. Die zweite – ebenfalls noch nicht befriedigende – Erklärung läge in der Besetzung der Fc_ε-Rezeptoren auf Mastzellen durch IgG-Moleküle. Auch hier sind Zweifel am Platze, erstens wegen der relativ geringen IgG-Mengen, die appliziert wurden und zweitens wegen der geringen Affinität der Fc_ε-Rezeptoren für IgG-Moleküle! Man muß allerdings bedenken, daß IgG mit etwa 21 Tagen eine weitaus längere biologische Halbwertszeit besitzt als Immunglobuline der Klasse E und daß es aus verschiedenen Gründen sehr schwer ist, die Wirkung einer Zufuhr von exogenen γ-Globulinen auf die „Besetzung" der Fc_ε-Rezeptoren auf Mastzellen abzuschätzen. Die Behandlung allergischer Störungen durch die Zufuhr polyvalenter γ-Globuline scheint jedoch eine interessante therapeutische Möglichkeit zu sein, die das Spektrum bereits erprobter Modalitäten wie Desensibilisierung oder die Zufuhr von Antihistaminika, Antianaphylaktika und Kortikoiden wirkungsvoll ergänzen könnte [28].

Die diagnostische Verwendung monoklonaler Antikörper hat bereits begonnen. Sie wird vor allem in der Tumordiagnostik und gegen Ende der achtziger Jahre auch in der klinisch-pathologischen Klassifikation von Tumoren eine immer größer werdende Rolle spielen. Es ist vorauszusehen, daß die Empfindlichkeit und Genauigkeit der Tumordiagnostik, besonders in der Verlaufskontrolle, wesentlich zunehmen wird und daß therapeutische Maßnahmen auf der Basis einer verbesserten Diagnostik besser eingesetzt werden können als dies heute der Fall ist. Es ist wahrscheinlich, daß die Produkte zellulärer und viraler Onkogene durch gegen diese Proteine gerichtete monoklonale Antikörper in menschlichen Tumorzellen mit fluoreszenzmikroskopischen und radioautographischen Methoden quantitativ oder semiquantitativ bestimmt werden können und daß die Resultate derartiger Messungen zur Klassifizierung verschiedener menschlicher Tumoren verwendet werden können. Es ist ebenso zu vermuten, daß eine Klassifizierung menschlicher Tumoren auf der Grundlage der Expression verschiedener Onkogene im Laufe der Zeit sowohl prognostische als auch therapeutische Bedeutung gewinnen wird.

Die Therapie mit monoklonalen Antikörpern hat – abgesehen von einigen klinischen Versuchen – noch nicht begonnen. Entwicklungsarbeiten mit verschiedenen Präparaten sind jedoch im Gange. Innerhalb der nächsten 5–10 Jahre wird es mehrere gegen verschiedene menschliche Tumorantigene gerichtete Mausantikörper für die Therapie von menschlichen Malignomen geben. Kolorektale Karzinome, Mammakarzinome, Melanome und vom lymphatischen System ausgehende maligne Erkrankungen werden das Haupteinsatzgebiet dieser Antikörper sein. Es ist gegen Ende der hier ins Auge gefaßten 10 Jahre auch damit zu rechnen, daß menschliche Antikörper die Mausantikörper in den therapeutischen Anwendungen ersetzen werden. Dies wird einerseits durch die Verwendung menschlicher Myelomzellen zur Fusionierung mit Lymphozyten möglich sein. Außerdem ist damit zu rechnen, daß menschliche Antikörper innerhalb der nächsten 10 Jahre auch durch Gentechnik verfügbar werden. Die künstliche Rekombination von konstanten Antikörperfragmenten (Fc-Stücken) des Menschen mit variablen Anteilen von Mausantikörpern ist ein zur Zeit ebenfalls häufig erörterter Weg [2].

Die Tumortherapie mit monoklonalen Antikörpern wird einmal mit den unveränderten Antikörpern durchgeführt werden, die dann eine antikörpervermittelte zytotoxische Reaktion gegen Tumorzellen einleiten. Zum anderen wird sie – wie bereits erwähnt – Verfahren einschließen, die auf der Koppelung von metallorganischen Verbindungen (und radioaktiven Metallen) oder von Toxinen an Antikörper beruhen.

7.2 Immunsuppression

Antikörper, und zwar monoklonale Antikörper gegen T-Zellantigene, werden in zunehmendem Maße auch in der Immunsuppression eine Rolle spielen, und zwar sowohl in der Unterdrückung von Abstoßungsreaktionen gegen transplantierte Organe als auch von „Transplantat gegen Wirt"-Reaktionen. Durch die Verfügbarkeit von Il-2 können unterschiedliche menschliche T-Zellklone heute expandiert und zur Immunisierung von Versuchstieren benutzt werden. Auf diese Weise gelangte man in der jüngeren Vergangenheit zu einer Reihe von Antikörpern gegen T-Zellantigene. Mit diesen Antikörpern konnte auch die funktionelle Bedeutung dieser T-Zellantigene untersucht werden. Antikörper gegen $T8^+$, ein Glykoprotein von 33 000 Dalton, hemmen z. B. in vitro die Reaktion zytotoxischer Lymphozyten gegen Targetzellen. Der Anti-leu-2a-Antikörper bindet ebenfalls an ein Molekül mit dem Molekulargewicht von 32 000 (identisch mit $T8^+$?) und an ein weiteres, etwas schwereres Antigen ($Mr = 43 000$ Dalton). Der sog. T3-Antikörper erkennt ein Molekül mit einem Molekulargewicht von 19 000. Alle diese Antikörper interferieren mit der zytotoxischen Aktivität von zytotoxischen T-Lymphozyten. In analoger Weise kann auch die Helferfunktion durch gegen das T4-Antigen gerichtete Antikörper gehemmt werden. Heute kommt es darauf an, aus den bereits existierenden monoklonalen Antikörpern gegen T-Zellantigene diejenigen herauszusuchen, die eine gute immunsuppressive Wirkung besitzen. Weiterhin wird es wichtig sein, zur Immunsuppression geeignete Antikörper wirkungsvoll zu kombinieren. Durch „trial and error" müssen diejenigen monoklonalen Antikörper gefunden werden, mit denen die zelluläre Immunantwort gegen Organtransplantate wirkungsvoll unterdrückt werden kann. Solche monoklonalen Antikörperpräparate sollten spätestens anfangs der neunziger Jahre zur Verfügung stehen [5].

Der Status der medikamentösen Immunsuppression ist immer noch unbefriedigend – trotz Cyclosporin A. Weniger nephrotoxische Substanzen werden dringend gebraucht, einige befinden sich in Entwicklung. Ob diese neuen Cyclosporine weitere therapeutische Fortschritte bringen, mag noch dahingestellt sein. Selbst wenn dies nicht der Fall sein sollte, dann hat das Cyclosporin A – abgesehen von seinem eigenen therapeutischen Wert – doch neue Ansätze zur medikamentösen Immunsuppression gewiesen, die weitere Fortschritte ermöglichen sollten. Ein wichtiger Ansatz liegt in der Erkenntnis, daß bestimmte Mikroorganismen immunsuppressive Substanzen herstellen – genauso wie sie antibiotisch und zytostatisch wirksame Substanzen bilden. Auch weiß man, einerseits durch die Cyclosporinforschung selbst, andererseits durch die Fortschritte der Immunologie und Zellbiologie, mit welchen Methoden man derartige Metaboliten in Fermentationsbrühen suchen muß. Einige interessante Stoffe sind auf diese Weise schon gefunden worden. Man kann davon ausgehen, daß diese Forschungsarbeiten innerhalb der nächsten 10 Jahre auch zu klinisch greifbaren Ergebnissen führen werden. Der zweite Ansatz, der die Auffindung neuer Immunsuppressiva erleichtern sollte, ergibt sich aus Studien zum Wirkungsmechanismus von Cyclosporin A. Der entscheidende Schritt, der zur Immunsuppression führt, scheint in der selektiven Hemmung der Transkription des Il-2-Gens und vielleicht einiger weniger anderer Lymphokingene zu liegen. Interleukin 2 liegt als gereinigtes Peptid vor. Ebenso kennt man den Il-2-Rezeptor. Man kann also nach spezifischen Il-2-Antagonisten suchen. Bis 1995 werden solche Antagonisten gefunden und in klinischer Entwicklung sein – vielleicht auch schon als Medikamente zur Verfügung stehen.

Die Beschreibung immunsuppressiver Lymphokine steht noch am Anfang. Einige Befunde sprechen für die Existenz eines Lymphokins, das von alloantigenstimulierten T-Lymphozyten abgegeben wird und das andere T-Zellen induziert, sich zu T-Suppressorzellen zu differenzieren. Die mögliche therapeutische Nutzung dieses Prinzips dürfte den hier gewählten zeitlichen Rahmen von 10 Jahren eher überschreiten [12].

7.3 Antiallergische Substanzen – die Unterdrückung der Überempfindlichkeitsreaktion vom akuten Typ

Histamin-H_1-Antagonisten, Dinatriumchromoglykat (DNCG) und Glukokortikoide sind neben den auf klinisch-empirischer Basis entwickelten Desensibilisierungsmaßnahmen die Säulen der antiallergischen Therapie. Ob Substanzen wie Ketotifen und Oxatomid gegenüber den klassischen Antihistaminika einen eigenen Weg darstellen, kann trotz experimenteller und klinischer Hinweise, die für eine solche Eigenständigkeit sprechen, nicht als sicher gelten. Eine Fortsetzung der Suche nach neuen Antihistaminika erscheint kein vielversprechender Weg mehr zu sein. Dinatriumchromoglykat ist ein wertvolles Asthmaprophylaktikum. Sein gravierender Nachteil liegt in der schlechten oralen Resorption, die eine Anwendung per os ausschließt. Die Suche nach einem oral resorbierbaren Analogon war bisher erfolglos – wird aber fortgesetzt. In jüngerer Zeit erzielte Ergebnisse sprechen dafür, daß dieses Ziel dennoch erreichbar sein sollte. Ein oral einsetzbares DNCG-ähnliches Medikament wäre kein prinzipieller, aber wohl doch ein praktisch hochwillkommener Fortschritt in der Asthmaprophylaxe.

Pathophysiologische Vorstellungen von der Entstehung des Asthma bronchiale haben in den letzten Jahren 3 Substanzen immer stärker in den Mittelpunkt des Interesses gerückt. Bei diesen Substanzen handelt es sich um die früher unter dem Namen SRS-A zusammengefaßten Leukotriene C4, D4 und E4, um das Prostaglandin D2 und um den „platelet activating factor" (PAF). In vielen Laboratorien werden Antagonisten für diese physiologischen Mediatoren gesucht. Da über im Tierversuch wirksame Antagonisten bereits berichtet wurde, chemische Ansätze also vorhanden sind, ist wohl damit zu rechnen, daß zumindest einige der in diesem Zusammenhang gehörigen Projekte zum Erfolg führen. Dies gilt besonders für Leukotrienantagonisten und für Hemmer der PAF-Aktivität. Die wenigsten Substanzen, über die bis heute berichtet wurde, zeigen jedoch eine ausreichende orale Aktivität.

Das Schlüsselenzym für die Entstehung der Leukotriene ist die Δ^5-Lipoxygenase. Hemmstoffe für dieses Enzym aus verschiedenen Strukturklassen sind beschrieben worden: es handelt sich um Flavonoide, Katechole, Aminophenole, Phenidone und Hydroxyphenole. Einige Substanzen hemmen das Enzym sowohl in vitro als auch – nach intravenöser Applikation – in vivo. Jedoch wurden auch hier noch keine oral wirksamen Substanzen identifiziert. Auch erwies sich die Wirkungsdauer als zu kurz für eine aussichtsreiche therapeutische Anwendung.

Lipomodulin, ein durch Glukokortikoide induziertes Protein, das spezifisch die Aktivität der Phospholipase A_2 hemmt, hat durch die Ergebnisse der Gruppe von Ishizaka auch theoretische Bedeutung für die Behandlung allergischer Zustände erlangt (siehe Kapitel 5). Das Protein ist kloniert worden und wird in Kürze in größeren Mengen darstellbar sein. Die Substanz hemmt die Glykosylierung des „IgE binding factor" und bewirkt dadurch eine Suppression der IgE-Synthese. Ob es für eine direkte Anwendung bei allergischen Erkrankungen geeignet ist, muß sich zeigen. Wahrscheinlicher ist, daß seine Verfügbarkeit weitere Aufschlüsse über den Mechanismus der Glykosylierungshemmung von IgE-Bindungsfaktor (IgE-BF) und damit Ansatzpunkte für die Auffindung und Entwicklung niedermolekularer Stoffe mit ähnlichen Wirkungen gibt. Solche Entwicklungen liegen aber noch jenseits des hier gesetzten Zeithorizontes von 10 Jahren. „Suppressive factor of allergy", der von D. Katz gefundene Faktor, der die IgE-Synthese unterdrückt und von dem nicht mit Sicherheit gesagt werden kann, ob er mit dem die IgE-Synthese supprimierenden Faktor von Ishizaka identisch ist, wird in Kürze kloniert, exprimiert und in größeren Mengen hergestellt werden. Das Molekulargewicht dieses Faktors beträgt nach Katz 25000. Andere Gruppen finden ein leichteres Protein mit ähnlicher Wirkung (Mr 13000 Dalton). Auch hier muß abgewartet werden, ob dieses regulatorische Protein selbst therapeutische Wirkungen besitzt oder ob es lediglich dazu beitragen wird, neue pharmakologische Zugänge zur Regulation der IgE-Synthese zu schaffen.

7.4 Antiinflammatorische Substanzen

Die Behandlung chronischer Entzündungen durch nichtsteroidale antiinflammatorische Substanzen hat ihre Grenzen erreicht. Das diesen Substanzen vom Typ Indomethacin, Mefenamin oder Ibuprofen eigene Prinzip besteht in der Hemmung der Zyklooxygenase und damit in der Unterbindung oder zumindest Reduktion der Prostaglandinsynthese. Mit diesem Eingriff werden die *Symptome* der Entzündung, nämlich Schwellung, Rötung, Schmerz und gestörte Funktion, ganz oder teilweise behoben. Zumindest für den Fall der chronischen Polyarthritis bedeutet diese symptomatische Therapie aber nicht, daß auch der mit der Entzündung einhergehende oder sie sogar auslösende Prozeß der Gewebszerstörung aufgehalten wird. Im Gegenteil: dem Prostaglandin E2, einem der wichtigsten Produkte des Zyklooxygenaseweges, kommen sehr wesentliche immunregulatorische Funktionen zu, die alle auf eine „Bremsung" entzündlicher Vorgänge hinauslaufen. PGE_2 hemmt die Lymphokinsynthese in aktivierten Lymphozyten, die Generation von Sauerstoffra-

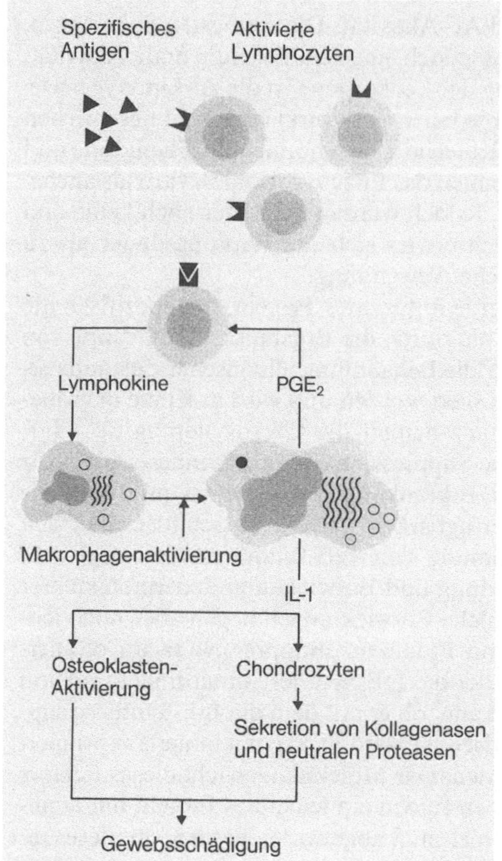

Abb. 7.2. Zusammenhang zwischen Makrophagenaktivierung und Gewebsschädigung. Einzelheiten sind im Text erläutert.

dikalen, von Il-1 und von Plasminogenaktivator in aktivierten Makrophagen, die Degranulation von Mastzellen und viele andere zur Entzündung beitragende Funktionen. Insbesondere der Il-1-Sekretion durch aktivierte Makrophagen kann heute eine wichtige pathophysiologische Bedeutung beigemessen werden. Hemmer der Prostaglandinsynthese würden somit die Symptome der Entzündung, die durch die Prostaglandine direkt erzeugt werden, unterdrücken; diese *symptomatische* Besserung der Entzündung würde aber mit dem Verlust eines wichtigen Regelelementes, eben des PGE₂, „bezahlt". *Abb. 7.2.* veranschaulicht diese Zusammenhänge. Der Ausgangspunkt des pathophysiologischen Geschehens sind aktivierte Lymphozyten. Diese Lymphozyten aktivieren ihrerseits Makrophagen, die Il-1, Plasminogenaktivator und viele andere Produkte sezernieren und ihre Phagozytose steigern. In den aktivierten Makrophagen entsteht auch PGE₂, das sowohl auf den Makrophagen selbst als auch auf die aktivierten Lymphozyten eine negativ rückkoppelnde Wirkung ausübt. PGE₂ wirkt also „abwiegelnd" auf den hier skizzierten Funktionszyklus [4, 22]. Zyklooxygenasehemmer wie Indomethacin wirken steigernd auf die Makrophagenaktivierung! Das von aktivierten Makrophagen sezernierte Il-1 stimuliert Chondrozyten und synoviale Zellen zur Abgabe von Kollagenase und anderen neutralen Proteasen, die Knorpel abbauen und Gewebsschäden verursachen. Il-1 hat außerdem eine osteoklastenaktivierende Wirkung, es verursacht Fieber und aktiviert im Zusammenhang mit präsentiertem Antigen Lymphozyten. Il-1 ist also ein „Hauptdarsteller" im Entzündungsgeschehen [6, 9]. Es leuchtet ein, wenn sich das Interesse der Rheumatologen und Entzündungsforscher in letzter Zeit auf dieses Protein konzentriert hat. Il-1 ist kloniert und in reiner Form dargestellt worden. Auch der Rezeptor, an den sich dieses Molekül bindet, ist bekannt. Man kann also in einfachen Systemen nach Substanzen suchen, die sich zu Il-1 antagonistisch verhalten. Es sind auch schon Substanzen gefunden worden, die mit der Bindung von Il-1 an seinen Rezeptor interferieren. Hier liegt ein wichtiger neuer Ansatzpunkt in der Entzündungsforschung. Eine weitere Forschungsstrategie besteht in der Suche nach Substanzen, die das Wirksamwerden von Il-1 verhindern, die also mit seinem biochemischen Wirkungsmechanismus interferieren. Von Substanzen, die am Il-1-Rezeptor angreifen oder die auf andere Weise die Wirkung dieses Lymphokins beeinträchtigen, können neuartige entzündungshemmende Wirkungen erwartet werden. Die notorischen Nebenwirkungen der nichtsteroidalen Entzündungshemmer, die z. T. auf eine Hemmung der Prostaglandinsynthese in der Magenschleimhaut zurückgehen, wären im Zusammenhang mit einer auf die Aktivität von Il-1 gerichteten Entzündungshemmung nicht zu befürchten.

Nach allem, was über die negativ rückkoppelnde Wirkung von PGE_2 gesagt wurde, läge es nahe, die Wirkungen dieses Prostaglandins nachzuahmen: z. B. durch stabilere Analoga. Diese Versuche sind gemacht worden. Die Hydantoinabkömmlinge von PGE_2 sowie das Prostazyklinderivat Carbacyclin sind gegenüber ihren natürlichen Analoga chemisch stabil. Mit diesen analogen Verbindungen läßt sich im Konzentrationsbereich zwischen 10^{-9} und 10^{-5} M eine deutliche Hemmung der Lymphozytenstimulation durch Mitogene nachweisen. Ob diese Befunde schon ausreichen, um diese Stoffe als potentielle Entzündungshemmer zu betrachten, steht noch dahin. Der Weg, PGE_2 in seiner physiologischen Rolle zu imitieren, scheint jedoch zu Ergebnissen zu führen [13]. Es ist denkbar, daß alle chemischen Versuche, Entzündungshemmer aus der Reihe der PGE_2- oder PGI_2-Analoga herzustellen, bisher zu sehr in der Nähe der Prostaglandinstruktur blieben. Einige neuere Versuche sprechen dafür, daß weiter entfernte Strukturen, die dennoch den ungesättigten Fettsäurecharakter der Prostaglandine nicht ganz verleugnen, eher zum Ziele führen. Es wird jedenfalls an dieser Stelle die Vorhersage gewagt, daß es innerhalb der nächsten 10 Jahre Entzündungshemmer mit prostaglandinähnlicher Wirkung geben wird.

7.5 Immunstimulation – „Biological response modifiers"

Von allen Gebieten der Immuntherapie befriedigt dieses am wenigsten. Man könnte sogar so weit gehen zu sagen, daß ein verläßliches, durchgehendes therapeutisches Konzept auf diesem Gebiet bis heute noch nicht existiert. Es muß allerdings hinzugefügt werden, daß die Immunstimulation ein noch sehr junges therapeutisches Prinzip ist und daß einige neue Substanzen wie die Interferone, die in diesen Zusammenhang gehören, erst seit relativ kurzer Zeit verfügbar sind. Die „Enttäuschung" über die klinische Wirksamkeit der Interferone in der Tumortherapie ist die direkte Konsequenz unkritischer, übersteigerter Erwartungen. Etwas pointierter formuliert: enttäuscht sind heute vorwiegend diejenigen Leute, die das Prinzip der biochemischen und der zellbiologischen Wirkung der Interferone und auch anderer Lymphokine nie verstanden haben. Die Interferone werden ihren Platz in der Tumortherapie langsam erobern; sie werden in neue Therapieschemata eingebaut und auf ihre Kombinierbarkeit mit anderen Stoffen geprüft werden. Solche Entwicklungen nehmen Zeit in Anspruch. Die Verwendung des α-Interferons bei Lymphomen, Melanomen und in jüngster Zeit (in Kombination mit Vinblastin) auch bei Hypernephromen sind erst der Beginn der Erarbeitung neuer therapeutischer Modalitäten, die noch viele Jahre in Anspruch nehmen wird. Es liegen interessante Daten über synergistische Wirkungen von α- und γ-Interferon vor. Im Isobologramm ergeben sich für die Kombination aus diesen beiden Stoffen gegenüber einer großen Zahl in vitro untersuchter Tumorzellen Kurven, die genauso typisch für synergistische Wirkungen sind wie die Kombination aus β-Laktamantibiotika und Aminoglykosiden gegenüber vielen Bakterien. Durch DNS-Rekombination sind verschiedene, nicht in der Natur vorkommende Interferonvarianten dargestellt worden, die die inhärenten antiviralen, zytostatischen oder immunstimulierenden Eigenschaften dieser Stoffe selektiver repräsentieren als die natürlichen Interferone.

Auch die günstigsten Applikationswege für Interferone sind noch nicht erforscht. Da die Entstehung und die Wirkung der Interferone von Natur aus auf das lymphatische System beschränkt sind, mag es widersinnig sein, große Mengen dieser Lymphokine intravenös zu verabreichen. Zumindest bei regionalen Prozessen wäre auch eine Applikation über die Lymphgefäße zu erwägen [1]. Wir wissen, daß mit jedem schweren Trauma, also auch mit größeren chirurgischen Eingriffen, eine vorübergehende Herabsetzung der immunologischen Abwehrbereitschaft verbunden ist. Ganz besonders in der Krebschirurgie aber ist eine Minderung der Widerstandskraft sehr unerwünscht, weil durch sie möglicherweise ein erhöhtes Metastasierungsrisiko entsteht. Zur Zeit sind die Beziehungen zwischen Trauma einerseits und Abwehrschwäche andererseits sowie die daran anknüpfende Relation zwischen Abwehrschwäche und Immunsuppression auf der einen und der Metastasierungstendenz eines Tumors auf der anderen Seite nur im Prinzip bekannt. Diese Zusammenhänge sind – zumindest klinisch – nur schwer quantifizierbar. Man weiß also nicht, inwieweit ein Tumorpatient durch eine zeitlich begrenzte Funktionsminderung seiner unspezifischen oder auch spezifischen Abwehr noch zusätzlich gefährdet wird. Sobald man über eine toxikologisch unbedenkliche Methode verfügt, mit der Funktionsausfälle von Makrophagen oder NK-Zellen kompensiert werden können, wird man diese Frage eventuell ex juvantibus beantworten können. In diesem Zusammenhang könnte man sich fragen, ob es nicht sinnvoll sein könnte, die unspezifische zelluläre Abwehr (Makrophagen, NK-Zellen) durch perioperative Gaben von γ-Interferon so zu aktivieren, daß die durch den Eingriff bedingte Reduktion der Abwehrbereitschaft und die damit eventuell verbundene Begünstigung einer Metastasierung kompensiert werden könnte. Vielleicht wäre es sogar möglich, die Aktivität tumorzerstörender Zellen vorübergehend über die Norm hinaus zu steigern.

Die Interferone werden sich vielleicht nicht als ein Durchbruch im Sinne der Antibiotika erweisen – sie werden jedoch im Laufe der nächsten Jahre einen zunehmend wichtigen Platz in der Therapie viraler Infektionen und Tumorkrankheiten einnehmen. Analoges gilt für Interleukin 2. Der dieses Protein betreffende Optimismus gründet sich auf umfangreiche Tierexperimente, die mit Il-2 durchgeführt wurden, auf klinische In vitro-Studien und auf einige klinische Versuche, die noch vorläufigen Charakter haben. Menschliches Il-2 kann in Mäusen gegen Tumoren gerichtete zytotoxische Lymphozyten und LAK-Zellen expandieren und das Ausmaß der Metastasierung experimenteller Tumoren, z. B. des B16-Melanoms, drastisch reduzieren. Da auch menschliche LAK-Zellen sich in vitro gegenüber einem breiten Spektrum von Tumorzellen, darunter auch frischen autologen Tumorzellen, zytotoxisch verhalten, besteht Anlaß zu der Hoffnung, daß die in Mäusen erhobenen Resultate sich zumindest im Prinzip auch beim Menschen reproduzieren lassen.

Eine wesentliche therapeutische Hoffnung liegt in der Fähigkeit von Il-2, zytotoxische Lymphozyten zu expandieren. Auf diese Weise können gegen Tumorantigene gerichtete, immunreaktive T-Zellen nach einem chemotherapeutischen Eingriff schneller wieder rekonstituiert werden. Wenn die Bedingungen zur Herstellung dieser Wirkung auch für den Menschen ausgearbeitet würden, dann könnten durch den Gebrauch höherer zytotoxischer Dosen in der Chemotherapie stärkere Reduktionen in der Zahl der noch im Organismus verbleibenden Tumorzellen erreicht werden, ohne daß ein Zusammenbruch der zellulären Immunität befürchtet werden müßte. Genauso wichtig wäre der Schutz vor Infektionen mit Erregern, die über T-zellvermittelte Mechanismen eliminiert werden [20].

Interferone sind bereits in fortgeschrittenem Stadium, Il-2 noch am Anfang der klinischen Prüfung. Einige andere Lymphokine mit interessantem therapeutischen Potential sind kloniert und in Bakterien oder in Säugetierzellen (Chinese hamster ovary cells) exprimiert worden. Diese Stoffe können nun pharmakologisch untersucht und anschließend auch klinisch geprüft und entwickelt werden. Die Rede ist einerseits von „Tumor necrosis factor" (TNF) und Lymphotoxin (LT), andererseits von „GM-colony stimulating factor" (GM-CSF). Die Gene für TNF und Lymphotoxin wurden kürzlich kloniert [35]. Sie zeigen untereinander etwa 20% Sequenzhomologie. Da TNF von Makrophagen und LT von zytotoxischen T-Lymphozyten produziert wird, beide Faktoren aber eine sehr ähnliche selektiv-zytotoxische Wirkung gegen Tumorzellen besitzen, wurde kürzlich eine Änderung der Nomenklatur vorgeschlagen: TNF soll jetzt „Cytotoxic factor – Macrophages" und LT „Cytotoxic factor – Lymphocytes" genannt werden. Beide Faktoren können in vitro Tumorzellen abtöten. Dabei wird ihre Wirkung durch die Anwesenheit von Interferonen potenziert. In vivo wirken beide Faktoren bei intraläsionaler Injektion in solide Tumoren. Die intraperitoneale Applikation dieser Lymphokine bewirkte in der experimentellen L1210 Leukämie der Maus eine deutliche Erhöhung der Überlebensrate. Beide Faktoren sind Kandidaten für eine Tumortherapie – vor allem in Kombination mit Interferonen, besonders mit γ-Interferon [14, 15, 17, 18, 19, 25, 26, 29, 30, 32].

Die Wichtigkeit von GM-CSF für die Rekrutierung neutrophiler Granulozyten in immunsuppressiven granulozytopenischen Tieren wurde bereits erwähnt (s. Kapitel 6). Der Faktor ist inzwischen kloniert und in CHO-Zellen exprimiert worden. Dieser Faktor ist ein Mitglied aus einer Familie funktionell verwandter Faktoren, deren physiologische Wirkung in der Stimulation der Proliferation und der Differenzierung verschiedener Knochenmarkszellen besteht. Die Wirkung von GM-CSF ist durch Tumoren bekannt geworden, die diesen CSF im Übermaß sezernieren. Pa-

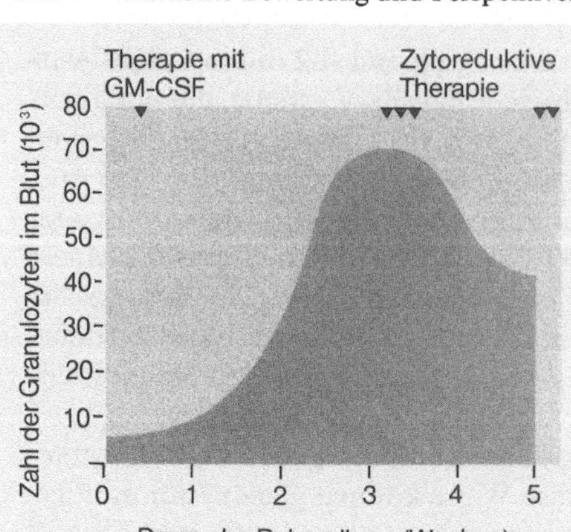

Abb. 7.3. Die – hypothetische – Ergänzung einer zytoreduktiven Therapie mit GM – CSF. Auswirkungen auf die Zahl der Granulozyten im Blut.

tienten mit solchen Tumoren wiesen sehr hohe Granulozytenzahlen im peripheren Blut auf, ohne daß dieser Umstand sie beeinträchtigt hätte. Die geplante therapeutische Anwendung dieses Faktors geht von diesem – zufällig – an Tumorpatienten gefundenen Tatbestand aus: die Verabreichung von GM-CSF oder G-CSF führt zu einer vermehrten Bereitstellung und Ausschleusung von Granulozyten. Dieser Prozeß bewirkt schließlich durch einen noch nicht im einzelnen verstandenen negativen Rückkoppelungsmechanismus eine Arretierung von Vorläuferzellen der myeloischen und monozytären Reihe in der Teilungsphase G_o [21, 27].

In dieser Phase sind Zellen gegen eine Reihe zytotoxischer Substanzen sehr resistent. Man könnte also – ähnlich wie mit Il-2 – auch mit GM-CSF für die Abwehr wichtige Zellen, im speziellen Fall Zellen der myeloisch-monozytären Reihe, vor der Zerstörung durch Zytostatika schützen *(Abb. 7.3.)*. Dies bedeutet, daß man die eigentliche zytoreduktive Therapie wesentlich aggressiver gestalten könnte als dies bisher möglich war, und daß man auf diese Weise eine höhere Rate an Heilungen und langfristigen Remissionen erzielen könnte. Innerhalb des hier ins Auge gefaßten 10-Jahres-Horizontes werden diese therapeutischen Strategien sich noch auswirken können.

Natürlich wird die Verfügbarkeit von Il-2 und Interferonen und von anderen Lymphokinen die gezielte Suche nach Stoffen ermöglichen, die mit den Rezeptoren dieser Lymphokine in agonistischer oder – wie bereits besprochen – antagonistischer Weise interagieren. Die Ergebnisse solcher Bemühungen werden sich aber höchstens noch für Agonisten der Interferone und für Il-2 innerhalb des hier vorgegebenen Zeitraumes auswirken.

Die Frage, ob von der Derivierung mikrobieller Strukturen noch Fortschritte in der Immunstimulation zu erwarten sein könnten, muß wohl mit großer Zurückhaltung beantwortet werden. Bisher ist es trotz aufwendiger chemischer Arbeiten nicht gelungen, die pleiotropen Effekte dieser Stoffe auseinanderzudividieren und z. B. die makrophagenaktivierenden Wirkungen des Muramyldipeptids von pyrogenen Effekten und anderen unerwünschten Wirkungen so weitgehend zu trennen, daß eine breite klinische Anwendung derartiger Stoffe in den Bereich des Möglichen gerückt wäre. Die Bearbeitung mikrobieller Strukturen im Zusammenhang mit der Immunstimulation wird während der nächsten Jahre immer stärker zugunsten gentechnischer und proteinchemischer Arbeiten an Lymphokinen und wohl auch zugunsten der Suche nach niedermolekularen synthetischen Verbindungen mit immunstimulierenden Wirkungen zurückgedrängt werden. Hier, auf dem zuletzt genannten Gebiet, war und ist viel Zufall im Spiel. Laevamisol, Cimetidin und selbst Isoprinosin wurden ja nicht als Immunstimulantien synthetisiert, sondern entstanden zunächst mit ganz anderen Zielsetzungen.

Kürzlich wurde wiederum über eine „zufällige" Beobachtung berichtet. Beim Versuch, endogene immunmodulierende Peptide aus tierischem Gewebe darzustellen, wurde 1978 eine ölige Fraktion isoliert, aus der bei 0 °C ein Stoff auskristallisierte, der sich als ein Oxydationsprodukt von 2-Mercaptoäthanol erwies. Dieser Stoff, Äthylen-2.2-bis-(dithio)-bis-äthanol, erwies sich in der Folge als potentes Immunstimulans mit direkter Wirkung auf T- und B-Lymphozyten, aber nicht auf phagozytierende Zellen. Die Substanz fördert die durch Antigene und Mitogene ausgelöste Lymphozytenaktivierung in vitro und stimuliert die Bildung von Lymphokinen (Il-1 und Il-2, in Gegenwart von Antigenen auch von γ-Interferon) in Konzentrationen zwischen 0,5 und 10 µg/ml. Ebenfalls in vitro vermehrt diese Substanz die Zahl plaquebildender Zellen in Konzentrationen zwischen 0,6 und 50 µg/ml.

In vivo hebt das Mercaptoäthanolderivat die immunsupprimierende Wirkung von Cyclosporin A völlig auf, es verstärkt die allergische Reaktion vom verzögerten Typ, und es verhält sich in der Elimination experimentell erzeugter Tumormetastasen synergistisch zu Cyclophosphamid. Die zur Erzielung dieser Wirkungen nötigen Dosen lagen zwischen 1 und 200 mg/kg Körpergewicht. Klinisch erzeugt die Substanz allerdings ein Problem: sie wird zumindest zum Teil in recht unangenehm riechende Metaboliten überführt. Selbst wenn sich klinische Wirkungen nachweisen ließen, ist es also fraglich, ob daraus einmal ein Medikament werden kann [10].

Dieses Beispiel illustriert jedoch, wie schon andere vor ihm, daß die Auffindung immunstimulierender niedermolekularer synthetischer Substanzen heute noch weitgehend vom Zufall diktiert wird. Ein wirklicher Durchbruch auf diesem Gebiet ist für die nächsten Jahre eher unwahrscheinlich. Dies schließt aber nicht aus, daß bis 1995 einige synthetische Substanzen als Immuntherapeutika neben der Chemotherapie klinisch verwendet werden.

Allgemeine Literatur

Kapitel 1

Herberman RB (ed) (1980): Natural cell-mediated immunity against tumors. Academic Press, New York.
Herberman RB (ed) (1982): NK cells and other natural effector cells. Academic Press, New York.
Sirois P, Rola-Pleszczynski M (eds) (1980): Immunopharmacology. Elsevier Biomedical Press. Amsterdam, New York, Oxford.
Wechter W, Longhman B (1984): Immunology in drug research. Progress in Drug Res Vol 28, 233–272. Birkhäuser Verlag, Basel.

Kapitel 2

Bach F, Good RA (eds) (1980): Clinical immunology, Vol 4, Academic Press, New York, 1–198.
Gallin JI, Fauci AS (eds) (1982): Phagocytic cells. Advances in Host Defense Mechanisms, Vol 1, Raven Press, New York.
Khan A, Hill NO (eds) (1982): Human Lymphokines. Academic Press, New York, London, Paris, San Diego, San Francisco, São Paulo, Sydney, Tokyo, Toronto.
Roitt I (1980): Essential Immunology. Blackwell Scientific Publication, 4. Auflage, Oxford, London, Edinburgh, Boston, Melbourne.
Sell St (ed) (1980): Immunology, Immunopathology and Immunity, 3. Auflage, Harper and Row, Hagerstown, Cambridge, London, New York, Mexico City, Philadelphia, São Paulo, San Francisco, Sydney.

Kapitel 3

Lattmann P (ed) (1982): Der klinische Einsatz von Immunglobulin (Gammaglobulin). Sandoz Produkte (Schweiz) AG, Basel.
Nydegger UE (1982): Immunochemotherapy. Proceedings of a workshop on immunological and pathological aspects of i. v. immunglobulin prophylaxis and therapy. Academic Press, New York.

Kapitel 4

Calabresi P, Parks RE (1980): Antiproliferative agents and drugs used for immunosuppression. In: The pharmacological basis of therapeutics. (Goodman Gilman A, Goodman LS, Gilman A, eds) MacMillan Publishing Co, New York.
Kahan BD (ed) (1983): Cyclosporine: biological activity and clinical applications. Grune and Stratton, Orlando.
White DJG (ed) (1982): Cyclosporin A. Elsevier Biomedical Press, Amsterdam, New York, Oxford.

Kapitel 5

Goldberg ME (ed) (1981): Pharmacological and Biochemical Properties of Drug Substances, Volume 3. Published by: American Pharmaceutical Association Academy of Pharmaceutical Sciences.

Morley J (1982): Bronchial Hyperreactivity. Academic Press, London, New York, Paris, San Diego, San Francisco, São Paulo, Sydney, Tokyo, Toronto.
Oppenheim JJ, Rosenstreich DL, Potter M (eds) (1981): Cellular functions in immunity and inflammation. Elsevier/North Holland, New York, Amsterdam.
Parker W (1982): Allergic reactions in man. Pharmacological Reviews, Vol 34, No 1, 85–104.
Wilson JD (1982): Asthma and Allergic Diseases: A Clinician's Guide to Diagnosis and Management. ADIS Health Science Press, Sydney, Auckland, Bristol, Boston, Hong Kong, Tokyo.

Kapitel 6

Adams DO, Hamilton TA (1984): The cell biology of macrophage activation. Ann Rev Immunol 2, 283–318.
Arrigoni-Martelli E (1981): Developments in drugs enhancing the immune responses. Meth and Find Exptl Clin Pharmacol 3 (4), 247–270.
Drews J (1984): The experimental and clinical use of immune-modulating drugs in the prophylaxis and treatment of infections. Infection 12, 157–166.
Drews J (1984): Die Pharmakologie des Immunsystems: Klinische und experimentelle Perspektiven. In: Progress in Drug Research, Vol 28, 83–109. (E Jucker ed).
Grob, PJ, Fontana A (1982): Immunstimulantien und Infektionskrankheiten. Therap Umsch, Vol 39, No 9, 668–674.
Mihich E, Fefer A (eds) (1983): Biological response modifiers: subcommittee Report. Subcommittee on Biological Response Modifiers. Board of Scientific Counselors, Division of Cancer Treatment. National Cancer Institute.
Patterson R, Norman Ph (1982): Immunotherapy–Immunomodulation. JAMA, Vol 248, No 20, 2759–2772.
Umezawa H (1980): Low-molecular-weight immunomodulators produced by microorganisms. Biotechnol Bioengineering, Vol XXII, Suppl 1, 99–110.

Zitierte Literatur

Kapitel 1

1. Hibbs JB, Granger DL, Cook JL, Lewis AM (1983): Activated macrophage mediated cytotoxicity for transformed target cells. In: Mechanisms of cell-mediated cytotoxicity (Clark WR, Golstein P, eds), Plenum Press, New York and London, 315–335.
2. Key ME, Hoyer L, Bucana C, Hanna MG (1982): Mechanisms of macrophage-mediated tumor cytolysis. In: Mechanisms of cell-mediated cytotoxicity (Clark WR, Golstein P, eds). Plenum Press, New York and London, 265–310.
3. Kohler PF (1982): The autoimmune diseases. JAMA, Vol 248, No 20, 2646–2656.
4. Schultz RM, Chirigos MA (1980): Macrophage activation for nonspecific tumor cytotoxicity. Advances in Pharmacology and Chemotherapy, Vol 17, 157–193.

Kapitel 2

1. Acuto O, Hussey RE, Fitzgerald KA, Protentis JP, Meuer StC, Schlossman StF, Reinherz EL (1983): The human T cell receptor: appearance in ontogeny and biochemical relationship of α and β subunits on IL-2 dependent clones and T cell tumors. Cell, Vol 34, 717–726.
2. Adams JM (1980): The organization and expression of immunoglobulin genes. Immunol Today 1, 10–17.
3. Askenase PhW, Loveren H van (1983): Delayed-type hypersensitivity: activation of mast cells by antigen-specific T-cell factors initiates the cascade of cellular interactions. Immunology Today, Vol 4, No 9, 259–264.
4. Babior BM (1984): The respiratory burst of phagocytes. J Clin Invest, Vol 73, 599–601.
5. Burgess AW, Metcalf D (1980): The nature and action of granulocyte-macrophage colony-stimulating factors. Blood, Vol 56, No 6, 947–958.
6. Cantor H, Boyse EA (1977): Regulation of cellular and humoral immune responses by T-cell subclasses. Cold Spring Harbor Symp Quant Biol 41, 23–32.
7. Edelman GM (1970): The structure and function of antibodies. Sci Am 223 (2), 34–42.
8. Farrar JJ, Benjamin WR, Hilfiker ML, Howard M, Farrar WL, Fuller-Farrar J (1982): The biochemistry, biology and role of interleukin 2 in the induction of cytotoxic T cell and antibody-forming B cell responses. Immunological Rev, Vol 63, 129–166.
9. Hedrick StM, Cohen DI, Nielsen EA, Davis MM (1984): Isolation of c-DNA clones encoding T cell-specific membrane-associated proteins. Nature, Vol 308, 149–153.
10. Hedrick StM, Nielsen EA, Kavaler J, Cohen DI, Davis MM (1984): Sequence relationships between putative T-cell receptor polypeptides and immunoglobulins. Nature, Vol 308, 153–158.
11. Kincade PW (1981): Formation of B lymphocytes in fetal and adult life. Advances in Immunology, Vol 31, 177–245.
12. Klein J, Juretic A, Constantin NB, Nagy ZA (1981): The traditional and a new version of the mouse H-2 complex. Nature 291, 455–460.
13. Leder P (1982): The genetics of antibody diversity. Sci Am 246 (5), 72–83.
14. Leder Ph (1982): Die Vielfalt der Antikörper. Spektrum der Wissenschaft, 100–112.
15. Lotzová, E (1983/84): Natural immunity. Nat Immun Cell Growth Regul 3, 1–6.
16. Manser T, Wysocki LJ, Gridley Th, Near RI, Gefter ML (1985): The molecular evolution of the immune response. Immunology Today, Vol 6, No 3, 94–100.
17. Mingari MC, Gerosa F, Carra G, Accolla RS, Moretta A, Zubler RH, Waldmann TA, Moretta L (1984): Human interleukin-2 promotes proliferation of activated B cells via surface receptors similar to those of activated T cells. Nature, Vol 312, 641–643.

18. Miyawaki T, Moriya N, Nagaoki T, Taniguchi N (1981): Maturation of B-cell differentiation ability and T-cell regulatory function in infancy and childhood. Immunological Rev, Vol 57, 61–87.

19. Nakayama E, Uenaka A (1984): Lyt phenotype of cytoxic T-cells: shift from Lyt-$1^+2^+3^+$ to a mixed population of Lyt-$1^+2^+3^+$ and Lyt-$1^-2^+3^+$ during in vitro culture. Cellular Immunology 87, 15–22.

20. Nathenson SG, Uehara H, Ewenstein BM, Kindt TJ, Coligan JE (1981): Primary structural analysis of the transplantation antigens of the murine H-2 major histo-compatibility complex. Annu Rev Biochem 50, 1025–1052.

21. Nicola NA, Vadas MA (1984): Hemopoietic colony-stimulating factors. Immunology Today, Vol 5, No 3, 76–80.

22. Osmond DG (1979): Generation of B lymphocytes in the bone marrow. In: Lymphocytes in the Immune Response (Cooper–Mosier–Scher–Vitetta, eds). Elsevier North Holland, Inc, 63–70.

23. Ploegh HL, Orr HT, Strominger JL (1981): Major histocompatibility antigens: the human (HLA-A, -B, -C) and murine (H-2k, H-2D) class 1 molecules. Cell 24, 287–299.

24. Reid KB (1983): Proteins involved in the activation and control of the two pathways of human complement. Biochem Soc Trans 1, 1–12.

25. Reinherz EL, Kung PC, Goldstein G, Levey R, Schlossman SF (1980): Discrete stages of human intrathymic differentiation: analysis of normal thymocytes and leukemic lymphoblasts of T-cell lineage. Proc Natl Acad Sci USA 77, 1588–1592.

26. Reinherz EL, Acuto O, Fabbi M, Bensussan A, Milanese C, Royer HD, Meuer StC, Schlossman StF (1984): Clonotypic surface structure on human T-lymphocytes: functional and biochemical analysis of the antigen receptor complex. Immunological Rev 81, 95–129.

27. Rood JJ van, Vries RRP de, Bradley BA (1981): Genetics and biology of the HLA system. In: The role of the major histocompatibility complex in immunbiology (Dorf ME, ed), New York: Garland STPM, 59–113.

28. Scollay R, Bartlett P, Shortman K (1984): T-cell development in the adult murine thymus: changes in the expression of the surface antigens Ly2, L3T4 and B2A2 during development from early precursor cells to emigrants. Immunological Reviews, No 82, 79–103.

29. Silverton EW, Navia MA, Davies DR (1977): Three-dimensional structure of an intact human immunoglobulin. Proc Nat Acad Sci USA 74, 5140–5144.

30. Stasny P, Ball EJ, Dry PJ, Nunez G (1983): The human immune response region (HLA-D) and disease susceptibility. Immunological Rev 70, 113–153.

31. Stites DP, Pavia ChS (1979): Ontogeny of human T cells. Pediatrics 64/Suppl, 795–802.

32. Sugamura K, Fujii M, Kobayashi N, Sakitani M, Hatanaka M, Hinuma Y (1984): Retrovirus-induced expression of interleukin 2 receptors on cells of human B-cell lineage. Proc Natl Acad Sci USA 81, 7441–7445.

33. Timonen T, Ortaldo JR, Herberman RB (1981): Characteristics of human large granular lymphocytes and relationship to natural killer and K cells. J Exp Med , Vol 153, 569–582.

34. Toivanen P, Uksila J, Leino A, Lassila O, Hirvonen T, Ruuskanen O (1981): Development of mitogen responding T cells and natural killer cells in the human fetus. Immunological Rev, Vol 57, 89–105.

35. Tonegawa S et al (1981): Somatic reorganization of immunoglobulin genes during lymphocyte differentiation. Cold Spring Harbor Symp Quant Biol 45, 839–858.

36. Tonegawa S (1983): Somatic generation of antibody diversity. Nature, Vol 302, 575–581.

37. Tsoukas CD, Valentine M, Lotz M, Vaughan JH, Carson DA (1984): The role of the T3 molecular complex in antigen recognition and subsequent activation events. Immunology Today, Vol 5, No 11, 311–313.

38. Vadas MA, López AF (1984): Regulation of granulocyte function by colony-stimulating factors. Lymphokine Research, Vol 3, No 2, 45–50.

39. Yanagi Y, Yoshikai Y, Leggett K, Clark StP, Aleksander I, Mak TW (1984): A human T cell-specific cDNA clone encodes a protein having extensive homology to immunoglobulin chains. Nature, Vol 308, 145–149.

40. Zinkernagel RM, Doherty PC (1974): Restriction of in vitro T cell-mediated cytotoxicity in lymphocytic choriomeningitis within a syngeneic or semiallogeneic system. Nature 248, 701–702.

41. Zinkernagel RM (1978): Major transplantation antigens in host responses to infection. Hosp Pract 13 (7), 83–92.

Kapitel 3

1. Abe T, Matsuda J, Kawasugi K, Yoshimura Y, Kinoshita T, Kazama M (1983): Clinical effect of intravenous immunoglobulin on chronic idiopathic thrombocytic purpura. Blut *47,* 69–75.
2. Barandun S, Kistler P, Jeunet F, Isliker H (1962): Intravenous administration of human gamma-globulin. Vox Sang *7,* 157.
3. Barandun S (1983): Passive Immunisierung mit Immunglobulinen. Therapeutische Umschau, Band 40, Heft 3, 257–260.
4. Barandun S, Skvaril F, Morell A (1976): Prophylaxe und Therapie mit Gammaglobulin. Schweiz Med Wschr 106, 533, 580.
5. Carroll RR, Noyes WD, Rosse WF, Kitchens CS (1984): Intravenous immunoglobulin administration in the treatment of severe chronic immune thrombocytopenic purpura. Amer J Med, March 30, 181–186.
6. Dalhoff A (1983): In vitro- und In vivo-Untersuchungen zur Wirkung von Acylureido-Penicillinen mit Immunglobulin G bei Problembakterien. Münch Med Wochenschr 125, Suppl 2, 150–158.
7. Dreesman G, Kennedy RC (1985): Antiidiotypic antibodies: implication of image-based vaccines for infectious diseases. J Infect Dis, Vol 151, 761–765.
8. Emanuel D, Gold J, Colacino J, Lopez C, Hammerling U (1984): A human monoclonal antibody to cytomegalovirus (CMV). The Journal of Immunology, Vol 133, No 4, 2202–2205.
9. Flood PM, Kripke ML, Rowley DA, Schreiber H (1980): Suppression of tumor rejection by autologous anti-idiotypic immunity. Proc Natl Acad Sci USA, Vol 77, No 3, 2209–2213.
10. Freda VJ, Gorman JG, Pollack W, Bowe E (1975): Prevention of Rh hemolytic disease – Ten years' clinical experience with Rh immune globulin. The New Engl J of Med *292,* 1014–1016.
11. Good RA (1982): Introductory Comments. Intravenous gamma globulin therapy. Journal of Clinical Immunology, Vol 2, No 2, 5S-6S.
12. Good RA (1982): Concluding remarks: Intravenous gamma globulin therapy. Journal of Clinical Immunology, Vol 2, No 2, 48S-49S.
13. Herlyn M, Steplewski Z, Herlyn D, Koprowski H (1979): Colorectal carcinoma-specific antigen: Detection by means of monoclonal antibodies. Proc Natl Acad Sci USA Vol 76, No 3, 1438–1442.
14a. Imbach P, Barandun S, d'Apuzzo V, Baumgartner C, Hirt A, Morell A, Rossi E, Schöni M, Vest M, Wagner HP (1981): High-dose intravenous gammaglobulin for idiopathic thrombocytopenic purpura in childhood. Lancet 1, 1228–1230.
14b. Imbach P, Barandun S, Baumgartner C, Hirt A, Hofer F, Wagner HP (1981): High-dose intravenous gammaglobulin therapy of refractory, in particular idiopathic thrombocytopenia in childhood. Helv peadiat Acta *36,* 81–86.
15. Imbach P, Jungi TW (1983): Possible mechanisms of intravenous immunoglobulin treatment in childhood idiopathic thrombocytopenic purpura (ITP). Blut 46, 117–124.
16. Köhler G, Milstein C (1975): Continuous cultures of fused cells secreting antibody of predefined specificity. Nature 256, 495–497.
17. Köhler H (1980): Idiotypic network interactions. Immunology Today, 18–21 (July 1980).
18. Koprowski H, Herlyn D, Lubeck M, DeFreitas E, Sears HF (1984): Human antiidiotype antibodies in cancer patients: is the modulation of the immune response beneficial for the patients? Proc Natl Acad Sci USA, Vol 81, 216–219.
19. Kurata Y, Tsubakio T, Yonezawa T, Tarui S (1983): High-dose gammaglobulin therapy for idiopathic thrombocytopenic purpura in adults. Acta haemat *69,* 391–397.
20. Miller RA, Levy R (1981): Response of cutaneous T cell lymphoma to therapy with hybridoma monoclonal antibody. Lancet 2, 226–230.
21. Miller R, Maloney D, Warnke R, Levy R (1982): Treatment of B-cell lymphoma with monoclonal anti-idiotype antibody. New Engl J Med 306, 517–522.
22. Morell A, Skvaril F (1980): Struktur und biologische Eigenschaften von Immunglobulinen und Gammaglobulin-Präparaten. II. Eigenschaften von Gammaglobulin-Präparaten. Schweiz Med Wschr 110, 80–85.
23. Newland AC, Treleaven JG, Minchinton, RM, Waters AH (1983): High-dose intravenous IgG in adults with autoimmune thrombocytopenia. The Lancet, 84–87.

24. Newland AC, Boots MA, Patterson KG (1984): Intravenous IgG for autoimmune thrombocytopenia in pregnancy. New Engl J Med *310*, 261–262.
25. Oral A, Nusbacher J, Hill JB, Lewis JH (1984): Intravenous gamma globulin in the treatment of chronic idiopathic thrombocytopenic purpura in adults. Amer J Med, March 30, 187–192.
26. Pollack S, Cunningham-Rundles C, Smithwick EM, Barandun S, Good RA (1982): High-dose intravenous gamma globulin for autoimmune neutropenia. New Engl J Med *307*, 253.
27. Report (1969): Prevention of primary Rh Immunization: First report of the Western Canadian trial, 1966–1968. The Canadian Medical Association Journal, Vol 100, No 22, 1021–1024.
28. Riesen W (1980): Struktur und biologische Eigenschaften von Immunglobulinen und Gammaglobulin-Präparaten. I. Struktur und Funktion von Immunglobulinen. Schweiz Med Wschr 110, 74–79.
29. Römer J, Späth PJ, Skvaril F, Nydegger UE (1982): Characterization of various immunoglobulin preparations for intravenous application. II. Complement activation and binding to staphylococcus protein A. Vox Sanguinis, Vol 42, No 2, 74–80.
30. Römer J, Morgenthaler J-J, Scherz R, Skvaril F (1982): Characterization of various immunoglobulin preparations for intravenous application. I. Protein composition and antibody content. Vox Sanguinis, Vol 42, No 2, 62–73.
31. Schmidt RE, Budde U, Bröschen-Zywietz C, Schäfer G, Mueller-Eckhardt C (1984): High dose gammaglobulin therapy in adults with idiopathic thrombocytopenic purpura (ITP). Clinical Effects. Blut *48*, 19–25.
32. Schulte-Wissermann H, Schofer O, Dinkel E (1982): Die Therapie mit Gammaglobulin. Struktur, Wirkungsweise und Einsatzmöglichkeiten intravenös applizierbarer Gammaglobulinpräparate. Immun Infekt 10, 98–109.
33. Sidiropoulos D, Böhme U, Muralt G von, Morell A, Barandun S (1981): Immunglobulinsubstitution bei der Behandlung der neonatalen Sepsis. Schweiz Med Wschr 111, 1649–1655.
34. Steiner E, Aigner F, Kathrein H, Huber Ch, Margreiter R (1984): Zum Wert prophylaktischer Immunglobulingabe bei Kadavernierentransplantation. Wien Klin Wochenschr 96, Heft 7, 264–266.
35. Stephan W, Dichtelmüller H (1983): Intravenous immunoglobulin preparations. Lancet, May 14, 1111.
36. Stiller RC (1976): Clinical immunosuppression with antilymphocyte globulin. CMA Journal, Vol 115, 1190–1191.
37. Stuart FP, Scollard DM, McKearn TJ, Fitch FW (1976): Cellular and humoral immunity after allogeneic renal transplantation in the rat. V. Appearance of anti-idiotypic antibody and its relationship to cellular immunity after treatment with donor spleen cells and alloantibody. Transplantation, Vol 22, No 5, 455–466.
38. Taylor HE, Ackman CF, Horowitz I (1976): Canadian clinical trial of antilymphocyte globulin in human cadaver renal transplantation. CMA Journal, December 18, 1976, Vol 115, 1205–1208.
39. Warrier I, Lusher JM (1984): Intravenous gamma globulin treatment for chronic idiopathic thrombocytopenic purpura in children. Amer J Med, March 30, 193–198.

Kapitel 4

1. Blackwell GJ, Carnuccio R, Di Rosa M, Flower RJ, Parente L, Persico P (1980): Macrocortin: a polypeptide causing the antiphospholipase effect of glucocorticoids. Nature, Vol 287, 147–149.
2. Borel JF (1984): Animal experiments with Ciclosporin. Triangle *23*, No 3/4, 153–158.
3. Cohen JJ, Duke RC (1984): Glucocorticoid activation of a calcium-dependent endonuclease in thymocyte nuclei leads to cell death. The Journal of Immunology, Vol 132, No 1, 38–42.
4. Colombani PM, Robb A, Hess AD (1985): Cyclosporin A binding to calmodulin: a possible site of action on T lymphocytes. Science, Vol 228, 337–339.
5. Cupps TR, Fauci AS (1982): Corticosteroid-mediated immunoregulation in man. Immunological Rev, Vol 65, 134–155.
6. Dupont E, Wybran J, Toussaint C (1984): Glucocorticosteroids and organ transplantation. Transplantation, Vol 37, No 4, 331–334.
7. Editorial (1983): Cyclosporin in autoimmune disease. The Lancet, April 20, 909–911.
8. Gerrard TL, Cupps TR, Jurgensen CH, Fauci AS (1984): Hydrocortisone-mediated inhibition

of monocyte antigen presentation: Dissociation of inhibitory effect and expression of DR antigens. Cellular Immunology *85,* 330–339.

9. Ghiara P, Meli R, Parente L, Persico P (1984): Distinct inhibition of membrane-bound and lysosomal phospholipase A_2 by glucocorticoid-induced proteins. Biochemical Pharmacology, Vol 33, No 9, 1445–1450.

10. Homo-Delarche R (1984): Glucocorticoid receptors and steroid sensitivity in normal and neoplastic human lymphoid tissues: a review. Cancer Research 44, 431–437.

11. Kahan B (1984): Cyclosporine: a powerful addition to the immunosuppressive armamentarium. Amer J Kidney Diseases 3, 444–455.

12. Krönke M, Leonard WJ, Depper JM, Arya SK, Wong-Staal F, Gallo RC, Waldmann TA, Greene WC (1984): Cyclosporin A inhibits T-cell growth factor gene expression at the level of mRNA transcription. Proc Natl Acad Sci USA, Vol 81, 5214–5218.

13. Lafferty KJ, Borel JF, Hodgkin P (1983): Cyclosporine-A: models for the mechanism of action. In: Cyclosporine: Biological Properties and Clinical Applications. Grune and Stratton, Orlando 1983.

14. Merion RM, White DJ, Thiru S, Evans DB, Calne RY (1984): Cyclosporine: five years' experience in cadaveric renal transplantation. New Engl J Med, Vol 310, No 3, 148–154.

15. Myers BD, Ross J, Newton L, Luetscher J, Perlroth M (1984): Cyclosporine-associated chronic nephropathy. New Engl J Med, Vol 311, No 11, 699–705.

16. Najarian JS, Fryd DS, Strand M, Canafax DM, Ascher NL, Payne WD, Simmons RL, Sutherland DER (1985): A single institution, randomized, prospective trial of cyclosporine versus azathioprine-antilymphocyte globulin for immunosuppression in renal allograft recipients. Ann Surg, Vol 201, No 2, 142–157.

17. O'Malley BW, Tsai M-J, Schrader WT (1983): Structural considerations for the action of steroid hormones in eucaryotic cells. In: 1983 Elsevier Science Publishers BV, Steroid Hormone Receptors: Structure and Function. H. Eriksson and J.-Å. Gustafsson, editors. 307–327.

18. Payvar F, DeFranco D, Firestone GL, Edgar B, Wrange Ö, Okret S, Gustafsson J-Å, Yamamoto KR (1983): Sequence-specific binding of glucocorticoid receptor to MTV DNA at sites within and upstream of the transcribed region. Cell, Vol 35, 381–392.

19. Penn I (1983): Lymphomas complicating organ transplantation. In: Cyclosporine A: Biological Properties and Clinical Applications. (Kahan B, Borel JF, eds) Grune and Stratton, Orlando.

20. Prince HE, Ettenger RB, Dorey FJ, Fine RN, Fahey JL (1984): Azathioprine suppression of natural killer activity and antibody-dependent cellular cytotoxicity in renal transplant recipients. J Clin Immunol, Vol 4, No 4, 312–318.

21. Rapaport FT (1984): Cyclosporine: panacea or mirage? Amer J Kidney Diseases, Vol 3, No 6, 440–443.

22. Rosman M, Bertino JR (1973): Azathioprine. Ann Intern Med 79, 694–700.

23. Rothhut B, Russo-Marie F, Wood J, DiRosa M, Flower RJ (1983): Further characterization of the glucocorticoid-induced antiphospholipase protein „renocortin". Biochemical and Biophysical Research Communications, Vol 117, No 3, 878–884.

24. Spreafico F, Tagliabue A, Vecchi A (1982): Chemical immunodepressants. In: Immunpharmacology (Sirois P, Rola-Pleszczynski M, eds) Elsevier Biomedical Press, Amsterdam, New York, Oxford.

25. Sutherland DR, Strand M, Fryd D, Ferguson RM, Simmons RL, Ascher NL, Najarian JS (1984): Comparison of azathioprine-antilymphocyte globulin versus cyclosporine in renal transplantation. Am J Kidney Dis 3, 456–461.

26. Stiller CR, Dupré J, Gent M, Jenner MR, Keown PA, Laupacis A, Martell R, Rodger NW, Graffenried B v, Wolfe BMJ (1984): Effects of cyclosporine immunosuppression in insulin-dependent diabetes mellitus of recent onset. Science, Vol 223, 1362–1367.

Kapitel 5

1. Alm PE (1984): Modulation of mast cell cAMP levels. Int Archs Allergy Appl Immun 75, 375–378.

2. Askenase PW, Schwartz A, Siegel JN, Gershon RK (1981): Role of histamine in the regulation of cell-mediated immunity. Int Archs Allergy Appl Immun 66 (Suppl 1), 225–233.

3. Balch CM, Dougherty PA, Cloud GA, Tilden AB (1983): Prostaglandin E_2-mediated suppression of cellular immunity in colon cancer patients. Surgery, Vol 92, No 1, 72–77.

4. Beaven MA, Moore JP, Smith GA, Hesketh TR, Metcalfe JC (1983): The calcium signal and phosphatidylinositol breakdown in 2H3. The Journal of Biological Chemistry, Vol 259, No 11, Issue of June 10, 7137–7142

5. Bernstein IL (1981): Cromolyn sodium in the treatment of asthma: changing concepts. The Journal of Allergy and Clinical Immunology, Vol 68, No 4, 247–253.

6. Berridge J, Irvine RF (1984): Inositol trisphophate, a novel second messenger in cellular signal transduction. Nature, Vol 312, 22 November 1984, 315–321.

7. Bonney RJ, Humes JL (1984): Physiological and pharmacological regulation of prostaglandin and leukotriene production by macrophages. Journal of Leukocyte Biology 35, 1–10.

8. Bunting S, Moncada S, Vane JR (1983): The prostacyclin-thromboxane A_2 balance: pathophysiological and therapeutic implications. British Medical Bulletin, Vol 39, No 3, 271–276.

9. Craps LP, Ney UM (1984): Ketotifen: Current views on its mechanism of action and their therapeutic implications. Respiration 45, 411–421.

10. Craps LP (1985): Immunologic and therapeutic aspects of ketotifen. In press in: J Allerg Clin Immunol Mosby Co.

11. Craps LP (1985): Ketotifen. To be published in „Highlights in Asthmology" Springer Heidelberg, Berlin, New York.

12. Craps LP, Greenwood C, Ney UM (1985): Ketotifen and asthma. In: Bronchial-Asthma-Mechanisms and Therapeutics, 2nd edition (Weiss EB, Segal MS, Stein M, eds). Little, Brown and Co, Boston, Mass, 734–740.

13. Davies RJ, Moodley I (1982): Antiallergic compounds. Pharmac Ther Vol 17, 279–297.

14. Deguchi H, Suemura M, Ishizaka A, Ozaki Y, Kishimoto S, Yamamura Y, Kishimoto T (1983): Immunoglobulin E class specific suppressor T cells and factors in humans. J Immunol 131 (6), 2751–2756.

15. Diamant B (1982): Histamine secretion: Research in retrospect. Agents and Actions, Vol 12, 1/2, 5–11.

16. Eiser NM (1982): Histamine antagonists and asthma. Pharmac Ther Vol 17, 239–250.

17. Fernandez JM, Neher E, Gomperts BD (1984): Capacitance measurements reveal stepwise fusion events in degranulating mast cells. Nature, Vol 312, 29 November 1984, 453–454.

18. Gemsa D, Deimann W, Bärlin E, Seitz M, Leser H-G (1982): Die Rolle von Prostaglandinen aus Makrophagen bei Regulation und Suppression der Immunantwort. Allergologie, Jahrgang 5, Nr 4, 142–150.

19. Goetzl EJ, Payan DG, Goldman DW (1984): Immunopathogenetic roles of leukotrienes in human diseases. Journal of Clinical Immunology, Vol 4, No 2, 79–84.

20. Gomperts BD (1983): Involvement of guanine nucleotide-binding protein in the gating of Ca^{2+} by receptors. Nature, Vol 306, 3 November 1983, 64–66.

21. Goodwin JS, Ceuppens J (1983): Regulation of the immune response by prostaglandins. Journal of Clinical Immunology, Vol 3, No 4, 295–315.

22. Hanson JM, Rumjanek VM, Morley J (1982): Mediators of cellular immune reactions. Pharmac Ther 17, 165–198.

23. Hassner A, Saxon A (1984): Isotype specific human suppressor T cells for immunoglobulin E synthesis activated by immunoglobulin E antiimmunoglobuline E immune complexes. J Immunol 132 (6), 2844–2849.

24. Huff TF, Yodoi J, Uede T, Ishizaka K (1984): Presence of an antigenic determinant common to rat IgE-potentiating factor, IgE-suppressive factor, and Fc receptors on T and B lymphocytes. The Journal of Immunology, Vol 132, No 1, 406–412.

25. Ishizuka Y, Imai A, Nakashima S, Nozawa Y (1983): Evidence for *de novo* synthesis of phosphatidylinositol coupled with histamine release in activated rat mast cells. Biochemical and Biophysical Research Communications, 581–587.

26. Iwata M, Akasaki M, Ishizaka K (1984): Modulation of the biologic activities of IgE-binding factor. VI. The activation of phospholipase by glycosylation enhancing factor. The Journal of Immunology, Vol 133, No 3, 1505–1512.

27. Iwata M, Huff TF, Ishizaka K (1984): Modulation of the biologic activities of IgE-binding factor. V. The role of glycosylation-enhancing factor and glycosylation-inhibiting factor in determining the nature of IgE-binding factors. The Journal of Immunology, Vol 132, No 3, 1286–1293.

28. James MP, Kennedy AR, Eady RAJ (1982): A microscopic study of inflammatory reactions in human skin induced by histamine and compound 48/80. Journ Investig Dermatol, Vol 78, No 5, 406–413.
29. Jardieu P, Uede T, Ishizaka K (1984): IgE-binding factors from mouse T lymphocytes. III. Role of antigen-specific suppressor T-cells in the formation of IgE-suppressive factor. The Journal of Immunology, Vol 133, No 6, 3266–3273.
30. Katz DH (1984): Regulation of the IgE system: experimental and clinical aspects. Allergy 39, 81–106.
31. Katz DH, Chen S-S, Liu F-T, Bogowitz CA, Katz LR (1984): Biologically active molecules regulating the immunoglobulin E antibody system, biochemical and biological comparisons of suppressive factor of allergy and enhancing factor of allergy. J Mol Cell Imunol 1 (3), 157–166.
32. Kraemer MJ, Ochs HD, Furukawa CT, Wedgwood RJ (1982): In-vitro studies of the hyperimmunoglobulin E-disorders: suppression of spontaneous immunoglobulin E synthesis by allogeneic suppressor T lymphocytes. Clin Immunol Immunopathol 25 (2), 157–164.
33. Lagunoff D, Martin TW, Read G (1983): Agents that release histamine from mast cells. Ann Rev Pharmacol Toxicol 23, 331–351.
34. Leung DY, Brozek C, Frankel R, Geha RS (1984): IgE-specific suppressor factors in normal human serum. Clin Immunol Immunopathol (United States) 32 (3), 339–350.
35. Leung DYM, Geha RS (1984): Regulation of IgE synthesis in man. Clinical Immunology Reviews, 3 (1), 1–24.
36. Lim LK, Hunt NH, Eichner RD, Weidemann MJ (1983): Cyclic AMP and the regulation of prostaglandin production by macrophages. Biochemical and Biophysical Research Communications, 248–254.
37. Mazurek N, Schindler H, Schürholz Th, Pecht I (1984): The cromolyn binding protein constitutes the Ca^{2+} channel of basophils opening upon immunological stimulus. Proc Natl Acad Sci USA, Vol 81, 6841–6845.
38. Nishizuka Y (1984): The role of protein kinase C in cell surface signal transduction and tumour promotion. Nature, Vol 308, 19 April 1984, 693–698.
39. Norn S, Stahlskov P, Kock Chr, Andersen P, Pedersen M, Tønnesen P, Pedersen PS, Møller NE, Hertz J, Høiby N (1982): Intrinsic asthma and bacterial histamine release. Agents and Actions, Vol 12, 1/2, 101–102.
40. Pelikan Z (1982): The effects of disodium chromoglycate and beclomethasone dipropionate on the late nasal mucosa response to allergen challenge. Annals of Allergy 49 (4), 200–212.
41. Piper PJ (1983): Pharmacology of leukotrienes. British Medical Bulletin, Vol 39, No 3, 255–259.
42. Resta O, Barbaro MPF, Carnimeo N (1982): A comparison of sodium chromoglycate nasal solution and powder in the treatment of allergic rhinitis. The British Journal of Clinical Practice, Volume 36, No 3, March 1982.
43. Rocklin RE (1983): Clinical and immunologic aspects of allergen-specific immunotherapy in patients with seasonal allergic rhinitis and/or allergic asthma. The Journal of Allergy and Clinical Immunology, Vol 72, No 4, October 1983.
44. Rocklin RE, Beer DJ (1983): Histamine and immune modulation. Advances in Internal Medicine, Vol 28, 225–251. In: 1983, Year Book Medical Publishers, Inc.
45. Sagi-Eisenberg R, Lieman H, Pecht I (1985): Protein kinase C regulation of the receptor-coupled calcium signal in histamine-secreting rat basophilic leukaemia cells. Nature, Vol 313, 59–60.
46. Sampson HA (1983): Prospects for control of the IgE antibody response. Pediatric Clinics of North America, Vol 30, No 5, 773–785.
47. Schild HO (1981): The multiple facets of histamine research. Agents and Actions, Vol 11, 1/2, 12–19.
48. Schnitzler S, Eckert R, Volk D, Grunow R (1982): Histamin und Immunreaktionen. Allergie u Immunol 28, 219–235.
49. Stokes TC, Morley J (1981): Prospects for an oral intake. Br J Dis Chest (1981) 75, 1–14.
50. Tomilets VA (1982): Role of cyclic nucleotides in the immunomodulating action of histamine in mice. Bullet Experim Biol and Medicine, Vol 93, No 6, 79–80.
51. Uede T, Huff TF, Ishizaka K (1984): Suppression of IgE synthesis in mouse plasma cells and B cells by rat IgE-suppressive factor. The Journal of Immunology, Vol 133, No 2, 803–808.

52. Uede T, Ishizaka K (1984): IgE-binding factors from mouse T lymphocytes. II. Strain differences in the nature of IgE-binding factor. The Journal of Immunology, Vol 133, No 1, 359–367.
53. Volpi M, Yassin R, Naccache PH, Sha'afi RI (1983): Chemotactic factor causes rapid decreases in phosphatidylinositol,4,5-bisphosphate and phosphatidylinositol 4-monophosphate in rabbit neutrophils. Biochemical and Biophysical Research Communications, Vol 112, No 3, 957–964.

Kapitel 6

1. Andrus L, Granelli-Piperno A, Reich E (1984) Cytotoxic T cells both produce and respond to interleukin 2. J Exp Med, Vol 59, 647–652.
2. Arvin AM, Kushner JH, Feldman S, Baehner RL, Hammond D, Merigan ThC (1982) Human leukocyte interferon for the treatment of varicella in children with cancer. New Engl Journ of Med, Vol 306, No 13, 761–765.
3. Attallah AM, Petricciani JC, Galasso GJ, Rabson AS (1980) Report of a workshop on standards for human interferon in clinical trials. Journ Infect Dis, Vol 142, No 2, 300–301.
4. Bach JF, Bach MA, Blanot D et al. (1978) Thymic serum factor. Bull Inst Pasteur 76, 325–330.
5. Barret DJ, Wara DW, Ammann AJ et al. (1980) Thymosin therapy in Di George-Syndrome. J Pediat 97, 66–71.
6. Bocci V (1981) Pharmacokinetic studies of interferons. Pharmac Ther, Vol 13, 421–440.
7. Bohlen P, Esch F, Wegemer D et al. (1983) Isolation and partial characterization of human T-cell growth factor. Biochem Biophys Res Commun 117/2, 623–630.
8. Borden EC (1979) Interferons: rationale for clinical trials in neoplastic disease. Ann Intern Med 91, 472–479.
9. Borden EC, Holland JF, Dao ThL, Gutterman JU, Wiener L, Chang Y-Ch, Patel J (1982) Leucocyte-derived interferon (alpha) in human breast carcinoma. Annals of Internal Medicine 97, 1–6.
10. Bornemann LD, Spiegel HE, Dziewanowska ZE, Krown S, Colburn WA (1985) Intravenous and intramuscular pharmacokinetics of recombinant leukocyte A interferon. In press: Europ J Clin Pharmacology.
11. Boylston AW, Vose BM (1983) Potential use of purified interleukin 2 as a therapeutic agent. Clin Immunol Allergy 3/2, 229–234.
12. Bricaire F (1981) L'interféron. La Nouvelle Presse Médicale, Vol 10, No 7, 458–461.
13. Burger CJ, Elgert KD, Farrar WL (1984) Interleukin 2 (IL-2) activity during tumor growth: IL-2 production, kinetics, absorption of and responses to exogenous IL-2. Cellular Immunology 84, 228–239.
14. Cantrell DA, Smith KA (1984) The interleukin-2 T-cell system: a new cell growth model. Science (USA) 224/4655, 1312–1316.
15. Carter WA, O'Malley J, Beeson M, Cunnington P, Kelvin A, Vere-Hodge A, Alderfer JL, Ts'o PO (1976) An integrated and comparative study of the antiviral effects and other biological properties of the polyinosinic-polycytidylic acid duplex and its mismatched analogues. Molecular Pharmacology 12, 400–453.
16. Cesario ThC (1983) The clinical implications of human interferon. Med Clin North America, Vol 67, No 5, 1147–1162.
17. Cheever MA, Greenberg PhD, Fefer A, Gillis St (1982) Augmentation of the antitumor therapeutic efficacy of long-term cultured T lymphocytes by in vivo administration of purified interleukin 2. J Exp Med, Vol 155, 968–980.
18. Chun M, Hoffmann MK (1982) Modulation of interferon-induced NK cells by interleukin 2 and cAMP. Lymphokine Research, Vol 1, No 4, 91–98.
19. Cohen MH, Chretien PB, Inde DC et al. (1979) Thymosin fraction 5 and intensive combination chemotherapy. Prolonging the survival of patients with small cell lung cancer. JAMA 241, 1813–1815.
20. Dunnick JK, Galasso GJ (1979) Clinical trials with exogenous interferon: summary of a meeting. Journ Infect Dis, Vol 139, No 1, 109–123.
21. Dunnick JK, Galasso GJ (1980) Update on clinical trials with exogenous interferon. Journ Infect Dis, Vol 142, No 2, 293–299.
22. Editorial (1982) Clinical uses of interferon. Bulletin of the World Health Organization, Vol 60, No 1, 37–38.

23. Fleischmann WR Jr (1982) Potentiation of the direct anticellular activity of mouse interferons: mutual synergism and interferon concentration dependence. Cancer Research 42, 869–875.
24. Flury F, Wegmann T (1979) Klinische Erfahrungen bei der Therapie mit Interferon. Schweiz Rundschau Med (Praxis) 68, 1401–1405.
25. Goldstein AL, Cohen GH, Rossio JL et al. (1976) Use of thymosin in the treatment of primary immunodeficiency diseases and cancer. Med Clin North Am 69, 591.
26. Goldstein AL, Rossio JL (1978) Thymosin for immunodeficiency diseases and cancer. Compr Ther 4, 49–57.
27. Goldstein G (1975) The isolation of thymopoietin (thymin). Ann NY Acad Sci 249, 177–185.
28. Gordon J, Minks MA (1981) The interferon renaissance: molecular aspects of induction and action. Microbiological Reviews, Vol 45, No 2, 244–266.
29. Granstein RD, Tominaga A, Greene MI (1984) Therapeutic use of interleukins: experimental results. Surv Immunol Res (Switzerland) 3/2–3, 127–134.
30. Gutterman JW, Blumenschein GR, Alexanian R, Yap H-Y, Buzdar AU et al. (1980) Leukocyte interferon-induced tumor regression in human metastatic breast cancer, multiple myeloma and malignant lymphoma. Ann Intern Med 93, 399–406.
31. Heinonen E, Gröhn P, Tarkkanen J, Maiche A, Wasenius VM (1981) Transfer factor immunotherapy in Hodgkin's and non-Hodgkin's lymphoma. Cancer Imm Immunother 11, 73–79.
32. Hofschneider PH, Obert H-J (1982) Stand klinischer Interferonstudien in der Bundesrepublik Deutschland. Münch Med Wschr 124, No 42, 911–914.
33. Hooper JA, McDaniel MC, Thurman GB et al. (1975) The purification and properties of bovine thymosin. Ann NY Acad Sci 249, 145–153.
34. Horning SJ, Levine JF, Miller RA, Rosenberg SA, Merigan ThC (1982) Clinical and immunologic effects of recombinant leukocyte A interferon in eight patients with advanced cancer. JAMA, Vol 247, No 12, 1718–1722.
35. Horowitz B (1981) Human interferon-properties, clinical application and production. J Parent Science and Technology, Vol 35, No 5, 223–226.
36. Ikić D, Trajer D, Čupak K, Petričević I, Pražić M, Soldo I, Jušić D, Smerdel S, Šooš E (1981) The clinical use of human leukocyte interferon in viral infections. Intern J Clin Pharmacol Ther and Toxicol, Vol 19, No 11, 498–505.
37. Ingimarsson S, Cantell K, Strander H (1979) Side effects of long-term treatment with human leukocyte interferon. Journ Infect Dis, Vol 140, No 4, 560–563.
38. Kaye J, Janeway ChA (1984) Induction of receptors for interleukin 2 requires T cell Ag: Ia receptor crosslinking and interleukin 1. Lymphokine Research, Vol 3, No 4, 175–182.
39. Kook AI, Yakir Y, Trainin N (1975) Isolation and partial chemical characterization of THF, a thymus hormone involved in immune maturation of lymphoid cells. Cell Imm 19, 151–157.
40. Lifson JD, Benike CJ, Mark DF et al. (1984) Human recombinant interleukin-2 partly reconstitutes deficient in-vitro immune responses of lymphocytes from patients with AIDS. Lancet 1/8379, 698–702.
41. Low TLK, Goldstein AL (1980) Thymosin and other thymic hormones and their synthetic analogues. In: Chedid L, Miescher PA, Mueller-Eberhard HJ (eds) Immunostimulation. Springer Verlag, Berlin Heidelberg New York, p 129–146.
42. Low TL, Thurman GB, McAdoo M et al. (1979) The chemistry and biology of thymosin I. Isolation, characterization and biological activities of thymosin α and polypeptide β from calf thymus. J Biol Chem 254, 981–986.
43. Marx JL (1979) Interferon (I): on the threshold of clinical application. Science, Vol 204, 1183–1186.
44. Massicot JG, Goldstein RA (1982) Transfer factor. Annals of Allergy 49, 326–329.
45. Mellstedt H, Ahre A, Björkholm M, Holm G, Johansson B, Strander H (1979) Interferon therapy in myelomatosis. Lancet, 245–247.
46. Merigan ThC, Gallagher JG, Pollard RB, Arvin AM (1981) Short-course human leukocyte interferon in treatment of herpes zoster in patients with cancer. Antimicrobial Agents and Chemotherapy, Vol 19, No 1, 193–195.
47. Meyers JD, McGuffin RW, Neiman PE, Singer JW, Thomas ED (1980) Toxicity and efficacy of human leukocyte interferon for treatment of cytomegalovirus pneumonia after marrow transplantation. Journ Infect Dis, Vol 141, No 5, 555–562.

48. Mihich E, Fefer A (1983) The interferon system. National Cancer Institute Monograph, No 63, 67–104.

48a. Mihich E, Fefer A (1983) Thymic factors and hormones. National Cancer Institute Monograph, No 63, 107–137.

49. Miyasaka N, Nakamura T, Russell IJ, Talal N (1984) Interleukin 2 deficiencies in rheumatoid arthritis and systemic lupus erythematosus. Clin Immunol Immunopathol 31/1, 109–117.

50. Morgan DA, Ruscetti FW, Gallo RC (1976) Selective in vitro growth of T-lymphocytes from normal human bone marrows. Science 193, 1007–1008.

51. Mulé JJ, Shu S, Schwarz SL, Rosenberg StA (1984) Adoptive immunotherapy of established pulmonary metastases with LAK cells and recombinant interleukin-2. Science, Vol 225, 1487–1489.

52. Neumann-Haefelin D (1981) Interferon-Eigenschaften, Gewinnung und Anwendung. Med MO Pharm 4, Heft 7, 193–200.

53. Nikaido T, Shimizu A, Ishida N, Sabe H, Teshigawara K, Maeda M, Uchiyama T, Yodoi J, Honjo T (1984) Molecular cloning of cDNA encoding human interleukin-2 receptor. Nature, Vol 311, 631–635.

54. Pestka S (1983) The human interferons – from protein purification and sequence to cloning and expression in bacteria: before, between and beyond. Arch Biochem Biophys, Vol 221, No 1, 1–37.

55. Pohl A, Moser K, Micksche M (1981) Humaninterferone – Eigenschaften und Möglichkeiten. Wiener Klin Wochenschr No 14, 439–457.

56. Pollard RB, Merigan ThC (1978) Experience with clinical applications of interferon and interferon inducers. Pharmac Ther A, Vol 2, 783–811.

57. Pollard RB (1982) Interferons and interferon inducers: development of clinical usefulness and therapeutic promise. Drugs 23, 37–55.

58. Priestman TJ (1980) Initial evaluation of human lymphoblastoid interferon in patients with advanced malignant disease. Lancet, July 19, 113–118.

59. Priestman TJ (1983) Interferons and cancer therapy. J Pathology, Vol 141, 287–295.

60. Robb RJ (1984) Interleukin 2: the molecule and its function. Immunology Today, Vol 5, No 7, 203–209.

61. Rosenberg StA, Grimm EA, McGrogan M, Doyle M et al. (1984) Biological activity of recombinant human interleukin-2 produced in Escherichia coli. Science, Vol 223, 1412–1415.

62. Ruscetti FW (1984) Biology of interleukin-2. Surv Immunol Res (Switzerland), 3/2–3, 122–126.

63. Scott GM, Tyrrell DAJ (1980) Interferon: therapeutic fact or fiction for the '80s? Brit Med Journ, 1558–1562.

64. Scott GM, Phillpotts RJ, Wallace J, Secher DS, Cantell K, Tyrrell DAJ (1982) Purified interferon as protection against rhinovirus infection. Brit Med Journ, Vol 284, 1822–1825.

65. Scullard GH, Pollard RB, Smith JL, Sacks SL, Gregory PB, Robinson WS, Merigan TC (1981) Antiviral treatment of chronic hepatitis B virus infection. I. Changes in viral markers with interferon combined with adenine arabinoside. Journ Infect Dis, Vol 143, No 6, 772–783.

66. Simon MR, Salberg DJ, Silva J, Ganji S, Desai S, Muller BF, Palutke M (1981) Atypical mycobacterium infection treated with dialyzable leukocyte extracts: evidence for antigenic specificity. Clin Immunol Immunopath 20, 123–128.

67. Shah I, Band J, Rudnick S, Lerner AM (1982) Pharmacokinetics and tolerance of intravenous recombinant alpha$_2$ interferon (α_2 IFN) in patients with lympho-proliferative malignancies. Clin Res, Vol 30, No 4, 732A.

68. Shalaby MR, Weck PhK (1983) Bacteria-derived human leukocyte interferons alter in vitro humoral and cellular immune responses. Cellular Immunology 82, 269–281.

69. Smith KA (1984) Interleukin 2. Ann Rev Immunol 2, 319–333.

70. Smith R, Esa A (1982) In vitro effect of murine-derived transfer factor on Salmonella-specific rosette formation. Infection and Immunity 38, 588–591.

71. Solbach W, Rollinghoff M, Wagner H (1983) Die Rolle von Interleukin-2 bei Aktivierung von zytotoxischen T-Lymphozyten. Klin Wochenschr 61/2, 67–75.

72. Steele RW, Myers MG, Vincent MM (1980) Transfer factor for the prevention of varicella-zoster infection in childhood leukemia. New Engl J Med, Vol 303, No 7, 355–359.

73. Stiehm ER et al. (1982) Interferon: immunobiology and clinical significance. Annals of Internal Medicine 96, 80–93.

74. Tamm I, Sehgal PB (1979) Interferons. Amer J Medic, Vol 66, 3–5.
75. Taniguchi T, Matsui H, Fujita T, Takaoka Ch, Kashima N, Yoshimoto R, Hamuro J (1983) Structure and expression of a cloned cDNA for human interleukin-2. Nature, Vol 302, 305–310.
76. Toy JL (1983) The interferons. Clin Exp Immunol 54, 1–13.
77. Ts'o POP, Alderfer JL, Levy J, Marshall LW, O'Malley J, Horoszewicz JS, Carter WA (1976) An integrated and comparative study of the antiviral effects and other biological properties of the polyinosinic acid-polycytidylic acid and its mismatched analogues. Molecular Pharmacology 12, 299–312.
78. Tzehoval E, Segal S, Stabinsky Y, Fridkin M, Spirer Z, Feldman M (1980) Immunostimulation by an Ig derived tetrapeptide, tuftsin. In: Chedid L, Miescher PA, Mueller-Eberhard HJ (eds) Immunostimulation, p 147–156.
79. Wagner H, Hardt C, Heeg K et al. (1982) The in vivo effects of interleukin 2 (TCGF). Immunobiology 161/1–2, 139–156.
80. Wara DW, Goldstein AL, Doyle N et al. (1975) Thymosin activity in patients with cellular immunodeficiency. New Engl J Med 292, 70–74.
81. Welte K, Ciobanu N, Moore MAS, Gulati S, O'Reilly RJ, Mertelsmann R (1984) Defective interleukin 2 production in patients after bone marrow transplantation and in vitro restoration of defective T lymphocyte proliferation by highly purified interleukin 2. Blood, Vol 64, No 2, 380–385.
82. WHO Expert Committee on biological standardization (1983) Standardization of interferons. World Health Organization. Technical Report Series, No 687, 35–60.
83. Wilson GB, Metcalf JF, Fudenberg HH (1982) Treatment of mycobacterium fortuitum pulmonary infection with "transfer factor" (TF): new methodology for evaluating TF potency and predicting clinical response. Clin Immunol Immunopath 23, 478–491.
84. Chedid LA, Parant MA, Audibert FM, Riveau GJ, Parant FJ, Lederer E, Choay JP, Lefrancier PL (1982) Biological activity of a new synthetic muramyl peptide adjuvant devoid of pyrogenicity. Infection and Immunity, Vol 35, No 2, 417–424.
85. Cohn ZA (1978) The activation of mononuclear phagocytes: fact, fancy, and future. The Journal of Immunology, Vol 121, No 3, 813–816.
86. Cryz SJ, Fürer E, Germanier R (1984) Protection against fatal pseudomonas aeruginosa burn wound sepsis by immunization with lipopolysaccharide and high-molecular-weight polysaccharide. Infect Immunity, Vol 43, No 3, 795–799.
87. Cummings NP, Pabst MJ, Johnston RB (1980) Activation of macrophages for enhanced release of superoxide anion and greater killing of candida albicans by injection of muramyl dipeptide. J Exp Med, Vol 152, 1659–1669.
88. Currie GA (1978) Activated macrophages kill tumour cells by releasing arginase. Nature, Vol 273, 758–759.
89. Damais C, Riveau G, Parant M, Gerota J, Chedid L (1982) Production of lymphocyte activating factor in the absence of endogenous pyrogen by rabbit or human leukocytes stimulated by a muramyl dipeptide derivate. Int J Immunopharmac, Vol 4, No 5, 451–462.
90. Di Luzio NR, Williams DL, Mc Namee RB, Edwards BF, Kitahama A (1979) Comparative tumor-inhibitory and anti-bacterial activity of soluble and particulate glucan. Int J Cancer 24, 773–779.
91. Ferguson ThA, Krieger NJ, Pesce A, Michael JG (1983) Enhancement of antigen-specific suppression by muramyl dipeptide. Infection and Immunity, Vol 39, No 2, 800–806.
92. Fraser-Smith EB, Eppstein DA, Larsen MA, Matthews ThR (1983) Protective effect of a muramyl dipeptide analog encapsulated in or mixed with liposomes against candida albicans infection. Infection and Immunity, Vol 39, No 1, 172–178.
93. Fraser-Smith E, Matthews ThR (1981) Protective effect of muramyl dipeptide analogs against infections of pseudomonas aeruginosa or candida albicans in mice. Infection and Immunity, Vol 34, No 3, 676–683.
94. Fraser-Smith E, Waters RV, Matthews ThR (1982) Correlation between in vivo anti-pseudomonas and anti-candida activities and clearance of carbon by the reticuloendothelial system for various muramyl dipeptide analogs, using normal and immuno-suppressed mice. Infection and Immunity, Vol 35, No 1, 105–110.
95. Galelli A, le Garrec Y, Chedid L, Lefrancier P, Derrien M, Level M (1980) Macrophage stimu-

lation in vitro by an inactive muramyl dipeptide derivative after conjugation to a multi-poly (DL-alanyl)-poly (L-lysine) carrier. Infection and Immunity, Vol 28, No 1, 1–5.

96. Gemsa D, Seitz M, Deimann W et al. (1981) Mediatoren aus Makrophagen. Allergologie 4/6, 308–313.

97. Hibbs JB Jr, Remington JS, Stewart CC (1980) Modulation of immunity and host resistance by microorganisms. Pharmacol Ther 8, 37–69.

98. Karnovsky ML, Lazdins JK (1978) Biochemical criteria for activated macrophages. The Journal of Immunology, Vol 121, No 3, 809–812.

99. Kokoshis PL, Williams DL, Cook JA, Di Luzio NR (1978) Increased resistance to staphylococcus aureus infection and enhancement in serum lysozyme activity by glucan. Science, Vol 199, 1340–1342.

100. Lamm DL, Harris StC, Gittes RF (1977) Bacillus Calmette-Guérin and dinitrochlorobenzene immuno-therapy of chemically induced bladder tumors. Investigative Urology, Vol 14, No 5, 369–372.

101. Lederer E (1980) Synthetic immunostimulants derived from the bacterial cell wall. J Med Chem 23, 819–825.

102. Mackaness GB (1971) Resistance to intracellular infection. J Infect Dis 123, 439–445.

103. Mackaness GB (1964) The immunologic basis of acquired cellular resistance. J Exp Med 120, 105–120.

104. Martínez-Piñeiro JA, Muntañola P (1977) Nonspecific immunotherapy with BCG vaccine in bladder tumors. Europ Urol 3, 11–22.

105. Matsumoto K, Ogawa H, Nagase O, Kusama T, Azuma I (1981) Stimulation of nonspecific host resistance to infection induced by muramyldipeptides. Microbiol Immunol, Vol 25 (10), 1047–1058.

106. Mattsson L, Blomgren H, Holmgren B, Jarstrand C (1983) Bestatin treatment for the correction of granulocyte dysfunction in patients with recurrent furunculosis. Infection 11, 205–207.

107. Mayer P, Hamberger H, Drews J (1980) Differential effect of ubiquinone Q_7 and ubiquinone analogs on macrophage activation and experimental infections in granulocytopenic mice. Infection, Vol 8, No 6, 256–261.

108. Mayer P, Drews J (1980) The effects of protein-bound polysaccharide from Coriolus versicolor on immunological parameters and experimental infections in mice. Infection 8, 13–21.

109. McKneally MF, Maver CM, Alley RD, Kausel HW, Older TM, Foster ED, Lininger L (1979) Regional immunotherapy of lung cancer using intrapleural BCG: summary of a four-year randomized study. In: Muggia F, Rosenzweig M (eds) Lung cancer. Raven Press New York.

110. Nathan C, Nogueira N, Juangbhanich Ch, Ellis J, Cohn Z (1979) Activation of macrophages in vivo and in vitro. Correlation between hydrogen peroxide release and killing of trypanosoma cruzi. J Exp Med, Vol 149, 1056–1068.

111. Nathan CF, Silverstein SC, Brukner LH, Cohn ZA (1979) Extracellular cytolysis by activated macrophages and granulocytes. J Exp Med, The Rockefeller University Press, Vol 149, 100–113.

112. North RJ (1978) The concept of the activated macrophage. J Immunol Vol 121, No 3, 806–808.

113. Nyka W (1956) Enhancement of resistance to tuberculosis in mice experimentally infected with Brucella abortus. Am Rev Tuberc 73, 251.

114. Ogmundsdottir HM, Weir DM (1980) Mechanisms of macrophage activation. Clin Exp Immunol 40/2, 223–234.

115. Osada Y, Ohtani T, Une T, Ogawa H, Nomoto K (1982) Enhancement of non-specific resistance to pseudomonas pneumoniae by a synthetic derivative of muramyl dipeptide in immuno-suppressed guinea pigs. J gener Microbiology 128, 2361–2370.

116. Pinsky CM, Hirshaut Y, Wanebo HJ, Fortner JG, Miké V, Schottenfeld D, Oettgen HF (1976) Randomized trial of bacillus Calmette-Guérin (percutaneous administration) as surgical adjuvant immunotherapy for patients with stage-II melanoma. Ann New York Acad Sci, Vol 277, 187–194.

117. Pullinger EJ (1936) The influence of tuberculosis on the development of Brucella abortus infection. J Hyg Comb 456.

118. Ruch W, Cooper PhH, Baggiolini M (1983) Assay of H_2O_2 production by macrophages and neutrophils with homovanillic acid and horseradish peroxidase. J Immunol Methods 63, 347–357.

119. Ruco LP, Meltzer MS (1978) Macrophage activation for tumor cytotoxicity: tumoricidal activity by macrophages from C_3H/HeJ mice requires at least two activation stimuli. Cell Immunol 41, 35–51.

120. Sone S, Tsubura E (1982) Human alveolar macrophages: potentiation of their tumoricidal activity by liposome-encapsulated muramyl dipeptide. J Immunol, Vol 129, No 3, 1313–1317.

121. Suter E (1956) Interaction between phagocytes and pathogenic microorganisms. Bacteriol Rev 20, 94–132.

122. Umezawa H, Aoyagi T, Suda H, Hamada M, Takeuchi T (1976) Bestatin, an inhibitor of aminopeptidase B produced by actinomycetes. J Antibiot 29, 97–99.

123. Weir DM, Blackwell CC (1983) Interaction of bacteria with the immune system. J Clin Lab Immunol 10, 1–12.

124. Werb Z, Chin JR (1983) Apoprotein E is synthesized and secreted by resident and thioglycollate-elicited macrophages but not by pyran copolymer – or bacillus Calmette-Guérin – activated macrophages. J Exp Med, Vol 138, 1272–1293.

125. Williams DL, Di Luzio NR (1980) Glucan-induced modification of murine viral hepatitis. Science, Vol 208, 67–69.

126. Wing EJ, Gardner ID, Ryning FW, Remington JS (1977) Dissociation of effector functions in populations of activated macrophages. Nature, Vol 268, 642–644.

127. Zídek Z, Čapková J, Boubelik M, Mašek K (1983) Opposite effects of the synthetic immunodulator, muramyl dipeptide, on rejection of mouse skin allografts. Eur J Immunol 13, 859–861.

128. Abeles JH (1982) Inosiplex in recurrent herpes simplex infection. Lancet, 926.

129. Avella J, Binder HJ, Madsen JE, Askenase PhW (1978) Effect of histamine H_2-receptor antagonists on delayed hypersensitivity. Lancet, 624–626.

130. Ballet JJ, Morin A, Schmitt Ch, Agrapart M (1982) Effect of isoprinosine on in vitro proliferative responses of human lymphocytes stimulated by antigen. Int J Immunopharmac, Vol 4, No 3, 151–157.

131. Bennett J, Zloty P, McKneally M (1982) Cimetidine blocks the development of tumor-induced suppressor T-cell activity. J Int Immunopharmacol 4, 280.

132. Berkman N, Legoix H, Moubri M, de Saxe E (1979) Action favorable de l'isoprinosine au cours des affections oculaires virales et inflammatoires. La Nouvelle Presse Médicale, Vol 8, No 46, 3829–3830.

133. Bicker U, Ziegler AE, Hebold G (1979) Investigations in mice on the potentiation of resistance to infections by a new immunostimulant compound. J infect Dis 139, 389–395.

134. Buge A, Rancurel G, Metzger J, Picard A, Lesourd B, Gardeur D (1979) Isoprinosine in treatment of acute viral encephalitis. Lancet, 691.

135. Chalmers ThC, Smith H Jr (1982) Inosiplex for SSPE. Lancet, 1475.

136. Charieras J-L, Plassart H (1982) Etude en double-insu de 59 cas de rougeole sévère traités par isoprinosine. Médecine tropicale, Vol 42, No 3, 316–318.

137. De Simone C, Meli D, Sbricoli M, Rebuzzi E, Koverech A (1982) In vitro effect of inosiplex on T lymphocytes. J Immunopharmacol 4, 139–152.

138. Du Rant RH, Dyken PR, Swift AV (1982) The influence of inosiplex treatment on the neurological disability of patients with subacute sclerosing panencephalitis. Journ Pediatrics, Vol 101, No 2, 288–293.

139. Dyken PR, Swift A, Du Rant RH (1981) Long-term follow-up of patients with subacute sclerosing panencephalitis treated with inosiplex. Annals of Neurology, Vol 11, No 4, 359–364.

140. Executive Committee of the Danish Breast Cancer Cooperative Group (1980) Increased breast cancer recurrence after adjuvant therapy with levamisole. Lancet II: 824–827.

141. Feldmann JL, Mery C, Amor B, Kahan A, de Gery A, Delbarre F (1981) Effectiveness of levamisole in rheumatoid arthritis: immune changes and long-term results. Scand J Rheumatol 10, 1–8.

142. Fischer GW, Podgore JK, Bass JW, Kelley JL, Kobayashi GY (1975) Enhanced host defense mechanisms with levamisole in suckling rats. J Infect Dis 132, 578–581.

143. Galli M, Lazzarin A, Moroni M, Zanussi C (1982) Inosiplex in recurrent herpes simplex infections. Lancet, 331–332.

144. Gifford RRM, Ferguson RM, Voss BV (1981) Cimetidine reduction of tumour formation in mice. Lancet, 638–639.

145. Girot R, Hamet M, Perignon JL, Guesnu M, Fox RM, Cartier P, Durandy A, Griscelli C (1983)

Cellular immune deficiency in two siblings with hereditary orotic aciduria. N Engl J Med 308, 700-704.

146. Goetz O (1981) Die Behandlung der subakuten sklerosierenden Panencephalitis mit Isoprinosin. Monatsschr Kinderheilkd 129, 655-657.
147. Goodman MG (1984) Inductive and differentiative signals delivered by C8-substituted guanine ribonucleosides. Immunology Today, Vol 5, No 11, 319-324.
148. Hersey P, Bindon C, Bradley M, Hasic E (1984) Effect of isoprinosine on interleukin 1 and 2 production and on suppressor cell activity in pokeweed mitogen stimulated cultures of B and T cells. Int J Immunopharmac, Vol 6, No 4, 321-328.
149. Hirschhorn R (1983) Metabolic defects and immunodeficiency disorders. N Engl J Med 308, 714-716.
150. Huttenlocher PR, Mattson RH (1979) Isoprinosine in subacute sclerosing panencephalitis. Neurology 29, 763-771.
151. Jones CE, Dyken PR, Huttenlocher PR, Jabbour JT, Maxwell KW (1982) Inosiplex therapy in subacute sclerosing panencephalitis. Lancet, 1034-1037.
152. Jorizzo JL, Sams WM, Jegasothy BV, Olansky AJ (1980) Cimetidine as an immunomodulator: chronic mucocutaneous candidiasis as a model. Annals of Intern Med 92, Part 1, 192-195.
153. Khakoo RA, Watson GW, Waldman RH, Ganguly R (1981) Effect of inosiplex (Isoprinosine®) on induced human influenza A infection. J Antimicrob Chemother 7, 389-397.
154. Merluzzi VJ, Badger AM, Kaiser CW, Cooperband SR (1975) In vitro stimulation of murine lymphoid cell cultures by levamisole. Clin Exp Immun 32, 486-492.
155. Merluzzi VJ, Kaiser CW, Moolten FL, Cooperband SR, Levinsky NG (1975) Stimulation of mouse spleen cells in vitro by levamisole. Fed Proc 34, 1004.
156. Nakamura T, Miyasaka N, Pope RM, Talal N, Russel IJ (1983) Immunomodulation by isoprinosine: effects on in vitro immune functions of lymphocytes from humans with autoimmune diseases. Clin exp Immun 52, 67-74.
157. Osband ME, Shen YJ, Shlesinger M, Brown A, Hamilton D, Cohen E, Lavin Ph, McCaffrey R (1981) Successful tumour immunotherapy with cimetidine in mice. Lancet: 636-638.
158. Pasino M, Bellone M, Cornaglia P, Tonini GP, Massimo L (1982) Methisoprinol effect on enriched B and T lymphocyte populations stimulated with phytohemagglutinin. J Immunopharmacol 4, 101-108.
159. Presser StE, Blank H (1981) Cimetidine: adjunct in treatment of tinea capitis. Lancet, 108-109.
160. Renoux G (1978) Modulation of immunity by levamisole. Pharmacol Ther A2, 397-423.
161. Renoux G, Renoux M (1972) Antigenic competition and non specific immunity after a ricksettsial infection in mice: restoration of antibacterial immunity by phenyl-imidothiazole treatment. J Immun 109, 761-765.
162. Renoux G, Renoux M (1971) Effet immunostimulant d'un imidothiazole dans l'immunisation des souris contre l'infection par Brucella abortus. CR Acad Sci 272D, 349-350.
163. Renoux G, Renoux M (1979) Immunopotentiation and anabolism induced by sodium diethyldithiocarbamate. J Immunopharmacol 1 (2), 247-267.
164. Renoux G, Renoux M (1972) Restauration par le phénylimidothiazole de la réponse immunologique des souris âgées. CR Acad Sci 274D, 3034-3035.
165. Renoux G, Renoux M, Teller MN, McMahon S, Guillaume JM (1976) Potentiation of T-cell mediated immunity by levamisole. Clin Exp Immun 25, 288-296.
166. Renoux G, Touraine J-L, Renoux M (1980) Induction of differentiation of human null cells into T lymphocytes under the influence of serum of mice treated with sodium diethyldithiocarbamate. J Immunopharmacol 2 (1), 49-59.
167. Rey A, Cupissol D, Thierry C, Esteve C, Serrou B (1983) Modulation of human lymphocyte functions by isoprinosine. Int J Immunopharmac, Vol 5, No 1, 99-103.
168. Sher R, Wadee AA, Joffe M, Kok SH, Imkamp FMJH, Simson IW (1981) The in vivo and in vitro effects of levamisole in patients with lepromatous leprosy. Intern J Leprosy, Vol 49, No 2, 159-166.
169. Singh MM, Kumar P, Malaviya AN, Kumar R (1981) Levamisole as an adjunct in the treatment of pulmonary tuberculosis. Am Rev Respir Dis 123/3, 277-279.
170. Symoens J, Decree WF, Van Bever M, Janssen PAJ (1979) Levamisole. In: Goldberg M (ed) Pharmacological and biochemical properties of drug substances. Vol 2, American Pharmaceutical Association, Washington, DC, 407-464.

171. Symoens J, Rosenthal M, De Brabander M, Goldstein A (1980) Immunoregulation with leva-misole. In: Chedid L et al. (eds) Immunostimulation. Springer Verlag Heidelberg.
172. Thienpont D, Vanparus OFJ, Raeymaekers AHM, Vandenberk J, Demoen PJA, Allewun FTN, Marsboom RPH, Niemegeers CJE, Schellekens KHL, Janssen PAJ (1966) Tetramisole (R8299), a new potent broad spectrum anthelminthic. Nature 209, 1084–1086.
173. Touraine J-L, Hadden JW, Touraine F (1980) Isoprinosine-induced T-cell differentiation and T-cell suppressor activity in humans. Current chemotherapy of infect Dis 1, 1735–1736.
174. van der Spruy S, Levy DW, Levin W (1980) Cimetidine in the treatment of herpesvirus infec-tions. S Afr Med J 58/3, 112–116.
175. van Eygen M, Znamensky PY, Heck E, Raymaekers I (1976) Levamisole in prevention of re-current upper-respiratory-tract infections in children. Lancet II, 382–385.
176. Veys EM, Mielants H, Symoens J, Vetter G, Huskisson EC, Scott J, Felix-Davies DD, Wilkin-son B, Rosenthal M, Vischer TL, Gerster JC (1978) Multicentre study group report: a multi-centre randomized double-blind study comparing two dosages of levamisole in rheumatoid arthritis. J Rheumatol Suppl 4, 5–10.
177. Veys EM, Mielants H, Verbruggen G, Dhondt E, Goetnais L, Cherouthre L, Buelens H (1981) Levamisole as basic treatment of rheumatoid arthritis: long-term evaluation. J Rheumatol 8, 44–56.
178. Veys EM, Symoens J (1981) Immunopharmacologic therapy of connective tissue diseases. In: Hadden J, Chedid L, Mullen P, Spreafico F (eds) Advances in immuno-pharmacology. Vol 1, Pergamon Press, Oxford, 140–147.
179. Wolinsky JS, Dan PC, Buimovici-Klein E, Mednick J, Berg BO, Lang PB, Cooper LZ (1979) Progressive rubella panencephalitis: immunovirological studies and results of isoprinosine therapy. Clin exp Immunol 35, 397–404.
180. Woods WA, Fliegelmann MJ, Chirigos MA (1975) Effect of levamisole (NSC-177023) on DNA synthesis by lymphocytes from immunosuppressed C57BL mice. Cancer Chemother Rep 59, 531–536.

Kapitel 7

1. Bocci V (1985) The physiological interferon response. Immunology Today, Vol 6, No 1, 7–9.
2. Boss MA, Wood CR (1985) Genetically engineered antibodies. Immunology Today, Vol 6, No 1, 12–13.
3. Bussel JB (1984) The use and mechanism of action of intravenous immunoglobulin in the treat-ment of immune haematologic disease. Brit J Haematol 56, 1–7.
4. Cahill J, Hopper KE (1982) Immunoregulation by macrophages: differential secretion of pros-taglandin E and interleukin 1 during infection with Salmonella enteritidis. Cellular Immunolog 67, 229–240.
5. Dattwyler RJ (1982) T cell antigens defined by monoclonal antibodies: a review. Plasma Ther Tranfus Technol 3, 369–374.
6. Duff G (1985) Many roles for interleukin-1. Nature, Vol 313, 352–353.
7. Dwyer JM (1984) Thirty years of supplying the missing link. History of gammaglobulin therapy for immunodeficient states. Amer J Med, March 30, 46–52.
8. Fischer GW, Weisman LB, Hemming VG, London WT, Hunter KW, Bosworth JM, Sever JL, Wilson SR, Curfman BL (1984) Intravenous immunoglobulin in neonatal group B streptococcal disease. Pharmacokinetic and safety studies in monkeys and humans. Amer J Med, March 30, 117–123.
9. Fontana A, Hengartner H, de Tribolet N, Weber E (1984) Glioblastoma cells release interleu-kin 1 and factors inhibiting interleukin 2-mediated effects. J Immunol Vol 132, No 4, 1837–1843.
10. Hiestand PC (1984) Immunostimulation and ADA 202-718. Triangle 23 3/4, 159–165.
11. Jesdinsky HJ et al. (1983) Cooperative group of additional immunoglobulin therapy in severe bacterial infections: multicenter randomized controlled trial on the efficacy of additional im-munoglobulin therapy in cases of diffuse fibrino-purulent peritonitis – study design. Klin Wo-chenschr 61, 445–450.
12. Kasakura Sh (1985) Suppressor cell induction factor: a new mediator released by stimulated hu-man lymphocytes and distinct from previously described lymphokines. Lymphokine Research, Vol 4, No 1, 31–37.

13. Kingston AE, Kay JE, Ivanyi J (1985) The effects of prostaglandin E and I analogues on lymphocyte stimulation. Int J Immunopharmac, Vol 7, No 1, 57–64.
14. Kull FC, Cuatrecasas P (1981) Preliminary characterization of the tumor cell cytotoxin in tumor necrosis serum. J Immunology, Vol 126, No 4, 1279–1283.
15. Lachman LB (1985) Summary of the fourth international lymphokine Workshop. Lymphokine Research, Vol 4, No 1, 51–57.
16. Lehmann H (1980) Immunglobulinprophylaxe der post-transfusionellen Hepatitis. Therapiewoche 30, 5997–6002.
17. Männel DN, Farrar JJ, Mergenhagen StE (1980) Separation of serum-derived tumoricidal factor from a helper factor for plaque-forming cells. J Immunology, Vol 124, No 3, 1106–1110.
18. Männel DN, Meltzer MS, Mergenhagen StE (1980) Generation and characterization of a lipopolysaccharide-induced and serum-derived cytotoxic factor for tumor cells. Infection and Immunity, Vol 28, No 1, 204–211.
19. Matthews N (1981) Production of an anti-tumour cytotoxin by human monocytes. Immunology 44, 135–142.
20. Merluzzi VJ, Last-Barney K (1985) Potential use of human interleukin 2 as an adjunct for the therapy of neoplasia, immunodeficiency and infectious disease. Int J Immunopharmac, Vol 7, No 1, 31–39.
21. Metcalf D (1985) Multi-CSF-dependent colony formation by cells of a murine hemopoietic cell line: specificity and action of multi-CSF. Blood, Vol 65, No 2, 357–362.
22. Moore RN, Pitruzzello FJ, Deana DG, Rouse BT (1985) Endogenous regulation of macrophage proliferation and differentiation by E prostaglandins and interferon α/β. Lymphokine Research, Vol 4, No 1, 43–50.
23. Nydegger UE, Blaser K, Hässig A (1984) Antiidiotypic immunosuppression and its treatment with human immunoglobulin preparations. Vox Sang 47, 92–95.
24. Ochs HD, Fischer SH, Wedgwood RJ, Wara MJ, Ammann AJ, Saxon A, Budinger MD, Allred RU, Rousell RH (1984) Comparison of high-dose and low-dose intravenous immunoglobulin therapy in patients with primary immunodeficiency diseases. Amer J Med, March 30, 78–82.
25. Pasanen VJ (1979) In vitro enhancement of natural cytotoxicity by tumour necrosis serum. Scand J Immunol 10, 281–284.
26. Playfair JHL, de Souza JB, Taverne J (1982) Endotoxin induced tumour-necrosis serum kills a subpopulation of normal lymphocytes in vitro. Clin exp Immunol 47, 753–755.
27. Pluznik DH, Cunningham RE, Noguchi PhD (1984) Colony-stimulating factor (CSF) controls proliferation of CSF-dependent cells by acting during the G_1 phase of the cell cycle. Proc Natl Acad Sci USA, Vol 81, 7451–7455.
28. Ring J, Bode U, Kadach U, Stix E, Burg G (1983) Gammaglobuline und Allergie. Münch Med Wochenschr 125, No 14, 289–292.
29. Ruff MR, Gifford GE (1980) Purification and physio-chemical characterization of rabbit tumor necrosis factor. J Immunology, Vol 125, No 4, 1671–1677.
30. Ruff MR, Gifford GE (1981) Rabbit tumor necrosis factor: mechanism of action. Infection and Immunity, Vol 31, No 1, 380–385.
31. Sakiel St, Schiller B, Buchowicz I, Kotkowska-Tomanek E (1983) Anti-pseudomonas immunoglobulin. III. Preliminary clinical evaluation. Arch Immunologiae et Therapiae Experimentalis 31, 517–521.
32. Satomi N, Haranaka K, Kunii O (1981) Research on the production site of tumor necrosis factor (TNF). Japan J Exp Med, Vol 51, No 6, 317–322.
33. Schmidt RE, Deicher H (1983) Indikationen zur Anwendung intravenöser Immunglobuline. Dtsch Med Wschr 108, Nr 6, 227–231.
34. Schumacher K, Maerker-Alzer G, Kleinau Th, Hügel W, Dalichau H, Dienst C, Mitrenga D (1982) Passive Immunprophylaxe der Posttransfusionshepatitis durch Immunglobulin-Präparationen. Dtsch Med Wschr 107, Nr 39, 1459–1464.
35. Shirai T, Yamaguchi H, Ito H, Todd ChW, Wallace RB (1985) Cloning and expression in Escherichia coli of the gene for human tumor necrosis factor. Nature, Vol 313, 803–806.
36. Shirani KZ, Vaughan GM, McManus AT, Amy BW, McManus WF, Pruitt BA, Mason AD (1984) Replacement therapy with modified immunoglobulin G in burn patients: preliminary kinetic studies. Amer J Med, March 30, 175–180.
37. Skvarc A, Bone G, Ladurner G, Ott E, Lechner H (1982) Die Bedeutung der Immunglobuline in der Therapie der eitrigen Meningitis. Nervenarzt 53, 701–704.

Sachverzeichnis